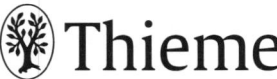

Das Taxol®-Buch

Volker Bartsch

Unter Mitarbeit von
C. Bokemeyer und C. Kollmannsberger

Mit einem Geleitwort von
Klaus Höffken, Rolf Kreienberg und Friedrich Overkamp

2., erweiterte und aktualisierte Auflage

16 Abbildungen
55 Tabellen

Georg Thieme Verlag
Stuttgart · New York

Dr. med. Dipl.-Chem. Volker Bartsch
Am Stadtpfad 11
65760 Eschborn

*Bibliografische Information der
Deutschen Bibliothek*

Die Deutsche Bibliothek verzeichnet
diese Publikation in der Deutschen
Nationalbibliografie; detaillierte
bibliografische Daten sind im Internet
über http://dnb.ddb.de abrufbar.

© 2004 Georg Thieme Verlag KG
Rüdigerstraße 14
70469 Stuttgart

Printed in Germany

Umschlaggrafik: Thieme Verlagsgruppe
Titelbild: Phyton AG, Ahrensburg
Grafiken: Ziegler + Müller,
  Kirchentellinsfurt
Satz: Ziegler + Müller, Kirchentellinsfurt
  System: 3B2 (6.05)
Druck: Druckhaus Götz, Ludwigsburg
Buchbinder: Conzella Verlagsbuch-
  binderei, Aschheim

ISBN 3-13-105462-X   1 2 3 4 5 6

Geleitwort zur 2. Auflage

Das klinische Interesse an Taxol® (Paclitaxel) ist infolge der hohen Aktivität der Substanz bei zahlreichen Krebserkrankungen, der einfachen Anwendbarkeit und des günstigen und kalkulierbaren Toxizitätsprofils ungebrochen. Mit der vorliegenden aktualisierten und deutlich erweiterten Ausgabe des Taxol®-Buchs wird der Tatsache Rechnung getragen, dass seit dem Ersterscheinen dieser Monographie im Jahr 2000 zahlreiche neue Entwicklungen eingetreten sind und es galt, eine Fülle aktueller Studienergebnisse zu berücksichtigen. Neue Erkenntnisse zur Pharmakologie wurden gewonnen, die Erfahrungen mit neuen Anwendungsschemata ausgeweitet (z. B. 1-stündige Infusion, wöchentliche Behandlung) und Therapiestandards weiterentwickelt. Erwähnenswert ist auch, dass der Wirkstoff Paclitaxel seit 2002 mittels Pflanzenzellfermentation hergestellt wird. Dieses biotechnologische Verfahren ermöglicht standardisierte Produktionsbedingungen und ein Endprodukt von höchster Qualität und Reinheit.

In den letzten Jahren haben die Ergebnisse groß angelegter Phase-III-Studien mit Taxol® dazu beigetragen, die Therapie häufiger Krebserkrankungen weiter zu optimieren. Taxol®/Carboplatin wurde national wie international als Standard für die First-line-Therapie des fortgeschrittenen Ovarialkarzinoms etabliert. Zunehmend finden sich aber auch Hinweise, dass Taxol® bei der Behandlung des platinsensitiven Ovarialkarzinomrezidivs eine wichtige Rolle spielen kann. Beim metastasierten Mammakarzinom gehört Taxol® zu den wirksamsten Substanzen, die für diese Indikation zur Verfügung stehen. Darüber hinaus konnte die hohe Effektivität und gute Verträglichkeit von Anthrazyklin/Taxol®-Kombinationsregimen bestätigt werden. Insbesondere stellte sich heraus, dass das Risiko kardialer Nebenwirkungen unter der Kombinationstherapie mit Doxorubicin/Taxol® nicht höher ist als mit Doxorubicin alleine, sofern die kumulative Doxorubicindosis auf 340–380 mg/m^2 beschränkt bleibt. Kombinationen von Taxol® mit Epirubicin oder dem Antimetaboliten Gemcitabin sind weitere attraktive Behandlungsoptionen im metastasierten Stadium. Aufgrund seiner hohen Aktivität wird Taxol® im Rahmen klinischer Studien auch immer häufiger in die neoadjuvante und adjuvante Therapie des primären Mammakarzinoms integriert. Nach ersten Erfolg versprechenden Phase-III-Ergebnissen sind zahlreiche weitere prospektiv randomisierte Studien angelaufen und in Planung; es scheint, dass Taxol® bei diesen Indikationen entscheidende neue Impulse zu setzen vermag.

Durch die Ergebnisse randomisierter Studien mit Taxol® ist auch die Therapie des nichtkleinzelligen Bronchialkarzinoms (NSCLC) in Bewegung geraten. Die Erfolge mit Taxol®/Cisplatin beim fortgeschrittenen NSCLC veranlassten zunächst im Jahr 2000 die ECOG (Eastern Cooperative Oncology Group) in den Vereinigten Staaten, ihre bisherige Referenztherapie Cisplatin/Etoposid aufzugeben und stattdessen Taxol®/Cisplatin als neuen Standard für randomisierte Studien einzuführen. Schon ein Jahr später machte die SWOG (Southwest Oncology Group), eine weitere überregionale Forschungsgruppe in den USA, die Kombination Taxol®/Carboplatin zu ihrem neuen Therapiestandard. Aufgrund der Ergebnisse einer randomisierten Studie, in der vier platinhaltige Zweierkombinationen miteinander verglichen wurden, erklärte im Jahr 2002 auch die ECOG Taxol®/Carboplatin zu ihrem Standard, denn dieses Regime wies bei gleicher Wirksamkeit die beste Verträglichkeit und damit den günstigsten therapeutischen Index auf. Gleichzeitig gingen und gehen die Bemühungen weiter, das Applikationsschema von Taxol®/Carboplatin zu optimieren, z.B. durch wöchentliche Applikation von Taxol® in Kombination mit monatlichen Carboplatingaben. Andere Ergebnisse lassen darauf schließen, dass Patienten, die sich nach mehrmonatiger Kombinationstherapie noch in Remission oder „stable disease" befinden, möglicherweise von einer Erhaltungstherapie mit Taxol® alleine profitieren. Bei Patienten mit lokal fortgeschrittenem, (noch) nicht metastasiertem NSCLC erwies sich eine konsolidierende Chemoradiotherapie mit Taxol® und simultaner Bestrahlung im Anschluss an eine Induktionschemotherapie mit 2 Zyklen Taxol®/Carboplatin als sehr erfolgreich.

Auf die synergistische Wechselwirkung von Taxol® und Carboplatin mit einer Strahlentherapie werden auch bei lokal fortgeschrittenen Tumoren des Kopf-Hals-Bereichs große Hoffnungen gesetzt. Andererseits zeichnet sich beim metastasierten Blasen- bzw. Urothelkarzinom die Kombinationschemotherapie mit Taxol® und Gemcitabin als Alternative für Patienten ab, die keine Platintherapie erhalten sollten. Bei der Behandlung von Patienten mit Keimzelltumoren hat sich ein Anwendungsschwerpunkt von Taxol® vor allem in der Refraktär- und Rezidivsituation ergeben. Als weitere Erfolg versprechende Einsatzgebiete für Taxol® zeichnen sich nach neueren Erkenntnissen das fortgeschrittene AIDS-assoziierte Kaposi-Sarkom, das Ösophagus- und Magenkarzinom (auch in adjuvanter und neoadjuvanter Indikation, teilweise mit simultaner Strahlentherapie) und das metastasierte Melanom ab.

Insgesamt lässt die rasche Entwicklung neuer Anwendungsgebiete für Taxol® und immer neuer, wirksamerer Kombinationsregime und Applikationsschemata darauf schließen, dass das therapeutische Potenzial dieses außergewöhnlichen Wirkstoffs noch lange nicht erschöpft ist. Die vorliegende Monographie soll in ihrer aktualisierten Fassung dazu beitragen, dass der Überblick über die inzwischen riesige Zahl klinischer Publikationen zu Taxol® nicht verloren geht und die zukünftig noch zu erwartenden Studienergebnisse richtig eingeordnet werden können.

Jena, Ulm, Recklinghausen
im Juli 2004

Prof. Klaus Höffken
Prof. Rolf Kreienberg
Dr. Friedrich Overkamp

Inhaltsverzeichnis

1 **Entwicklungsgeschichte von Taxol®**

Die **Entdeckung** von Paclitaxel, dem Wirkstoff von Taxol®, ist das Ergebnis eines groß angelegten Suchprogramms, das 1960 vom National Cancer Institute (NCI) der Vereinigten Staaten eingeleitet und gefördert wurde und das sich dem Ziel verschrieben hatte, bislang unbekannte Naturstoffe mit therapeutisch nutzbarer antineoplastischer Wirkung zu identifizieren. Zu diesem Zweck wurden Extrakte aus einer Vielzahl von Pflanzen bzw. Pflanzenteilen an geeigneten Testsystemen, z.B. an Kulturen von Krebszellen, systematisch auf ihre zytostatische Wirkung hin untersucht. Im Jahre 1963 erhielt Monroe Wall, ein klinischer Chemiker am Research Triangle Institute in North Carolina, vom NCI die ersten Rohextrakte aus der Rinde der Pazifischen Eibe, *Taxus brevifolia*, die in den Wäldern entlang der Pazifikküste im Nordwesten der USA und Kanadas beheimatet ist. Wall stellte fest, dass diese Extrakte das Wachstum verschiedener Leukämie-Zelllinien der Maus hemmten. Erst 1969 gelang es ihm, den Wirkstoff aus dem komplexen Substanzgemisch zu isolieren. Er gab der neuen Substanz den Namen Taxol (Taxol® ist heute der Handelsname, die INN-Bezeichnung lautet Paclitaxel).

Zwei Jahre später publizierte die Arbeitsgruppe von Wall und Wani die **chemische Struktur** von Paclitaxel [Wani et al. 1971]. Es handelt sich um ein äußerst kompliziertes Molekül aus der Stoffgruppe der Diterpene, zu der auch ätherische Öle wie Pfefferminzöl, Kampfer und Fichtennadelöl gehören. Das Grundgerüst des Paclitaxelmoleküls besteht aus 20 Kohlenstoffatomen, die drei miteinander verknüpfte Ringe bilden. Daran schließen sich ein ungewöhnlicher sauerstoffhaltiger Viererring (Oxetanring) sowie eine voluminöse, für die Wirksamkeit der Substanz essenzielle Esterseitenkette an. Substanzen mit einer solch komplexen Molekülstruktur wie die des Paclitaxels werden in der Natur nur von Pflanzen synthetisiert, wahrscheinlich als Folge des Selektionsdrucks zur Abwehr von Pflanzenfressern. Ebenso ungewöhnlich wie seine Struktur ist der Wirkmechanismus von Paclitaxel. Der Wirkmechanismus ist Thema des nächsten Kapitels.

Die Strukturaufklärung und der Stand der Wirksamkeitsuntersuchungen Ende der 1960er Jahre bedeuteten allerdings noch lange nicht den Durchbruch für Paclitaxel. Das NCI war zunächst wenig interessiert,

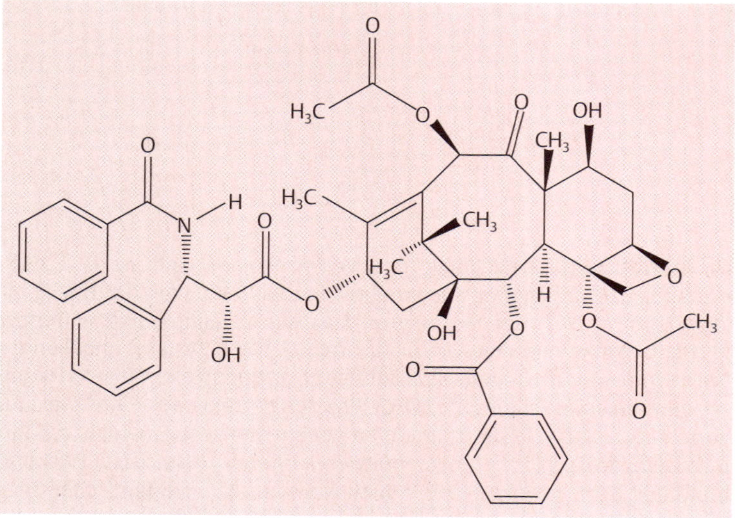

Abb. 1   Chemische Struktur von Paclitaxel, dem Wirkstoff von Taxol®.

war doch Paclitaxel zu dieser Zeit nur einer von vielen Wirkstoffen mit in vitro nachgewiesener Aktivität, wobei erfahrungsgemäß die meisten dieser Stoffe bei eingehenderer Untersuchung wegen fehlender Wirkung oder hoher Toxizität in vivo wieder verworfen werden müssen. Zudem gab es Probleme, den Rohstoff in ausreichender Menge zu beschaffen und für die Wirksubstanz, die eine äußerst geringe Wasserlöslichkeit besitzt, eine geeignete galenische Darreichungsform zu entwickeln. Des Weiteren ging man fälschlicherweise von der Vermutung aus, dass sich der Wirkmechanismus von Paclitaxel nicht von dem anderer Zytostatika unterscheidet, die an den Mikrotubuli ansetzen, z.B. Etoposid. So vergingen noch fast 10 Jahre, bis Dr. Susan Horwitz und der Doktorand Peter Schiff am Albert Einstein College of Medicine in New York 1979 die einzigartige **Mikrotubulus-stabilisierende Wirkung** von Paclitaxel entdeckten [Schiff et al. 1979] und der eindrucksvolle Wirkungsnachweis in vivo an menschlichen Tumor-Xenotransplantaten auf Versuchstieren geführt wurde.

1983 nahm das NCI schließlich die toxikologische Prüfung von Paclitaxel auf und führte die ersten Phase-I-Studien durch. Doch wieder wurde die Entwicklung von Taxol® unterbrochen: Das häufige Auftreten allergischer Reaktionen erwies sich als ein großes Problem, das sogar zum Abbruch mancher Phase-I-Studien führte. Erst 1988, nachdem geeignete Maßnahmen zur Vermeidung von Überempfindlichkeitsreaktionen erprobt und für wirksam befunden worden waren, konnte das Phase-I-Programm fortgesetzt werden.

Ein weiterer Meilenstein in der Entwicklung von Taxol® war die Entdeckung der hohen **klinischen Wirksamkeit** beim Ovarialkarzinom. Berichtet wurde 1989 über eine Ansprechrate von 30 % bei Patientinnen, deren Tumorerkrankung sich zuvor in vielen Fällen als refraktär gegenüber Cisplatin oder Carboplatin gezeigt hatte [McGuire et al. 1989]. Andere bekannte Zytostatika induzierten in dieser Situation Ansprechraten von kaum mehr als 5 %. Diese vielverheißenden Ergebnisse gaben den Anstoß zu weiteren klinischen Studien bei anderen Tumoren. 1991 erschienen erste Berichte über die Wirksamkeit von Taxol® beim Mammakarzinom, 1992 folgten Erfolgsmeldungen beim nichtkleinzelligen Bronchialkarzinom. Im gleichen Jahr wurde Taxol® in den USA für die Second-line-Therapie des Ovarialkarzinoms zugelassen.

Mit dem schlagartig erwachten, gewaltigen klinischen Interesse an diesem Zytostatikum verschärfte sich allerdings auch das Problem der Ressourcenknappheit. Bis Anfang der 1990er-Jahre wurde der Wirkstoff Paclitaxel ausschließlich aus der Rinde der seltenen, langsam wachsenden **Pazifischen Eibe** gewonnen. Nach vollständigem Abschälen der Rinde gingen die Bäume zugrunde. Dies rief nicht nur Umweltschützer auf den Plan, die diesen Baum und eine im Eibenbiotop nistende seltene Eulenart von der Ausrottung bedroht sahen, sondern es stellte sich auch für Bristol-Myers Squibb und das NCI die Frage, wie der Bedarf an Paclitaxel für die Krebsbehandlung langfristig gesichert werden kann. Zunächst gelang es, die Ausbeute von Paclitaxel aus dem Rohstoff mehr als zu verdoppeln. Aus 1 kg Rinde ließen sich nunmehr 138 mg Paclitaxel gewinnen. Gleichzeitig bemühte sich Bristol-Myers Squibb fieberhaft darum, alternative nachwachsende Rohstoffquellen zu finden und praktikable Synthesewege zu entwickeln.

Das wirtschaftlichste Verfahren zur Produktion von Paclitaxel in industriellem Maßstab blieb schließlich für mehr als ein Jahrzehnt die **halbsynthetische Herstellung** von Paclitaxel aus der natürlich vorkommenden Vorstufe Baccatin III; diese Verbindung wurde aus den nachwachsenden Teilen (Nadeln, Triebe) verschiedener in Baumschulen kultivierbarer Eibenarten gewonnen und stand daher in ausreichender Menge zur Verfügung. Mitte der 1990er-Jahre gelang verschiedenen chemischen Arbeitsgruppen das Meisterstück der Totalsynthese von Paclitaxel [Erstsynthese durch Nicolaou et al. 1994]; wegen seiner Komplexität blieb dieser Weg aber von rein wissenschaftlichem Interesse. Zu dieser Zeit wurde in der Rinde der Pazifischen Eibe auch eine Pilzart entdeckt *(Taxomyces andreanae)*, die selbst nach der Isolierung aus ihrer natürlichen Umgebung und Überführung in ein Flüssigmedium imstande war, Paclitaxel zu bilden [Stierle et al. 1993].

Tab. 1   Chronologie der Entwicklung von Taxol®

1962   Im Rahmen eines Screeningprogramms des National Cancer Institutes (NCI) nimmt der Botaniker Arthur Barclay Proben von der Pazifischen Eibe *(Taxus brevifolia)*

1963–1966   Monroe Wall am Research Triangle Institute von North Carolina entdeckt, dass die Extrakte aus der Eibenrinde gegen mehrere Leukämiezelllinien der Maus wirksam sind

1969   Die Arbeitsgruppe von Wall isoliert den Wirkstoff Paclitaxel aus dem Eibenextrakt

1971   Wall gelingt die Strukturaufklärung von Paclitaxel

1974   Im Tierexperiment zeigt Paclitaxel eine Wirkung gegen den äußerst therapierefraktären Hautkrebs bei Mäusen

1977   Wirkungsnachweis von Paclitaxel bei menschlichen Xenografttumoren auf Mäusen

1979   Horwitz und Mitarbeiter entdecken den einzigartigen Wirkmechanismus von Paclitaxel

1983   Beginn der Prüfung am Menschen; häufig auftretende allergische Reaktionen während der ersten Phase-I-Studien zwingen zum vorläufigen Aussetzen der klinischen Prüfung

1988   Fortsetzung des Phase-I-Studienprogramms nach Entwicklung einer wirksamen Allergieprophylaxe

1989   In klinischen Studien an den Johns Hopkins Medical Institutions wird erstmals die hohe Wirksamkeit von Paclitaxel beim Ovarialkarzinom dokumentiert

1990   Die GOG (Gynecologic Oncology Group) beginnt eine randomisierte Phase-III-Studie beim Ovarialkarzinom. Diese Studie belegt, dass die Primärtherapie mit Taxol® + Cisplatin zu deutlich besseren Behandlungsergebnissen führt als Cisplatin + Cyclophosphamid

1991   Am M.D. Anderson Cancer Center der Universität von Texas wird die Wirksamkeit von Taxol® beim Mammakarzinom entdeckt. Nach einer öffentlichen Ausschreibung des NCI erwirbt Bristol-Myers Squibb (BMS) die Rechte an der Entwicklung und Vermarktung von Taxol®, verbunden mit der Verpflichtung, ausreichende Mengen des Wirkstoffs zur Verfügung zu stellen

1992   Wirkungsnachweis von Taxol® beim nichtkleinzelligen Bronchialkarzinom; in den USA wird die Zulassung für die Indikation Ovarialkarzinom (Second-line) erteilt

Dez. 1993   Zulassung von Taxol® in Deutschland für die Therapie des Ovarialkarzinoms nach Versagen einer platinhaltigen Chemotherapie

März 1995   Zulassung von Taxol® in Deutschland für die Behandlung des metastasierten Mammakarzinoms nach Versagen oder bei Kontraindikation einer anthrazyklinhaltigen Chemotherapie

Okt. 1996   Zulassung von Taxol® in Deutschland für die Primärtherapie des Ovarialkarzinoms

Okt. 1998   Zulassung von Taxol® in Deutschland für die Therapie des fortgeschrittenen nichtkleinzelligen Bronchialkarzinoms

Fortsetzung nächste Seite

Tab. 1 *(Fortsetzung)* Chronologie der Entwicklung von Taxol®

1999 Zulassung von Taxol® für die adjuvante Therapie des Mammakarzinoms in den USA erteilt (für Deutschland wird die Zulassung für diese Indikation 2005 erwartet)
2000 Taxol®/Cisplatin wird neuer ECOG-Standard beim fortgeschrittenen NSCLC und löst Etoposid/Cisplatin ab
2001 Taxol®/Carboplatin wird neuer SWOG-Standard beim fortgeschrittenen NSCLC und löst Vinorelbin/Cisplatin ab
2002 Taxol®/Carboplatin wird neuer ECOG-Standard beim fortgeschrittenen NSCLC und löst Taxol®/Cisplatin ab
ab Aug. 2002 Gewinnung von Paclitaxel mittels Pflanzenzellfermentation (PCF-Taxol®)
2004 Zulassung von Taxol® für die Therapie des AIDS-assoziierten generalisierten Kaposi-Sarkoms nach vorausgegangener erfolgloser Behandlung mit liposomalem Anthrazyklin

---

Den endgültigen Durchbruch bei der Suche nach einem gleichwohl effektiven wie kostengünstigen Verfahren zur großtechnischen Paclitaxelgewinnung brachte aber erst die **Pflanzenzellfermentation** (plant cell fermentation, PCF). Diese Methode nutzt die Biosyntheseleistungen von Pflanzenzellen außerhalb des pflanzlichen Gesamtorganismus. Wie Bakterien lassen sich nämlich auch Pflanzenzellen in Suspension kultivieren und vermehren, wenngleich der technische Aufwand nicht unerheblich ist. Pflanzenzellen sind nicht nur deutlich größer als Bakterien (> 10 μm gegenüber ca. 2 μm), sie sind auch empfindlicher gegenüber den Scherbelastungen beim Rühren der Suspension und vermehren sich wesentlich langsamer. So muss man in Suspensionskulturen von Pflanzenzellen mit einer Verdopplungszeit von Tagen (gegenüber weniger als 1 Stunde bei Bakterien) rechnen. Dies erhöht wesentlich die steriltechnischen Anforderungen an den Produktionsprozess. Den Schwierigkeiten stehen allerdings zahlreiche Vorteile gegenüber. So ermöglicht die PCF beispielsweise standardisierte Produktionsbedingungen mit genau definierten Medien, die frei von unerwünschten Proteinen und Hilfsstoffen tierischer Herkunft sind. Dies wirkt sich wiederum positiv auf die Qualität und Reinheit des Produkts aus.

Das aufwändige Herstellungsverfahren von Paclitaxel mittels PCF wurde seit 1991 von der Firma Phyton (Ithaca, NY; deutsches Tochterunternehmen mit Sitz in Ahrensburg) bis zur heutigen Produktionsreife entwickelt. Zunächst werden gesunde Nadeln der Eibe *(Taxus chinensis)* gewaschen, sterilisiert und auf ein festes Nährmedium übertragen. Vom Nadelstiel entnommene undifferenzierte Zellen werden dann in ein

Flüssigmedium übertragen und inkubiert. Aus der entstehenden heterogenen Zellsuspension werden anschließend die geeignetsten Zellklone isoliert, also jene mit den besten Vermehrungs- und Biosyntheseeigenschaften. Die ausgesuchten Zellklone (P95-4 und P97-1) werden tiefgefroren und in einer Produktionskeimbank für den Produktionsprozess bereit gehalten. Sie werden chargenbezogen aufgetaut und dann zunächst im Labormaßstab vermehrt. Über eine Kaskade von Fermentern steigenden Volumens wird die Biomasse so weit vergrößert, dass sie in die eigentliche Produktionsphase überführt werden kann. Aus der Fermentationsbrühe wird schließlich der Wirkstoff Paclitaxel extrahiert und aufgereinigt. Der gesamte Produktionsprozess dauert insgesamt ca. 8 Monate. Er läuft GMP-konform ab, wird lückenlos dokumentiert und einer Reihe von Qualitätskontrollen unterzogen. Auf diese Weise wird eine hohe, mit jeder Charge reproduzierbare Qualität des Produkts sichergestellt. Seit August 2002 wird der Wirkstoff Paclitaxel für Taxol® ausschließlich mittels PCF hergestellt.

2 **Galenik und Produktentwicklung**

Taxol® ist der Handelsname für die von Bristol-Myers Squibb (BMS) entwickelte Formulierung von Paclitaxel. Jeder Milliliter Taxol® Infusionslösungskonzentrat enthält als pharmakologisch wirksamen Bestandteil 6 mg Paclitaxel, daneben als galenische Hilfsstoffe 527 mg chromatographisch hoch aufgereinigtes Cremophor® EL und 396 mg Ethanol. Die wichtigsten physikalisch-chemischen Eigenschaften des Wirkstoffs **Paclitaxel** sind in Tab. 2 zusammengefasst.

Das extrem hydrophobe Paclitaxelmolekül löst sich praktisch nicht in Wasser. Außerdem fehlen geeignete funktionelle Gruppen für eine

Tab. 2   Allgemeine, chemische, physikalische und pharmazeutische Daten zu Taxol®

Handelsname	Taxol®
INN-Bezeichnung	Paclitaxel
Pharmazeutisches Unternehmen	Bristol Arzneimittel GmbH, Sapporobogen 6 – 8, 80809 München
Summenformel	$C_{47}H_{51}NO_{14}$
Molekulargewicht	853,9
Aussehen von reinem Paclitaxel	weißliches kristallines Pulver
Schmelzpunkt	213 – 216 °C unter Zersetzung
Löslichkeit	praktisch unlöslich in Wasser, gut löslich z. B. in Ethanol und Benzol
Pharmazeutische Darreichungsform	Infusionslösungskonzentrat (6 mg Paclitaxel/ml)
Galenik der Darreichungsform	eine Durchstechflasche mit 5 ml Infusionslösungskonzentrat enthält als Lösungsvermittler 2635 mg Cremophor EL® und 1980 mg (49,7 Vol.-%) Ethanol
Umrechnung von Konzentrationsangaben	1 µmol/l (1 µM) entspricht 0,854 µg/ml (0,854 mg/l) 1 µg/ml (1 mg/l) entspricht 1,171 µmol/l (1,171 µM)

Salzbildung. Daraus ergab sich nach der Entdeckung von Paclitaxel das Problem, den Wirkstoff in eine für die experimentelle und therapeutische Anwendung geeignete, wasserlösliche Form zu bringen. Dies wurde letztendlich durch den Zusatz des Lösungsvermittlers Cremophor EL® und Ethanol erreicht.

2.1 Die Bedeutung der Hilfsstoffe

Mit einer Dosis von 175 mg/m^2 Taxol® werden einem Patienten mit durchschnittlichen Körpermaßen knapp 20 g **Ethanol** zugeführt. Das entspricht etwa dem Alkoholgehalt von 2 Gläsern Wein. Auf eine mögliche Einschränkung der Verkehrstauglichkeit muss der Patient deshalb in jedem Falle hingewiesen werden. Besondere Beachtung erfordert der Alkoholgehalt von Taxol® auch bei Patienten mit Alkoholabusus in der Vorgeschichte oder anderen Risikofaktoren. So führen beispielsweise eine große Körperoberfläche oder eine Kurzinfusion zu einer besonders hohen Alkoholexposition. Das Gleiche gilt bei Komedikation mit Substanzen, die das alkoholabbauende Enzym Alkoholdehydrogenase hemmen (z. B. Cimetidin). Opiate, Anxiolytika und andere zentral wirksame Substanzen schließlich können die neurotoxische Alkoholwirkung gefährlich verstärken.

Bei **Cremophor® EL** handelt es sich um Poly(oxyethylen)-35-Rizinusöl (POE-Rizinusöl). Das ist eine in ihrer Zusammensetzung nicht genau definierte Mischung komplexer Fettsäurederivate, die bei der chemischen Reaktion von Ethylenoxid mit dem Naturprodukt Rizinusöl entsteht. Um 1 mg Paclitaxel in Lösung zu bringen, sind 88 mg gereinigtes POE-Rizinusöl erforderlich. Das bedeutet, dass bei der therapeutischen Anwendung von Taxol® erhebliche Mengen des Lösungsvermittlers mit verabreicht werden. Bei der empfohlenen Einzeldosis von 175 mg/m^2 sind es bei einem durchschnittlich großen Patienten immerhin ca. 26 g. Diesem Umstand kommt deshalb besondere Bedeutung zu, weil Cremophor® EL nicht inert ist, sondern eine Reihe biologischer Wirkungen besitzt.

Cremophor® EL setzt Histamin frei und wird mit akuten Überempfindlichkeitsreaktionen in Verbindung gebracht [Dorr et al. 1994]. Solche Reaktionen, die mit Gefäßerweiterung, Blutdruckabfall, Tachykardie, Brustschmerzen, Atemnot und generalisierter Urtikaria einhergehen können [Weiss et al. 1990], wurden in den ersten Phase-I-Studien mit Taxol® – ohne die heute übliche antiallergische Prophylaxe – relativ häufig beobachtet. Auch über Veränderungen der Dichte und elektrophoretischen Mobilität von Lipoproteinen wurde berichtet [Wookburn u. Kessel 1994]. Ferner führte Cremophor® EL in einem In-vitro-Modell bei Neuroblastomzellen zu strukturellen Anomalien, es hemmte das

Aussprossen von Neuriten und den schnellen axonalen Transport [Brat et al. 1992].

Cremophor® EL hat zwar keine direkte zytostatische Wirkung, vermag aber in Zellkultur und in vivo eine Resistenz vom MDR-Typ aufzuheben. Für diese Wirkung ist offenbar eine Hemmung des Wirkstofftransports aus der Zelle und eine reversible Erhöhung der Membranfluidität verantwortlich. Ob die klinisch erreichten Konzentrationen des Lösungsvermittlers allerdings ausreichen, um die zytostatische Wirkung von Taxol® nennenswert zu verstärken, ist bisher noch unklar. Zu der lokal nekrotisierenden Wirkung von Taxol® bei paravasaler bzw. intradermaler Injektion scheint Cremophor® EL nicht beizutragen. Andererseits deuten eine Reihe von Untersuchungen darauf hin, dass das Vehikel infolge seiner Micellenbildung die Pharmakokinetik von Paclitaxel (siehe Kap. 3.5) und potenzieller Kombinationspartner wie etwa Cisplatin [de Vos et al. 1997] beeinflusst.

! Da es sich bei Cremophor® EL um ein Substanzgemisch handelt, kann nicht ausgeschlossen werden, dass herstellungsbedingte Schwankungen in der Zusammensetzung des Produkts klinische Relevanz erlangen können, z.B. für die Anwendungssicherheit, Pharmakokinetik und Pharmakodynamik von Paclitaxel. BMS verwendet für Taxol® deshalb ein POE-Rizinusöl, das in einem eigenen patentgeschützten Verfahren gereinigt wird und deshalb eine gleichbleibend hohe Qualität besitzt.

Selbst in der US-amerikanischen Pharmakopnoe [USP24/NF19 S. 2500] werden Art und Menge der verschiedenen Bestandteile im POE-Rizinusöl nicht quantitativ festgelegt – ein Versäumnis, das die Vielzahl biologischer Wirkungen und die hohen mit Paclitaxel infundierten Mengen dieses Lösungsvermittlers sträflich außer Acht lässt. BMS hat das eigene hochgereinigte POE-Rizinusöl analysiert und nachweisen können, dass es sich von anderen POE-Rizinusölen unterscheidet. Infolge seines hohen Reinheitsgrades braucht es nicht einmal stabilisierende Säurezusätze. Wie sich die Säure und die andersartige Zusammensetzung des POE-Rizinusöls in anderen Formulierungen von Paclitaxel auf die pharmakologischen Eigenschaften dieser Präparate auswirkt, wurde bislang noch nicht detailliert in klinischen Studien untersucht.

! Aus diesen Erwägungen erscheint es unbedingt ratsam, andere Formulierungen von Paclitaxel zunächst sorgfältig klinisch zu prüfen, bevor sie in größerem Umfang am Patienten eingesetzt werden. Nur dadurch kann sichergestellt werden, dass diese Präparate den gleichen Wirksamkeits- und Sicherheitsstandard besitzen wie Taxol®.

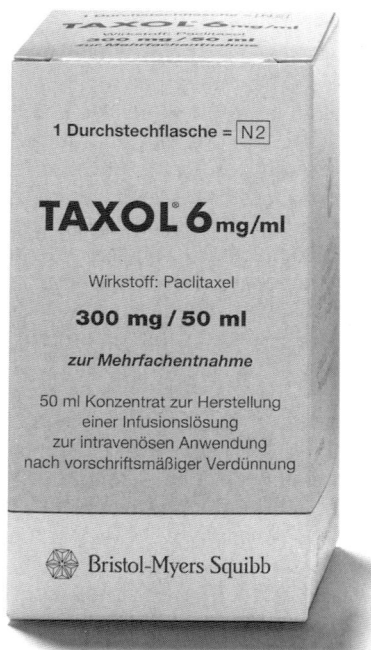
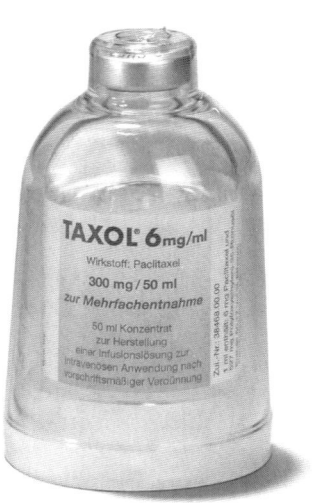

Abb. 2　Taxol®-Durchstechflaschen stehen in vier Größen mit Wirkstoffmengen von 30, 100, 150 und 300 mg Paclitaxel zur Verfügung. Die Abbildung zeigt die 300-mg-Flasche.

2.2   **Konfektionierung und Produktentnahme**

Taxol® ist in Durchstechflaschen aus farblosem Glas zur Mehrfachentnahme abgefüllt. Es stehen Größen mit 30, 100, 150 und 300 mg Paclitaxel zur Verfügung. Die 300-mg-Flasche ist zum Schutz von einer widerstandsfähigen Kunststoffkapsel (Cytoshield®) ummantelt. Der Verschlussstopfen wird von einer Schutzkappe gesichert (Abb. 2). Zum Aufziehen von Taxol® aus den Durchstechflaschen eignen sich die gängigen auf dem Markt befindlichen Entnahmesysteme.

3 **Pharmakologie**

3.1 Wirkmechanismus

Pharmakologischer Angriffspunkt von Taxol® sind die Mikrotubuli – dünne, starre, fadenförmige Zellstrukturen, die in allen kernhaltigen Zellen vorkommen. Mikrotubuli sind unter anderem wichtiger Bestandteil des Spindelapparats, der während der Teilungsphase der Zelle die ordnungsgemäße Verteilung des verdoppelten Chromosomensatzes auf die beiden Tochterzellen gewährleistet. Außerdem sind Mikrotubuli an der Modellierung der Zellform und der Fortbewegung von Zellen, an intrazellulären Transportvorgängen und der Neurotransmittersekretion beteiligt.

Auf ultrastruktureller Ebene sind Mikrotubuli Hohlzylinder, deren Wand aus 13 in Längsrichtung parallel und konzentrisch um die Zylinderachse angeordneten Protofilamenten besteht. Jedes Protofilament stellt eine Aneinanderreihung von Tubulinmolekülen dar. Tubulin ist ein Eiweißstoff, der aus zwei Polypeptid-Untereinheiten (α und β) zusammengesetzt ist. Die Tubulin-Dimere haben ein Molekulargewicht von etwa 100 Kilodalton (Abb. **3**).

Die Mikrotubuli des Spindelapparats sind äußerst labile Gebilde. Dies macht durchaus Sinn, wird doch ihre Funktion bei der Zellteilung wesentlich dadurch bestimmt, dass sie rasch aufgebaut, wieder verkürzt und abgebaut werden können. Die Labilität der Mikrotubuli beruht darauf, dass sich ständig neue Tubulin-Dimere aus dem Tubulinpool der Zelle anlagern (Polymerisation), während andere sich wieder aus dem Verband lösen (Depolymerisation). Der „stabile" Zustand eines Mikrotubulus entspricht also einem dynamischen Gleichgewicht von Polymerisations- und Depolymerisationsvorgängen. Die Energie für die Verschiebung dieses Gleichgewichts wird von einer ATP-ähnlichen Verbindung, dem Guanosintriphosphat (GTP) bereitgestellt. Mikrotubuliassoziierte Proteine (MAP) dienen der Stabilisierung.

Man kennt zahlreiche Stoffe, so genannte Mitosehemmer, die das empfindliche Gleichgewicht der Mikrotubuli und damit den Zellteilungsvorgang stören können. Die bekanntesten Beispiele sind Colchicin (das Gift der Herbstzeitlosen) und die Vincaalkaloide Vincristin und

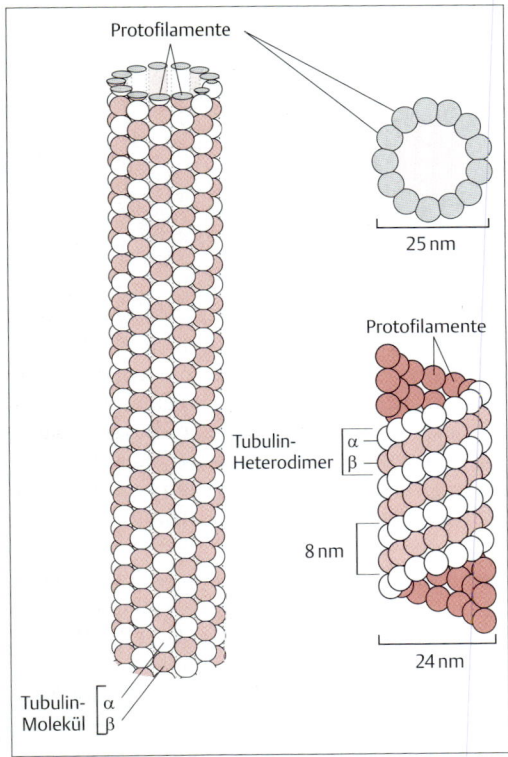

Abb. **3** Aufbau eines Mikrotubulus. Die kleinste Baueinheit ist das Tubulin, ein heterodimeres Molekül aus zwei fest miteinander verbundenen kugelförmigen Proteinen, dem α-Tubulin und dem β-Tubulin. Die Tubulin-Dimeren lagern sich zu einem Hohlzylinder zusammen, der aus 13 linearen, gegeneinander versetzten Protofilamenten besteht.

Vinblastin. Die genannten Substanzen haben alle einen ähnlichen Wirkmechanismus: sie lagern sich an freies Tubulin an und verhindern dessen Einbau in die Mikrotubuli. Dadurch kommt es rasch zum Zerfall der Mitosespindel, der Teilungsvorgang wird unterbrochen, und die Zelle geht zugrunde.

Taxol® hat einen ganz anderen Wirkmechanismus. Das Paclitaxelmolekül lagert sich nämlich reversibel an das Tubulin der bereits aufgebauten Mikrotubuli an, verzögert den Depolymerisationsvorgang und verringert die kritische Tubulinkonzentration für die Mikrotubulibildung. Damit kippt das Gleichgewicht in Richtung Polymerisation, das Wachstum der Mikrotubuli wird beschleunigt, und der Zellpool an freiem Tubulin erschöpft sich [Schiff et al. 1979; Schiff u. Horwitz 1980; Manfredi u. Horwitz 1984]. Die unter Paclitaxeleinfluss gebildeten Mikrotubuli sind kürzer [Schiff et al. 1979] und etwa 10-mal biegsamer

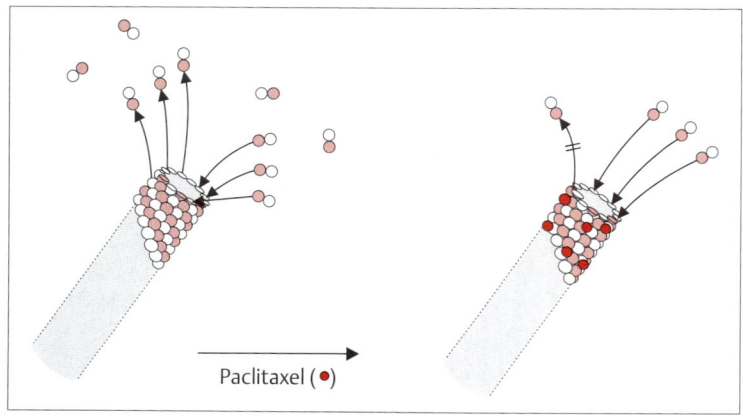

Paclitaxel (●)

Abb. 4   Schematische Darstellung des Wirkmechanismus von Taxol®. Das an die β-Tubulin-Untereinheiten angelagerte Paclitaxel hemmt die Dynamik des Abbaus der Mikrotubuli, bevorzugt an deren führendem Plus-Ende. Das Ergebnis sind abnorm stabile, funktionsuntüchtige Mikrotubuli.

[Dye et al. 1993] als unter normalen Umständen. Außerdem bilden sich in den Zellen abnorme Mikrotubulusstrukturen aus; neben mikrotubulusfreien Zonen und normalen Mikrotubuli wurden während des gesamten Zellzyklus offenbar funktionslose Mikrotubulusbündel und -sterne beschrieben. Paclitaxel stabilisiert die Mikrotubuli selbst unter Bedingungen, die ansonsten in vitro zu einer Depolymerisation führen, z.B. bei kalten Temperaturen, nach Zugabe von Kalzium oder in Anwesenheit von Mitosehemmern [Schiff u. Horwitz 1980] (Abb. **4**, **5**).

Der Mechanismus, auf dem die krebshemmende Wirkung von Taxol® beruht, konnte noch nicht vollständig geklärt werden. Fest steht jedoch, dass die durch Taxol® hervorgerufene Störung der dynamischen Umbildungsvorgänge der Mikrotubulusstrukturen die Ausbildung eines funktionsfähigen Spindelapparats während der Mitose verhindert. Es kommt zu Chromosomenbrüchen, der Zellteilungsvorgang wird extrem verlängert oder kann gar nicht zu Ende geführt werden. Viele Zellen verharren in der G_2/M-Phase des Zellzyklus oder versuchen wieder in die G1-Phase zurückzukehren, um sich erneut zu teilen. Das Ergebnis sind vielkernige Zellen oder Zellen mit zu kleinen Zellkernen [Liebmann et al. 1994a; Long u. Fairchild 1994]. Aus experimentellen Untersuchungen an verschiedenen Krebszelllinien geht zudem hervor, dass der Wirkstoff Paclitaxel das Absterben der Zellen als Ergebnis einer programmierten Selbstzerstörung (Apoptose) konzentrationsabhängig fördert [Bhalla et al. 1993; Bleiler et al. 1993; Li et al. 1994].

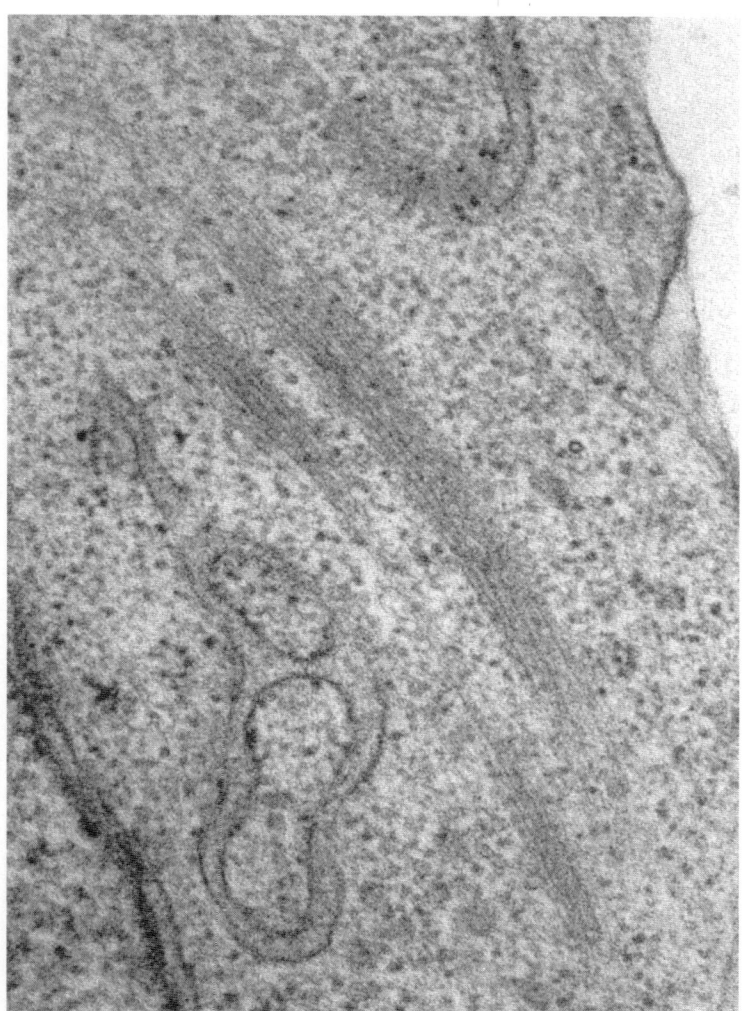

Abb. 5   Elektronenmikroskopische Aufnahmen der Taxol®-induzierten Veränderungen am Spindelapparat von Leukämiezellen nach 22-stündiger Inkubation mit 1,0 µM.
a LC8A-Lymphoblast mit bündelförmiger Anordnung der Mikrotubuli.

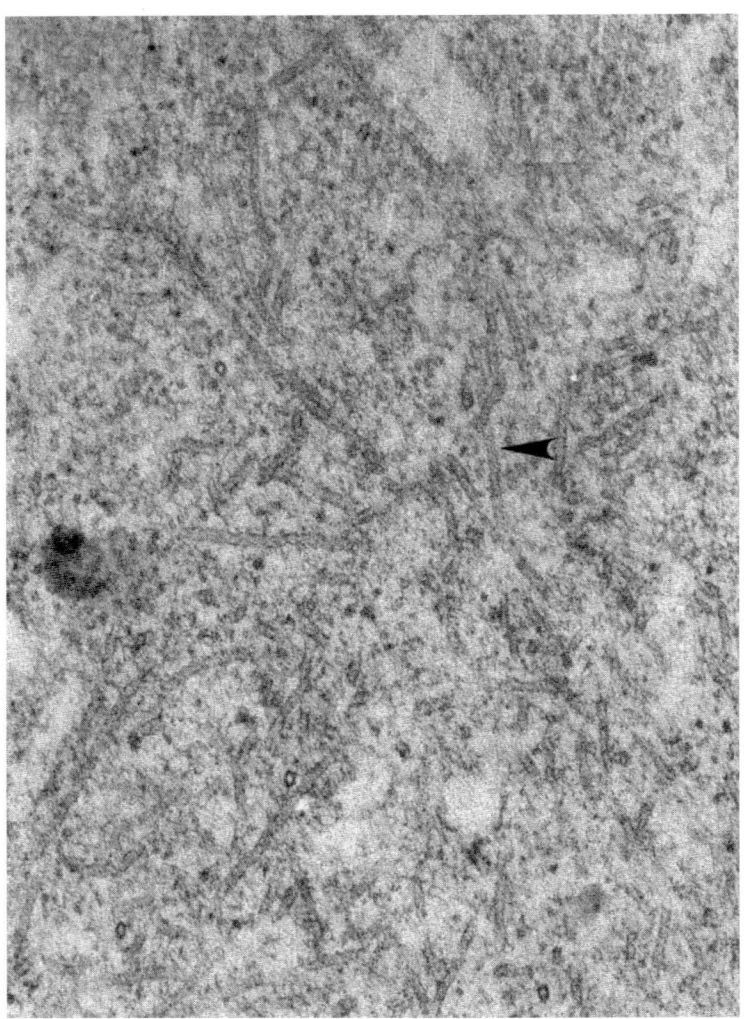

Abb. **5 b**   Die Mikrotubuli in einem K562-Myeloblasten sind sternförmig ange-
ordnet.

[Abb. **5 a** und **5 b** aus: Rowinsky EK, Donehower RC, Jones RJ et al. Microtubule
changes and cytotoxicity in leukemic cell lines treated with taxol. Cancer Res
48 (1988): 4093–4100].

3.2 Aktivität in vitro und in vivo

Die ersten präklinischen Tests mit Paclitaxel ergaben 1971 lediglich eine mäßige Aktivität gegen die Maus-Leukämiezelllinien L1210, P388 und P1534. Diese Ergebnisse blieben damals weitgehend unbeachtet. Als jedoch Ende der 1970er-Jahre festgestellt wurde, dass Paclitaxel über einen neuartigen Wirkmechanismus verfügt und auch beim schnellwachsenden Maus-Melanommodell B16 wirksam ist, erwachte schlagartig das Interesse der Wissenschaft an diesem Zytostatikum. Seither wurde Paclitaxel an zahlreichen Krebszelllinien, Tumorzellproben und Modelltumoren ausgetestet, wobei sich in vitro und in vivo ein breites antineoplastisches Wirkspektrum abzeichnete.

Die meisten der folgenden etablierten humanen Tumorzelllinien wurden von Paclitaxel in ihrem Wachstum gehemmt, und zwar in Konzentrationen, die teilweise deutlich unter den klinisch erreichbaren Wirkspiegeln lagen [Spencer u. Faulds 1994]: Ovarial-, Mamma- und Zervixkarzinom, Pankreaskarzinom, Prostata- und Blasenkarzinom, Magen- und Kolonkarzinom, Bronchialkarzinom, Plattenepithelkarzinome des Kopf- und Hals-Bereichs, Leberzellkarzinom, Melanom, Leukämie, Neuro- und Medulloblastom sowie Astrozytom. Entsprechend erwiesen sich auch Zellen aus frisch resezierten menschlichen Ovarial-, Mamma- und Endometriumkarzinomen sowie Sarkomen, aber auch Leukämiezellen gegen Paclitaxel empfindlich [Spencer u. Faulds 1994].

In den meisten dieser In-vitro-Untersuchungen nahm die zytotoxische Wirkung mit Verlängerung der Inkubationsdauer zu. Dies erklärt sich aus der phasenspezifischen Wirkung von Paclitaxel, d. h. Zellen in der Mitosephase sind empfindlicher als solche in der Interphase. Außerdem zeigten die Versuche mehrheitlich eine Zunahme der wachstumshemmenden und letalen Wirkung mit steigender Konzentration von Paclitaxel. Erst bei einer Konzentration von 42,7 µg/l (50 nmol/l) Paclitaxel wurde ein Wirkungsplateau erreicht. Durch eine Konzentrationserhöhung über diesen Wert hinaus (bis maximal 8540 µg/l entsprechend 10 000 nmol/l) ließ sich die Zellabsterberate bei mehreren humanen Tumorzelllinien nicht weiter steigern [Liebmann et al. 1993].

Die Versuche mit Paclitaxel an menschlichen Xenografttumoren und originären Maustumoren führten zu ganz ähnlichen Ergebnissen wie die Untersuchungen an Zellkulturen. Paclitaxel hemmte wirksam eine Reihe intraperitoneal implantierter muriner Leukämien und solider Tumoren. Die meisten In-vivo-Experimente wurden jedoch an menschlichen, auf Nacktmäuse transplantierten soliden Tumoren vorgenommen. Dabei wurde Paclitaxel im Allgemeinen in der heute klinisch üblichen Darreichungsform (mit Cremophor EL® und Ethanol) intravenös, subkutan oder intraperitoneal injiziert. Bei einigen Mäusen mit subku-

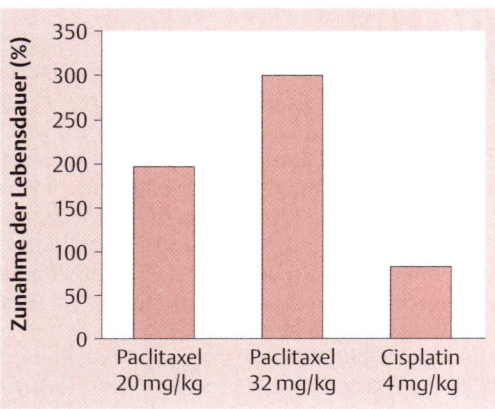

Abb. **6** Lebensverlängernde Wirkung ([mediane Überlebenszeit der behandelten Tiere minus mediane Überlebenszeit der Kontrollen] dividiert durch die mediane Überlebenszeit der Kontrollen) einer intravenösen Paclitaxel- oder Cisplatinbehandlung (dreimalige Applikation alle 4 Tage, Beginn 14 Tage nach Transplantation) bei Nacktmäusen mit dem humanen Ovarialkarzinom-Xenografttumor HOC22 [nach Nicoletti et al. 1993].

tan transplantierten menschlichen Glioblastomen (9–20%), Mammakarzinomen (80%), Bronchialkarzinomen (14%) und Zungenkarzinomen (17%) kam es zur vollständigen Tumorrückbildung [Riondel et al. 1986, 1992]. Intravenös und intraperitoneal appliziert war Paclitaxel auch gegen zwei in die Bauchhöhle transplantierte Ovarialkarzinom-Zelllinien (HOC22 und HOC8) wirksam. Wurde Paclitaxel 3 Tage nach der Transplantation verabreicht, kam es bei allen Mäusen zum völligen Verschwinden des Xenografttumors HOC22. Wurde mit der Behandlung erst 14 Tage nach Transplantation begonnen, verlängerte Paclitaxel die Überlebenszeit der Tiere mit HOC22-Tumoren im Vergleich zu den Kontrollen um ein Mehrfaches (Abb. **6**); auch das Wachstum der Tumoren wurde deutlich verzögert, wenngleich komplette Remissionen nicht zu beobachten waren. Im Falle der HOC8-Xenografttumoren führte Paclitaxel bei etwa 60% der Tiere zur völligen Tumorregression. Beide Xenografttumoren sprachen auf Cisplatin weniger gut an als auf Paclitaxel.

In vivo zeigte Paclitaxel auch an Xenograftmodellen menschlicher Prostatakarzinome und der menschlichen Pankreaskarzinomzelllinie

PANC-1 eine Tumorhemmwirkung. An Mäusen mit Mamma-Adenokarzinom wurde für Paclitaxel und Doxorubicin bei alternierender viertägiger Verabreichung ein Wirkungssynergismus beobachtet, während 5-Fluorouracil die Paclitaxelwirkung nicht verstärkte [Lorusso et al. 1993].

Interessant sind auch die Ergebnisse von Versuchen, in denen Leukoblasten aus Blutproben von Leukämiepatienten isoliert und in vitro mit Paclitaxel inkubiert wurden. Die Bildung von Mikrotubulusbündeln als semiquantitativer, zellulärer Indikator der Paclitaxelwirkung korrelierte im Durchschnitt der Versuche mit dem klinischen Ansprechen der Patienten auf eine Behandlung mit Taxol®. In den Leukoblasten von Taxol®-refraktären Patienten ließen sich auch in vitro keine Mikrotubulusbündel induzieren [Rowinsky et al. 1989].

3.3 Resistenz

Dies wirft die Frage auf, welche Mechanismen der primären oder erworbenen Resistenz bestimmter Tumorzelllinien gegen Taxol® zugrunde liegen. Ein gängiger Resistenzmechanismus von Zellen höherer Lebewesen beruht auf der vermehrten Expression des mdr-1-Gens. mdr steht für „multidrug resistance" und kennzeichnet den Umstand, dass dieses Gen für die „Gruppenresistenz" von Zellen gegen eine Vielzahl giftiger Naturstoffe und Zytostatika verantwortlich ist. mdr-1 enthält die Bauanleitung für das phosphorylierte P-Glykoprotein (p170) in der Zellmembran. Dieses Molekül fungiert als eine Art Pumpe, durch die zellschädigende Substanzen aus der Zelle heraustransportiert werden; die intrazellulären Konzentrationen der Fremdstoffe werden durch dieses System so niedrig gehalten, dass sie keinen Schaden mehr anrichten können. Die Resistenz zumindest einiger Krebszellen oder Krebszelllinien gegen Taxol® könnte mdr-1-vermittelt sein, wobei der hydrophobe Charakter des Paclitaxelmoleküls einen besonders starken Reiz zur Induktion dieses Mechanismus darstellen dürfte.

An Gewebekulturen von Resektaten menschlicher Kopf-Hals-Tumoren wurde allerdings eine interessante Beobachtung gemacht: Die Überexpression von P-Glykoprotein schützte die Zellen zwar vor der antiproliferativen Wirkung von Paclitaxel, doch erhöhte Paclitaxel gleichzeitig die Apoptoserate dieser Zellen in Kultur [Gan et al. 1996].

Die vermehrte Expression des mdr-1-Gens ist offenbar nicht der einzige und beim resistenten menschlichen Ovarialkarzinom in vivo wohl auch nicht der entscheidende Resistenzmechanismus [Übersicht bei Ozols 1992]. So könnten Änderungen an der α- und β-Untereinheit des Tubulins ebenfalls für eine erworbene Paclitaxelresistenz verantwortlich sein [Cabral et al. 1986]. Weshalb manche paclitaxelempfindlichen

Zellen (z.B. die oben erwähnten Leukoblasten) unter dem Einfluss des Medikaments Mikrotubulusbündel bilden und diese Fähigkeit bei erworbener Paclitaxelresistenz verloren geht, ist jedoch noch unbekannt. Angesichts der zunehmenden klinischen Anwendung von Taxol® erscheinen weitere Untersuchungen zur Klärung seines Resistenzmechanismus besonders dringlich und lohnenswert, da sich aus eingehenderen Kenntnissen möglicherweise Ansätze für eine pharmakologische Beeinflussung des Resistenzvorgangs ableiten lassen.

3.4   Strahlensensibilisierende Wirkung von Taxol®

Aufgrund theoretischer Überlegungen sollte der Wirkstoff Paclitaxel allein schon deshalb die zytotoxische Wirkung ionisierender Strahlen verstärken, weil es in einer Zellpopulation den prozentualen Anteil der Zellen, die sich in der besonders strahlenempfindlichen G_2/M-Phase befinden, erhöht. Tatsächlich konnte eine solche wechselseitige Wirkungsverstärkung von ionisierenden Strahlen und Paclitaxel an zahlreichen Tumormodellen in vitro und in vivo nachgewiesen werden, u. a. an den menschlichen Zelllinien Mammakarzinom MCF-7 und Zervixkarzinom CaSki [Rave-Fränk et al. 1997] sowie der menschlichen Ovarialkarzinom-Zelllinie OVCAR-3 [Steren et al. 1993 a]. Die Ergebnisse der Experimente an der letztgenannten Zelllinie sind anschaulich in Abb. **7** dargestellt. Der Wirkungssynergismus war ausgeprägter, wenn die Zellen 24 Stunden und nicht bereits 48 Stunden vor der Bestrahlung mit Paclitaxel inkubiert wurden.

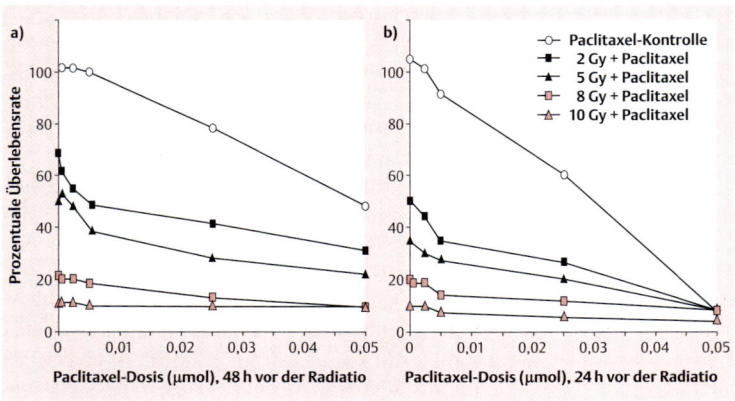

Abb. **7** Überlebenskurven von proliferierenden Ovarialkarzinom-Zelllinien (OVCAR-3-Zellen) nach Behandlung mit Paclitaxel mit oder ohne zusätzliche Radiatio [nach Steren et al. 1993].

Weitere Untersuchungen lassen allerdings darauf schließen, dass die Akkumulation der Zellen in der G_2/M-Phase nicht die einzige Ursache für die strahlensensibilisierende Eigenschaft von Paclitaxel sein kann. An der Ovarialkarzinom-Zelllinie BG-1 wurde nämlich festgestellt, dass Paclitaxel auch in Konzentrationen, die nicht zytotoxisch wirken und den Zellzyklus nicht stören, die Strahlenwirkung signifikant verstärkt [Steren et al. 1993 b]. Andererseits zeigte Paclitaxel an einer Bronchial-adenokarzinom-Zelllinie keine strahlensensibilisierende Wirkung, obwohl die Zellen in der G_2/M-Phase akkumulierten [Liebmann et al. 1994 b]. In Experimenten an Mäusen mit Mammakarzinom nahm der Wirkungssynergismus mit zunehmendem Abstand zwischen Paclitaxelgabe und Radiatio (zwischen 1 und 24 Stunden) ständig zu, obgleich der maximale Mitoseblock bereits nach 9 Stunden erreicht war.

3.5 Pharmakokinetik von Taxol® beim Menschen

Die Pharmakokinetik von Taxol® wird u. a. in den Übersichtsarbeiten von Spencer und Faulds [Spencer u. Faulds 1994] und Lam et al. [Lam et al. 1997] ausführlich abgehandelt. In diesen Publikationen findet der Interessierte auch weiterführende Literaturangaben, die in diesem Abschnitt des Buches aus Platzgründen nicht vollständig zitiert werden können.

Wird Taxol® über 1 bis 24 Stunden intravenös infundiert, steigt die Plasmakonzentration während der Infusion anfangs rasch, danach langsamer, aber stetig an. Maximale Plasmakonzentrationen (C_{max}) werden am Ende der Infusion erreicht. C_{max} ist um so höher, je kürzer die Infusionsdauer ist (Abb. **8**). Allerdings liegen die Wirkstoffkonzentrationen im Bereich der Plateauphase der Plasmaspiegelkurve bereits nach Einzeldosen von 135 mg/m^2, verabreicht als 24-Stunden-Infusion, deutlich höher (200 µg/ml entsprechend 0,23 µmol/l), als sie in vitro für die Auslösung von Effekten an den Mikrotubuli der Zellen erforderlich sind (mindestens 85,4 µg/l entsprechend 0,1 µmol/l) [Rowinsky et al. 1993].

Im randomisierten Vergleich von 1- und 3-stündiger wöchentlicher Infusion von jeweils 100 mg/m^2 Taxol® waren mit der kürzeren Infusion lediglich C_{max} höher und die Eliminationshalbwertszeit länger, alle anderen pharmakokinetischen Parameter waren vergleichbar. Auch die myelosuppressive Wirkung beider Infusionen unterschied sich nicht signifikant [Mross et al. 2002]. Gleiches galt für die Neurotoxizität; im Laufe von 12 wöchentlichen Infusionen stieg zwar das Risiko einer peripheren Neuropathie an, doch zwischen 1- und 3-stündiger Infusion bestand in dieser Hinsicht kein signifikanter Unterschied [Mielke et al. 2003].

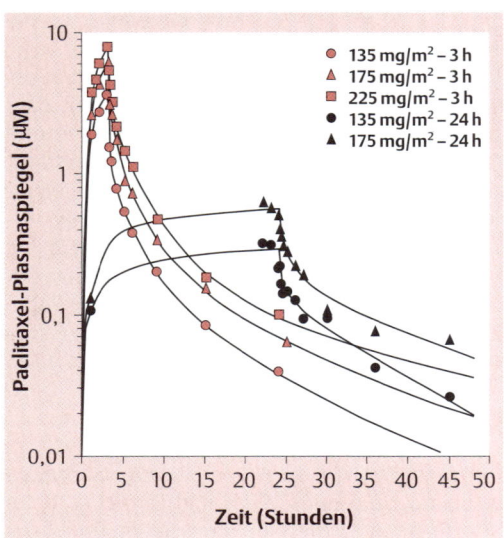

Abb. **8** Paclitaxel-Plasmaspiegelkurven repräsentativer Patienten bei intravenöser Infusion von Taxol® in verschiedenen Dosen über 3 oder 24 Stunden [nach Gianni et al. 1995 a].

Bei 3-, 6- oder 24-stündiger kontinuierlicher Infusion stiegen die C_{max}-Werte und die Flächen unter den Plasmakonzentrations-Zeit-Kurven (AUC) im Dosisbereich von 120 bis 300 mg/m² zwar dosisabhängig an, jedoch nicht linear. So wurde bei 3-stündiger Infusion von 135 mg/m² ein mittlerer C_{max}-Wert von 3,3 µmol/l und eine AUC von 10,4 µmol × l⁻¹ × h gemessen, bei 3-stündiger Infusion von 175 mg/m² ein C_{max}-Wert von 5,9 µmol/l und eine AUC von 18,0 µmol × l⁻¹ × h. Eine Dosissteigerung von 30 % führte also zu einer Zunahme von C_{max} und AUC von 80 % bzw. 75 % [Gianni et al. 1995 a]. Bei 24-stündiger Infusion war ebenfalls eine überproportionale Zunahme von C_{max} und AUC mit Steigerung der Dosis feststellbar, allerdings war diese nicht so deutlich ausgeprägt wie bei der 3-Stunden-Infusion.

Diese Nichtlinearität der Pharmakokinetik von Taxol® wurde zunächst als Folge der höheren Plasmaspiegel bei kürzeren Infusionen und saturierbarer Verteilungs- und Eliminationsvorgänge gedeutet [Sonnichsen et al. 1994; Gianni et al. 1995 a]. Inzwischen gibt es aber Hinweise, dass der Lösungsvermittler Cremophor® EL (Polyoxyethylen-Rizinusöl) für dieses Phänomen verantwortlich ist [van Tellingen et al. 1999; Sparreboom et al. 1999; van Zuylen et al. 2001]. Offenbar wird die nichtlineare Pharmakokinetik nur vorgetäuscht, weil mit höheren Dosen von Taxol® – und damit von Cremophor® EL – die Affinität von Paclitaxel zum Plasma überproportional zunimmt. Dann wird nämlich ein immer höherer Anteil des Wirkstoffs in Micellen des Lösungsvermittlers eingeschlossen. Es werden so zwar hohe Paclitaxelkonzentrationen im Plasma gemessen, von denen sich aber nur ein Teil tatsächlich in das Gewebe verteilt. Wie Untersuchungen an Mäusen zeigten, ist die Beziehung zwischen verabreichter Dosis und Gewebespiegel ziemlich linear [Sparreboom et al. 1996 a, 1996 b].

❗ Die Plasmaspiegel von Cremophor® EL können in Abhängigkeit vom eingesetzten Applikationsschema von Taxol® deutlich variieren. Dieser Umstand und die hohe interindividuelle Variabilität der pharmakokinetischen Parameter von Paclitaxel sollten stets im Auge behalten werden, wenn in der klinischen Tumortherapie verschiedene Dosierungsschemata von Taxol® auf ihre Pharmakokinetik, Sicherheit und Wirksamkeit hin untersucht werden.

Trotz einer hohen Plasmaeiweißbindung von 88–98 % (vor allem an Albumin und saures α_1-Glykoprotein) wird der Wirkstoff Paclitaxel anfangs sehr rasch aus dem Plasma eliminiert. Die initiale Halbwertszeit $t_{1/2\alpha}$ beträgt nur etwa eine halbe Stunde, die β-Eliminationshalbwertszeit wenige Stunden, wobei die individuellen Werte – allerdings ohne eine Abhängigkeit von der Dosis zu zeigen – beträchtlich voneinander abweichen können ($t_{1/2\alpha}$ 0,04 bis 0,52 h, $t_{1/2\beta}$ 3,8 bis 16,5 h). Das scheinbare Verteilungsvolumen im Steady-state ist mit über 50 Litern sehr groß, was möglicherweise auf die extensive Bindung von Paclitaxel an intrazelluläre Proteine wie Tubulin zurückzuführen ist.

Die Pharmakokinetik von Paclitaxel nach **intraperitonealer Applikation** lässt die Substanz für diese Anwendung ganz besonders geeignet erscheinen, denn es werden hohe intraperitoneale Wirkstoffspiegel erreicht, die nur sehr langsam abgebaut werden (Clearance aus der Bauchhöhle im Durchschnitt 0,42 l/m^2/Tag, Halbwertszeit 73,4 Stunden nach Verabreichung von 60 mg/m^2). Dadurch lag die peritoneale Wirkstoffexposition (gemessen anhand der AUC) 336- bis 2890-mal höher als die systemische Exposition [Markman et al. 1992; Francis et al. 1993]. Wie eine neuere Untersuchung gezeigt hat, ist dieser pharmakokinetische Vorteil der intraperitonealen Applikation von Taxol® auf den Lösungsvermittler Cremophor® EL zurückzuführen [Gelderblom et al. 2002].

Systematische Untersuchungen zur Verteilung von Paclitaxel in den Körpergeweben des Menschen liegen nicht vor. Bei Nagetieren ließ sich Paclitaxel vor allem in Leber, Lunge, Milz, Pankreas, Nebenniere, Speicheldrüsen, Magen, Dünndarm, Herz, Muskulatur und Nieren nachweisen, nicht jedoch in Nervensystem und Hoden. Vereinzelten klinischen Beobachtungen ist zu entnehmen, dass Paclitaxel offenbar kaum die in-

Tab. 3 Pharmakokinetische Parameter von Paclitaxel (Mittelwerte) bei 3-, 6- oder 24-stündiger Infusion bei Patienten mit soliden Tumoren [modifiziert nach Spencer u. Faulds 1994]

Dosis (mg/m²)	C_{max} (mg/l)[a]	$t_{½α}$ (h)	$t_{½β}$ (h)	$t_{½γ}$ (h)	CL (l/h/m²)	Vss (l/m²)	AUC (mg × l⁻¹ × h)	CL_R (l/h/m²)	Renale Exkretion (%)
135 über 3 h	2,2 – 3,4	0,20	1,4	14	13 – 18	98 – 112	8 – 11		4,9[b]
135 über 24 h	0,2 – 0,4[c]	0,09	2,2 – 17,1	50	14 – 22	164 – 657	6 – 10		5,7[b]
175 über 3 h	3,7 – 5,0	0,27	2,3	19	13	99	14 – 16		4,9[b]
175 über 6 h	2,7	0,51	8,6		8	64	23		4,3
175 über 24 h	0,4	0,14	2,0	20	24	269	8	0,31	5,9[b]
250 über 3 h	7,9 – 8,5	0,21	1,5	10	10	47	27 – 32		
250 über 24 h	0,8 – 1,3	0,31	3,0		12 – 20	110	13 – 17		1,4[d]
15 bis 275		0,27 – 0,49	4,3 – 6,4		14 – 15	49 – 67		1,76	5,9[e] – 8,2[f]

[a] Zur Umrechnung in µmol/l ist dieser Wert mit 1,17 zu multiplizieren.
[b] Aus einem Abstract zur Studie von Huizing et al. 1993.
[c] Bei japanischen Patienten betrug C_{max} 409 mg/l.
[d] Prozent der verabreichten Dosis, die während der Infusionsdauer von 24 h und innerhalb der nächsten 24 h ausgeschieden wurde.
[e] Prozent der verabreichten Dosis, die innerhalb von 48 h ausgeschieden wurde.
[f] Prozent der verabreichten Dosis, die innerhalb von 24 h ausgeschieden wurde.

AUC   Fläche unter der Plasmakonzentrations-Zeit-Kurve
C_{max} maximale Plasmakonzentration
CL   Clearance
CL_R renale Clearance
$t_{½α}$ Verteilungs-Halbwertszeit
$t_{½β}$ schnelle Eliminationshalbwertszeit oder Eliminationshalbwertszeit in Studien, in denen ein biphasisches pharmakokinetisches Modell zugrunde gelegt wurde
$t_{½γ}$ terminale Eliminationshalbwertszeit
Vss   Verteilungsvolumen im Steady-state

takte Blut-Hirn-Schranke durchdringt. Allerdings wurden bei Gliompatienten, die präoperativ 175 mg/m² Taxol® als 3-Stunden-Infusion erhielten, Wirkstoffkonzentrationen zwischen 464 und 2000 ng/g im Tumorgewebe gemessen; dies liegt über den in vitro wirksamen Konzentrationen bei menschlichen Gliomzellen und könnte auf eine therapeutische Wirkung von Taxol® bei Hirntumoren hindeuten [Heimans et al. 1994]. Weiterhin bestehen Hinweise, dass auch bei zerebralen Metastasen solider Tumoren die Blut-Hirn-Schranke gestört ist und somit entsprechend hohe, antitumorös wirksame Paclitaxel-Konzentrationen erreicht werden können.

Die systemische Clearance von Paclitaxel lag nach einer 3- bis 24-stündigen intravenösen Infusion und Dosen von 15 bis 275 mg/m² zwischen 8 und 23,6 l/h/m²; eine Dosisabhängigkeit wurde für diesen Parameter nicht festgestellt, allerdings nahm in einer Studie die Clearance mit der Verlängerung der Infusionsdauer von 3 auf 24 Stunden ebenfalls zu. Die renale Clearance von Paclitaxel ist vernachlässigbar gering. Zum größten Teil wird die Substanz durch Verstoffwechselung in der Leber und biliäre Exkretion eliminiert. Im Plasma wurden verschiedene Metaboliten nachgewiesen, in nennenswerten Mengen allerdings nur zwei (6α-Hydroxypaclitaxel und para-Hydroxypaclitaxel).

Nach Verabreichung einer radioaktiv markierten Einzeldosis von 225 mg/m² wurden innerhalb von 5–7 Tagen 16 % der Dosis im Urin und 75 % im Stuhl ausgeschieden. Während Paclitaxel in Blut, Plasma und Urin überwiegend in unveränderter Form vorlag, wurden im Stuhl größtenteils Metaboliten nachgewiesen, vor allem 6α-Hydroxypaclitaxel. An der Bildung der beiden Hauptmetaboliten sind die Isoenzyme CYP2C8 und CYP3A4 des Cytochrom-P450-Systems der Leber beteiligt (Abb. 9).

Systematische Untersuchungen zur Pharmakokinetik von Taxol® bei älteren Patienten liegen nicht vor. Die Clearance von Taxol® bei Kindern scheint der von Erwachsenen weitgehend zu entsprechen, wobei auch eine ähnlich große interindividuelle Streubreite der pharmakokinetischen Parameter registriert wurde. In einer Studie wurde bei Patienten mit Leberfunktionsstörungen (ASAT ≥ 1,5fach gegenüber dem Normalbereich erhöht) eine geringere systemische Clearance festgestellt als bei Lebergesunden (20,16 vs. 28,26 l/h/m²); allerdings lagen in dieser Studie die Clearancewerte im Durchschnitt deutlich höher als in anderen Studien (Tab. 3).

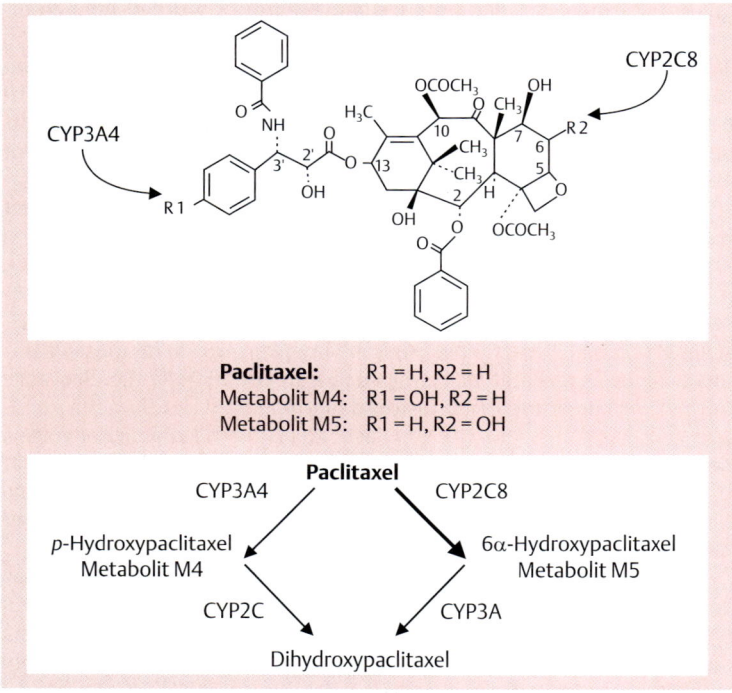

Paclitaxel: R1 = H, R2 = H
Metabolit M4: R1 = OH, R2 = H
Metabolit M5: R1 = H, R2 = OH

Paclitaxel

CYP3A4   CYP2C8

p-Hydroxypaclitaxel   6α-Hydroxypaclitaxel
Metabolit M4   Metabolit M5

CYP2C   CYP3A

Dihydroxypaclitaxel

Abb. 9 Die beiden wichtigsten Metabolisierungswege von Paclitaxel [nach Lam et al. 1997].

3.6   **Pharmakokinetische Wechselwirkungen**

Da Taxol® vorwiegend durch metabolischen Abbau in der Leber eliminiert wird, können Substrate, Hemmstoffe oder Induktoren der Isoenzyme CYP2C8 und CYP3A4 zumindest theoretisch die Clearance von Taxol® beeinflussen (Tab. 4) [Cresteil et al. 1994]. In vitro ließ sich zwar für Cimetidin und Erythromycin kein Effekt auf den Taxol®-Metabolismus feststellen, doch erhöhte in einer pharmakologischen Untersuchung am Menschen der H_2-Rezeptorenblocker Famotidin (20 mg i. v.) im Vergleich mit Cimetidin (300 mg i. v.) die Steady-state-Konzentration von Taxol® um 30%; gleichzeitig wurde die Clearance verringert, was allerdings klinisch nicht zu einer erhöhten hämatologischen Toxizität führte [Slichenmyer et al. 1993]. In vitro hemmten auch Fluconazol und Ketoconazol den Taxol®-Stoffwechsel [Jamis-Dow et al. 1993].

Wechselwirkungen mit anderen Zytostatika

In einer klinischen Studie mit der Kombination von **Taxol® und Cisplatin** war eine Abnahme der Paclitaxel-Clearance um 25–33 % und eine höhere Inzidenz von Neutropenien zu verzeichnen, wenn Cisplatin *vor* der 24-Stunden-Infusion von Taxol® verabreicht wurde [Rowinsky et al. 1991]. Aus diesem Grund wird bei der kombinierten Anwendung von Taxol® und Cisplatin empfohlen, zuerst Taxol® und anschließend Cisplatin zu verabreichen (Tab. 4).

Andererseits wurden bei Verabreichung von Taxol® vor **Doxorubicin** eine geringere Doxorubicin-Clearance, verbunden mit vermehrter Stomatitis und tieferen Granulozyten-Nadirwerten, beobachtet als in der umgekehrten Reihenfolge [Holmes et al. 1996].

Ein zunehmend häufiger eingesetztes Kombinationsregime ist **Taxol® + Carboplatin**, da diese Kombination eine hohe Antitumorwirkung (vergleichbar mit Taxol® + Cisplatin) bei gleichzeitig sehr guter Verträglichkeit aufweist. Aus den vorliegenden Berichten geht hervor, dass beide Zytostatika in ganz unterschiedlichen Dosierungen und Applikationsschemata miteinander kombiniert werden können, ohne dass die Dosierungsmöglichkeit einer der beiden Kombinationspartner eingeschränkt wird (siehe z. B. die Kapitel zum Mammakarzinom, Ovarialkarzinom und nichtkleinzelligen Bronchialkarzinom).

Ein Vorteil bei dieser Kombination ist sicherlich, dass Carboplatin nach Maßgabe der gewünschten Ziel-AUC (Fläche unter der Plasmakonzentrations-Zeit-Kurve) individuell dosiert werden kann, so dass sich die hämatologischen Nebenwirkungen – in erster Linie die Thrombozytopenie – besser steuern und beherrschen lassen. Dies ist möglich, weil die Carboplatin-Clearance aufgrund der überwiegend renalen Ausscheidung dieses Zytostatikums sehr eng mit der individuellen glomerulären Filtrationsrate (GFR) zusammenhängt. Letztere lässt sich wiederum anhand des Serumkreatinins näherungsweise ermitteln. Eine sequenzabhängige Beeinflussung der Pharmakokinetik wie im Falle des Cisplatins wurde zwischen Taxol® und Carboplatin nicht festgestellt. Die klinischen Erfahrungen haben allerdings gezeigt, dass Taxol® eine spezifische Schutzwirkung gegenüber der durch Carboplatin induzierten Thrombozytopenie besitzt. Das heißt, die Thrombozytopenie, die bei Monotherapie mit Carboplatin dosislimitierend sein kann, ist bei kombinierter Anwendung mit Taxol® geringer, als aufgrund der eingesetzten Carboplatindosis zu erwarten wäre [Übersicht bei Kearns u. Egorin 1997]. In vielen Studien traten mit der Kombination nur noch vereinzelt schwerere Thrombozytopenien auf. Der Mechanismus dieser Thrombozytenschutzwirkung ist noch ungeklärt. Eine pharmakokinetische Interaktion auf Serumebene scheint ausgeschlossen. In einer pros-

Tab. 4   Beispiele für Substrate, Inhibitoren und Induktoren der P450-Isoenzyme CYP3A4 und CYP2C8 [nach Lam et al. 1997]

Substrate und/oder Inhibitoren von CYP3A4	Induktoren von CYP3A4	Substrate von CYP2C8
Ketoconazol	Phenobarbital	Retinsäure (Tretinoin)
Nifedipin	Carbamazepin	
Midazolam/Alprazolam	Phenytoin	
Erythromycin	Dexamethason	
Cyclosporin		
Ethinylestradiol		
Orphenadrin		
Terfenadin/Astemizol		
Cisaprid		
Fluoxetin		
Fluvoxamin		
Nefazodon		
Ifosfamid		
Tamoxifen		
Vincristin		
Vinblastin		

pektiven Studie an Patienten, die mit intraperitonealem Carboplatin behandelt wurden, war die Platin-Serumexposition (gemessen anhand der AUC) mit oder ohne vorausgegangene intravenöse Taxol®-Gabe vergleichbar, dennoch war der mittlere Thrombozyten-Nadir bei Kombinationstherapie mit Taxol® signifikant höher als mit Carboplatin alleine (121 000 vs. 52 000/mm^3; $p < 0,01$) [Fujiwara et al. 2001]. Auch in einer In-vitro-Untersuchung an der Megakaryoblasten-Zelllinie MEG-01 wurde trotz unveränderter Platinierung der DNA ein zytotoxischer Wirkungsantagonismus von Carboplatin und Paclitaxel festgestellt; möglicherweise handelt es sich also um eine spezifische Wechselwirkung beider Zytostatika an Thrombozyten-Vorläuferzellen [Guminski et al. 2001].

Nebenwirkungen

In den bisherigen klinischen Studien mit Taxol® wurden keine Nebenwirkungen beobachtet, die nicht auch bereits von anderen Zytostatika bekannt wären. Allerdings ist das Nebenwirkungsspektrum auch nicht ganz typisch für diese Substanzklasse (Tab. 5). So kann es zu akuten allergischen und kardiotoxischen Reaktionen kommen, die eine sofortige Intervention erfordern; diese Nebenwirkungen erscheinen insbesondere im Hinblick auf den ambulanten Einsatz von Taxol® am wichtigsten.

Die allergischen Reaktionen hat man inzwischen durch eine routinemäßige antiallergische Prophylaxe gut in den Griff bekommen. Die Wirkungen am Herzen bleiben zwar oft asymptomatisch, sind jedoch bezüglich Art und Schweregrad schwer kalkulierbar. Das gilt für die Erstexposition ebenso wie für die folgenden Therapiezyklen. Die verzögert

Tab. 5   Nebenwirkungsspektrum von Taxol® [modifiziert nach Long 1994]

Myelotoxizität	Neutropenie/Leukozytopenie Thrombozytopenie Anämie
Allergische Reaktionen	Atemnot Gesichtsrötung Hypotonie Exanthem Urtikaria
Periphere Neuropathie	
Myalgien/Arthralgien	
Kardiotoxizität	Bradykardie Arrhythmien AV-Block Grad 2 AV-Block Grad 3
Alopezie	
Mukositis	
Übelkeit, Erbrechen	

einsetzende Knochenmarktoxizität ist in der Regel nur ein passageres Problem und kann gegebenenfalls durch hämatopoetische Wachstumsfaktoren (G-CSF) abgemildert werden (bei Verabreichung von Dosen ab 200 mg/m^2 ist eine routinemäßige G-CSF-Unterstützung ratsam). Dagegen ist nicht auszuschließen, dass die neurologischen Nebenwirkungen im Laufe einer längeren Behandlung kumulieren.

4.1   Hämatologische Toxizität

In den Phase-I- und -II-Studien erwies sich die Myelotoxizität – in erster Linie Neutropenie und Leukozytopenie – als die dosislimitierende Nebenwirkung von Taxol®. Die Neutropenie setzt typischerweise am 8. Tag ein, erreicht bis zum 11. Tag den Nadirwert und bildet sich in der Regel zwischen dem 15. und 21. Tag wieder zurück. Nach einer vorausgegangenen myelosuppressiven Chemotherapie ist die Neutropenie meist ausgeprägter und die Erholungszeit verlängert, doch kommt es bei wiederholter Verabreichung von Taxol® zu keiner Kumulation der knochenmarktoxischen Wirkungen. Trotz der häufigen Neutropenien des Schweregrades 3 oder 4 (nach WHO) sind Infektionen relativ selten. Dies könnte darauf zurückzuführen sein, dass Taxol® in den heute üblichen Dosierungen und Applikationszeiten nur eine geringe schleimhautschädigende Wirkung besitzt, wodurch der Übertritt von Keimen aus dem Darm in die Blutbahn eingegrenzt wird. Im Vergleich zur Neutropenie sind die durch Taxol® hervorgerufenen Thrombozytopenien und Anämien von geringerer Bedeutung. In einer randomisierten Studie war die myelosuppressive Wirkung von Taxol® (135 oder 175 mg/m^2) bei 3-stündiger Infusion geringer als bei 24-stündiger Infusion [Eisenhauer et al. 1994].

4.2   Überempfindlichkeitsreaktionen

Die allergischen Reaktionen stellten in der Frühphase der Entwicklung von Taxol® zweifellos das größte Problem dar. So musste nach einem tödlichen Zwischenfall in den 1980er-Jahren das gesamte Phase-I-Programm zeitweise gestoppt werden. Bei den Allergien handelte es sich um Sofortreaktionen vom Typ I, die mit Atemnot, z.T. auch Bronchospasmen, mit allergischen Hauterscheinungen (Urtikaria, Exanthem, Gesichtsrötung) und in einigen Fällen mit Blutdruckabfall und Angioödem einhergingen. Die Reaktionen setzten zumeist innerhalb weniger Minuten nach dem Start der Taxol®-Infusion ein. Mit Ausnahme des einen beschriebenen Todesfalls bildeten sich die Symptome bei allen Patienten nach Absetzen des Medikaments wieder zurück. Möglicherweise sind diese allergischen Reaktionen nicht auf Paclitaxel selbst, son-

dern auf den Lösungsvermittler Cremophor® EL zurückzuführen; eine
Klärung dieser Frage steht allerdings noch aus.

Durch die Einführung einer antiallergischen Prophylaxe mit einem
oralen Kortikosteroid und intravenös verabreichten Antihistaminika
(siehe Kapitel 5 „Anwendungshinweise und Nebenwirkungsmanage-
ment") ließ sich die Inzidenz schwerer Überempfindlichkeitsreaktionen auf unter 2% senken. Eine Verlängerung der Infusionsdauer von 3
auf 24 Stunden führte zu keiner weiteren Reduzierung der Allergieinzi-
denz [Eisenhauer et al. 1994]. Mit der empfohlenen Prophylaxe lässt
sich die Infusionsdauer von Taxol® ohne Sicherheitseinbußen auch auf
1 Stunde verkürzen.

4.3 Neurologische Toxizität

Die neurologische Toxizität – häufigste nichthämatologische Nebenwirkung von Taxol® – steht wahrscheinlich in direktem Zusammenhang
mit der pharmakologischen Wirkung an den Mikrotubuli, denn Nerven-
zellen und ihre Ausläufer sind reich an diesen Strukturelementen. Die
neurologische Toxizität von Taxol® manifestiert sich als periphere Neuropathie, die sowohl die sensorischen (Schmerz, Temperatur) als auch
die motorischen Fasern betrifft, ferner als autonome Neuropathie, Myo-
pathie und relativ selten in Form zentralnervöser Störungen. Die Inzidenz scheint dosisabhängig zu sein, und bei Anwendung von Taxol® in
sehr hohen, derzeit noch experimentellen Dosen, ist die neurologische
Toxizität wahrscheinlich dosisbegrenzender Faktor. Die Frage, ob die
neurologische Toxizität unter einer längeren Behandlung mit Taxol® ku-
muliert, lässt sich derzeit aufgrund widersprüchlicher Befunde noch
nicht abschließend beantworten.

Die **sensorische Neuropathie** als wichtigste neurologische Nebenwirkung tritt zumeist nach Dosen über 170 mg/m^2 auf und äußert sich
in Taubheitsgefühl, Kribbeln und Brennen in den Extremitäten (Hand-
schuh-/Strumpf-Typ). Klinische Zeichen sind Abschwächung oder Verlust von Propriorezeption, Vibrations-, Temperatur- und normalem
Schmerzempfinden sowie Abschwächung oder Verlust tiefer Sehnenre-
flexe. Die Symptome setzen innerhalb von 2–3 Tagen nach der Verabreichung ein, sind aber meist leichterer Art und bilden sich binnen weniger Monate zurück. Auf die Besonderheiten der Behandlung neuropa-
thischer Schmerzen wird im Abschnitt 6.3 (Neurologische Toxizität)
näher eingegangen.

Die **motorischen Neuropathien** bleiben meist asymptomatisch, lassen sich aber anhand von Nervenleitungsmessungen regelmäßig nachweisen. Nach hohen Dosen von Taxol® kann es gelegentlich auch zu einer **autonomen Neuropathie** mit paralytischem Ileus und orthostati-

scher Hypotonie kommen. Daneben wurden bei einzelnen Patienten Grand-mal-Anfälle beobachtet, die möglicherweise auf Taxol® zurückzuführen waren.

Nach Dosen über 200 mg/m² nehmen auch Häufigkeit und Intensität passagerer **Myalgien** und **Arthralgien** zu, wobei zumeist die Schulter- und paraspinale Muskulatur betroffen ist. Eine Begleitbehandlung mit koloniestimulierenden Faktoren (z. B. G-CSF) kann solche Symptome verstärken, möglicherweise auch auslösen. Ebenso wird diskutiert, dass diese Nebenwirkung Folge des abrupten Absetzens der relativ hoch dosierten Dexamethasonmedikation ist. Neben nichtsteroidalen Antiphlogistika wird deshalb die Fortführung der Dexamethasongabe in ausschleichender Dosierung empfohlen. Eine Abhängigkeit dieser Nebenwirkung vom Applikationsschema konnte nicht nachgewiesen werden, wenngleich es erste Hinweise gibt, dass bei wöchentlicher Taxol®-Applikation die Häufigkeit geringer ist.

4.4   **Kardiotoxizität**

Über Ursache und Mechanismus der kardialen Nebenwirkungen von Taxol® besteht noch weitgehend Unklarheit. Zwar sind kardiotoxische Effekte auch von Vergiftungsfällen nach Genuss von Pflanzenteilen der Eibe bekannt, doch könnte im Falle von Taxol® auch der Lösungsvermittler Cremophor® EL oder die Kombination von Paclitaxel und Vehikel für den klinisch beobachteten Einfluss auf Herzfrequenz und Herzrhythmus verantwortlich sein. Des Weiteren weiß man noch nicht, ob das Medikament unmittelbar auf das myokardiale Reizleitungssystem oder im Sinne einer autonomen Neuropathie auf das extrakardiale nervöse Steuerungssystem des Herzens einwirkt.

Im Allgemeinen bleiben die kardiotoxischen Wirkungen von Taxol® klinisch inapparent und sind nicht behandlungsbedürftig. Aufgrund von EKG-Langzeitmessungen weiß man aber, dass es zu einer Reihe kardialer Störungen kommen kann, vor allem zu asymptomatischen **Bradykardien**, aber auch zu **ventrikulären Herzrhythmusstörungen**, **atrioventrikulären Überleitungsstörungen**, **Schenkelblocks** und **Myokardischämien**. Über schwere kardiale Nebenwirkungen wie Myokardinfarkt und plötzlicher Herztod sowie leichtere Formen von Herzinsuffizienz ist nur ganz vereinzelt berichtet worden. Interessanterweise sind die Herzrhythmusstörungen beim einzelnen Patienten nicht immer reproduzierbar, d. h. in späteren Therapiekursen müssen diese Störungen nicht unbedingt erneut auftreten. Die Kardiotoxizität scheint auch nicht zu kumulieren.

Sonstige Nebenwirkungen

Bei fast allen Patienten kommt es unter der Behandlung mit Taxol® zu einem raschen und völligen **Haarausfall**. Nach 5 bis 7 Therapiekursen bzw. 6–8 Wochen nach Beendigung der Behandlung setzt das Haarwachstum allmählich wieder ein.

Häufigkeit und Ausmaß einer **Mukositis** nehmen mit steigenden Dosen zu; im Rahmen einer Hochdosistherapie kann die Mukositis sogar dosislimitierend sein [Rowinsky et al. 1989]. Auch mehrtägige Infusionsschemata scheinen die Entstehung einer Mukositis mit diffusen Ulzerationen von Mund- und Rachenschleimhaut zu begünstigen. Entsprechend schwanken die Inzidenzangaben für Fälle schwerer Mukositis (Grad 3/4) aus verschiedenen Studien mit Taxol®-Dosen bis 250 mg/m^2 zwischen 1,4 und 30 % [Spencer u. Faulds 1994]. Bei Verabreichung hoher Taxol®-Dosen setzte die Mukositis nach 3–7 Tagen ein und bildete sich innerhalb von 5–7 Tagen zurück [Rowinsky et al. 1989]. In der empfohlenen Dosierung bei 3- oder 24-stündiger Infusion stellt die Mukositis in der Regel kein Problem dar.

Taxol® kann zwar bei bis zu 60 % der Patienten **Übelkeit und Erbrechen** auslösen, doch ist die Intensität dieser Nebenwirkungen im Allgemeinen gering. Taxol® hat ferner eine **lokale Reizwirkung**. Bei Infusion in eine periphere Vene kann es entlang des Gefäßes zu Hautrötung, Spannungsgefühl und Schmerzen, Sklerosierung und Hyperpigmentierung kommen.

Klinische Erfahrungen

5.1 Die Suche nach einem geeigneten Applikationsschema

In den zahllosen seit den 1980er-Jahren durchgeführten Phase-I-Studien mit Taxol® wurden die unterschiedlichsten Anwendungsschemata erprobt und eine Reihe von Fragestellungen untersucht:

1. Ist die Dauer der Paclitaxelexposition von entscheidender Bedeutung für den Therapieerfolg bzw. die Toxizität?
2. Ist bei gleicher Expositionsdauer die Wirkstoffkonzentration, d.h. die Dosierung, von Bedeutung?
3. Lässt sich der Therapieerfolg durch eine weitere Steigerung der Dosis unter Zuhilfenahme hämatopoetischer Wachstumsfaktoren, z.B. G-CSF, noch verbessern?
4. In welcher Beziehung stehen Applikationsfrequenz und damit Dosisintensität (z.B. wöchentliche Taxol®-Infusionen) zum Behandlungsergebnis?

Man variierte die Infusionsdauer zunächst zwischen 1 und 24 Stunden, mit Zykluswiederholung alle 3 Wochen. Gelegentlich wurde ein fraktioniertes Schema verwendet, bei dem die Taxol®-Dosis auf 3 oder 5 aufeinander folgende Tage verteilt wurde. In den letzten Jahren wurden auch längere Infusionen über 72–120 Stunden oder wöchentliche Kurzzeitinfusionen geprüft. Derzeit gilt die 3-stündige Infusion mit einem Zyklusintervall von 3 Wochen als Standardtherapie.

3- vs. 24-h-Infusion

In einer randomisierten Studie des kanadischen National Cancer Institute in Zusammenarbeit mit europäischen Zentren wurden die beiden ersten der oben aufgeführten Fragen anhand eines Prüfplans mit 2 × 2 Faktoren – 135 vs. 175 mg/m² und Infusionsdauer 3 vs. 24 Stunden – an ca. 400 Patientinnen mit platinvorbehandeltem Ovarialkarzinom untersucht. Die Behandlung wurde alle 3 Wochen wiederholt [Eisenhauer et al. 1994]. Folgende Ergebnisse wurden dabei erzielt:

- Der Vergleich von 24- und 3-stündiger Taxol®-Infusion ergab keine nennenswerten Unterschiede bezüglich Ansprechrate (19% vs. 16%), progressionsfreiem Intervall und Überleben.
- Bei 24-stündiger Infusion war die Inzidenz schwerer Granulozytopenien (Grad 4) deutlich höher als bei 3-stündiger Infusion (71% vs. 18%, $p < 0,0001$).
- Im Vergleich der Dosierungen zeigte sich in der 175-mg/m^2-Gruppe eine tendenziell höhere Ansprechrate (20% vs. 15%) und ein längeres progressionsfreies Intervall (19 vs. 14 Wochen, $p = 0,06$), jedoch kein signifikanter Unterschied im Gesamtüberleben. Neurosensorische Symptome waren in der 175-mg/m^2-Gruppe häufiger zu verzeichnen als in der 135-mg/m^2-Gruppe (52% vs. 36%).
- Überempfindlichkeitsreaktionen traten in allen Gruppen selten auf (bei 1,3% der Patientinnen).

❗ Die Autoren schließen daraus, dass die 3-Stunden-Infusion bei entsprechender Prämedikation ein sicheres Applikationsschema mit relativ geringem myelosuppressivem Potenzial ist, das auch bezüglich seiner Antitumoraktivität der 24-Stunden-Infusion ebenbürtig ist. Was die Dosierung anbelangt, scheinen 175 mg/m^2 beim rezidivierten Ovarialkarzinom wirksamer zu sein als 135 mg/m^2. Die Ergebnisse favorisieren somit bei dieser Indikation die Anwendung der höheren Dosis als 3-stündige Infusion.

1-h-Infusion

Verschiedene Arbeitsgruppen untersuchten, ob eine weitere Verkürzung der Infusionsdauer auf 1 Stunde möglich ist. Dies würde die ambulante Verabreichung und auch die Kombination mit anderen Zytostatika erheblich vereinfachen und zudem Kosten sparen.

In einer randomisierten Phase-I/II-Studie an 56 Patienten mit verschiedenen vorbehandelten Tumorerkrankungen wurde eine 1-stündige Infusion von 135 mg/m^2 mit einem fraktionierten Schema verglichen, bei dem die gleiche Dosis auf 3 Tage verteilt – jeweils als 1-stündige Infusion – verabreicht wurde [Greco u. Hainsworth 1995]. Beide Schemata erwiesen sich in Verbindung mit der Standard-Prämedikation als sicher, ohne wesentliche Unterschiede in der Toxizität. Schwere allergische Symptome traten nicht auf, Leukozytopenien Grad 3 und 4 lediglich bei 19% bzw. 2% der Patienten. Das Zyklusintervall von 21 Tagen wurde infolge der kurzen Dauer der Neutropenie gut toleriert. Mit Ausnahme der üblichen Alopezie waren auch schwere nichthämatologische Nebenwirkungen selten. Die therapeutische Aktivität der beiden

Regime erschien ähnlich, wenngleich eine abschließende Bewertung noch nicht möglich war. 1-stündige Infusionen von Taxol® ließen sich auch problemlos mit anderen Zytostatika kombinieren [Greco u. Hainsworth 1996a].

In einer weiteren Phase-I-Studie wurde Taxol® in steigenden Dosen als 1-stündige Infusion in wöchentlichen Abständen verabreicht [Klaassen et al. 1996]. Die Neutropenie war bei 100 mg/m² pro Woche dosislimitierend. Wöchentliche Dosen von 90 mg/m² wurden indes trotz der massiven Vorbehandlung der Patienten gut toleriert. Allergische Symptome selbst leichterer Art wurden nicht beobachtet. Im randomisierten Vergleich von 1- und 3-stündiger wöchentlicher Infusion von 100 mg/m² Taxol® ergaben sich bezüglich Leuko- und Neutropenie keine signifikanten Unterschiede, mit der 1-stündigen Infusion war die hämatologische Toxizität allerdings tendenziell geringer [Mross et al. 2002]. In einer anschließenden größeren randomisierten Studie mit 92 auswertbaren Patienten nahm im Laufe von 12 wöchentlichen Infusionen von 100 mg/m² Taxol® über 1 vs. 3 Stunden die Häufigkeit einer peripheren Neuropathie in beiden Patientengruppen zu; die 1-stündige Infusion war aber nicht mit einer höheren Neurotoxizität verbunden als die 3-stündige Infusion [Mielke et al. 2003]. Eine weitgehende pharmakologische Äquivalenz von 1- und 3-stündiger Infusion zeigte Taxol® (175–200 mg/m²) auch in Kombination mit Carboplatin (AUC 6–7) bei der Behandlung des Ovarialkarzinoms [Boddy et al. 2001].

! Taxol® lässt sich offenbar auch als 1-stündige Infusion sicher anwenden und mit anderen Zytostatika kombinieren. Im Vergleich zur 24-Stunden-Infusion sind kurze Infusionen offenbar wesentlich weniger myelotoxisch, ohne dass das Risiko von Überempfindlichkeitsreaktionen oder neurologischen Nebenwirkungen steigt.

Mehrtägige kontinuierliche Infusion

In einer Phase-I- und einer anschließenden Phase-II-Studie wurde Taxol® bei insgesamt 48 Patientinnen mit anthrazyklinrefraktärem metastasierten Mammakarzinom über 96 Stunden infundiert, mit Therapiewiederholung alle 3 Wochen [Wilson et al. 1994]. Granulozytopenie und Mukositis waren schon bei 160 mg/m² dosislimitierend. Für die Phase-II-Studie wurde deshalb eine Dosierung von 140 mg/m² gewählt. Im Falle von Lebermetastasen wurde die Dosis auf 105 mg/m² reduziert. Schwere allergische Reaktionen und symptomatische Herzrhythmusstörungen traten nicht auf, periphere Neuropathien waren selten und leichter Art. In getrennten Patientengruppen wurde der Einfluss einer routinemäßigen Verabreichung von G-CSF untersucht. Die Häufigkeit von Grad-4-Granulozytopenien wurde durch den hämatopoetischen Wachstumsfaktor von 44 % auf 22 % der Zyklen reduziert, während die Häufigkeit febriler Granulozytopenien nicht beeinflusst wurde (9 % vs. 6 %).

Interessanterweise wurde in dieser Studie trotz der ungünstigen Voraussetzungen (Doxorubicin- oder Mitoxantronresistenz) eine hohe Ansprechrate von 48 % erzielt. Dies wirft die Frage auf, ob möglicherweise trotz der relativ niedrigen Dosierung die 96-stündige Infusion aufgrund der protrahierten Wirkstoffexposition mit einer besseren Antitumorwirkung verbunden ist als kürzere Infusionsschemata.

Diese Vermutung wird gestützt durch die Ergebnisse einer Phase-II-Studie, in der 22 Patienten mit diversen refraktären Tumoren zunächst mit 135 mg/m^2 Taxol® als 3-stündige Infusion behandelt und nach Versagen dieser Behandlung auf ein 96-stündiges Infusionsschema mit der gleichen Dosierung umgestellt wurden [Chang et al. 1995]. 4 von 9 Mammakarzinompatientinnen sprachen mit einer partiellen Remission auf das 3-h-Infusionsschema an; von den 5 nicht ansprechenden Patientinnen gelangten anschließend jedoch 3 mit dem 96-h-Schema in eine partielle Remission. Im Toxizitätsvergleich war die 3-h-Infusion mit einer stärkeren Granulozytopenie verbunden, während bei der 96-h-Infusion nichthämatologische Nebenwirkungen wie Mukositis, periphere Neuropathie und Abgeschlagenheit häufiger vorkamen.

> **!** Die Ergebnisse dieser Studien deuten darauf hin, dass bei 4-tägiger kontinuierlicher Infusion Häufigkeit und Schweregrad nichthämatologischer Nebenwirkungen (vor allem Mukositis) ansteigen und deshalb geringere Taxol®-Dosen toleriert werden als bei kürzerer Infusionsdauer. Ob die Langzeitinfusion mit einer höheren Wirksamkeit verbunden ist, muss in randomisierten Studien abgeklärt werden.

Wöchentliche Infusionen

In den letzten Jahren wurden vermehrt auch wöchentliche Applikationsschemata von Taxol® geprüft. Allein auf dem ASCO-Kongress 1997 wurden 5 solcher Monotherapiestudien beim Mamma- und Ovarialkarzinom und eine weitere Studie beim nichtkleinzelligen Bronchialkarzinom vorgestellt. Die Zieldosis lag zwischen 60 und 175 mg/m^2 pro Woche (zumeist 1-stündige Infusion). Dosen von deutlich mehr als 100 mg/m^2 pro Woche ließen sich wegen der einsetzenden neurologischen Toxizität allerdings auch bei unvorbehandelten Patienten nicht realisieren [Sikov et al. 1997], während Dosen von 80 – 100 mg/m^2 pro

Woche ohne Probleme und mit erstaunlich geringer Myelotoxizität verabreicht werden konnten.

❗ Das wöchentliche Applikationsschema gestattet somit deutlich höhere Dosisintensitäten als die 3-wöchentliche Applikation, was sich möglicherweise in besseren Therapieerfolgen niederschlagen könnte. Die Klärung der relativen Wirksamkeit muss jedoch randomisierten Studien vorbehalten bleiben.

Fazit und Ausblick. Die hier nur auszugsweise besprochenen Studienergebnisse verdeutlichen, dass Taxol® auf ganz verschiedene Weise verabreicht werden kann. Am verbreitetsten ist derzeit die 1- oder 3-stündige Infusion alle 3 Wochen oder wöchentlich. Die klinische Forschung ist aber mittlerweile schon einen Schritt weiter gegangen: Aufgrund der signifikanten Monoaktivität, die Taxol® in Phase-II- und -III-Studien bei zahlreichen Tumorerkrankungen gezeigt hat, wurden zahlreiche neue Kombinationsregime mit Taxol® konzipiert und klinisch geprüft. Dabei ergaben sich naturgemäß neue Fragen, etwa nach pharmakokinetischen und pharmakodynamischen Wechselwirkungen, Sequenzeffekten usw. Auf diese Problematik wird an gegebener Stelle bei der Besprechung der wichtigsten indikationsspezifischen Studien näher eingegangen.

5.2   Ovarialkarzinom

STATUS QUO   Das Ovarialkarzinom ist weltweit die sechsthäufigste maligne Tumorerkrankung. Die Inzidenz steigt mit dem Alter an, mit einem Häufigkeitsgipfel nach der Menopause; danach flacht die Inzidenzkurve ab. Das Ovarialkarzinom hat von allen gynäkologischen Krebserkrankungen die schlechteste Prognose; nur etwa 30% aller Patientinnen sind 5 Jahre nach Diagnosestellung noch am Leben. Dies hängt unter anderem damit zusammen, dass bei etwa 70% der Patientinnen die Tumorerkrankung zum Zeitpunkt der Diagnosestellung bereits fortgeschritten ist. Die Überlebenschancen werden neben dem Stadium aber auch entscheidend von der Qualität der medizinischen Versorgung bestimmt. In jedem Falle sollte die Behandlung daher in einem spezialisierten Zentrum nach dem neuesten Stand der medizinischen Wissenschaft durchgeführt werden. Diese Empfehlung muss umso nachdrücklicher ausfallen, als nach einer Umfrage der Organkommission OVAR der Arbeitsgemeinschaft Gynäkologische Onkologie (AGO) im Jahre 2000 in Deutschland nur etwa 60% der Patientinnen eine dem aktuellen Standard entsprechende Operation und Chemotherapie erhielten [du Bois et al. 2001].

Primäre Therapieoption beim Ovarialkarzinom ist die Operation. Dazu ist ein sorgfältiges intraoperatives Staging unumgänglich. Das Ziel besteht darin, sämtliches erkennbares Tumorgewebe zu entfernen. Das ist nur über die Längsschnitt-Laparotomie möglich. In den Frühstadien des Ovarialkarzinoms (FIGO I – II) werden beide Adnexe und Uterus, großes Netz sowie pelvine und paraaortale Lymphknoten entfernt. Spülzytologie und Peritonealbiopsien sind obligat, ggf. wird das gesamte Peritoneum des kleinen Beckens reseziert. Die meisten Patientinnen können von einer adjuvanten Chemotherapie profitieren (z. B. 4 – 6 Zyklen Carboplatin AUC 5).

Bei ca. 70 % der Patientinnen ist die Tumorerkrankung zum Zeitpunkt der Diagnosestellung bereits fortgeschritten (Stadium FIGO III oder IV), d. h. Metastasen haben den Peritonealraum außerhalb des kleinen Beckens, die regionalen Lymphknoten oder entfernte Körpergewebe infiltriert. Auch in diesem Stadium wird noch eine möglichst weitgehende Tumorresektion angestrebt, denn nur dann besteht die Möglichkeit einer Heilung durch die anschließend verabreichte systemische Chemotherapie. Sofern im Stadium IV eine Tumorreduktion auf weniger als 1 cm möglich erscheint, sollte genauso radikal operiert werden wie im Stadium III, d. h. mit Resektion von Omentum minus, befallenen Darmabschnitten und ggf. Blasenteilresektion. Erscheint ein optimales Debulking nicht möglich, ist die Radikalitätsforderung zu relativieren.

Auf die primäre Chemotherapie mit einem Kombinationsregime auf Platinbasis sprechen etwa 60 – 80 % der Patientinnen mit fortgeschrittenem Ovarialkarzinom an. Heute gilt die Kombination Taxol® + Carboplatin infolge der günstigen Wirkungs-Nebenwirkungs-Relation als „State of the Art". In der Mehrzahl der Fälle und fast immer nach suboptimaler Tumorresektion, d. h. bei Tumorresten über 1 – 2 cm Durchmesser, kommt es jedoch in der Folgezeit zu einem Tumorrezidiv, das mit den aktuellen Behandlungsmöglichkeiten nicht mehr heilbar ist. Die Auswahl der weiteren, nunmehr rein palliativ intendierten Chemotherapie und die Lebenserwartung der Patientinnen hängen in dieser Situation weitgehend davon ab, ob der Tumor auf die primäre Platinchemotherapie angesprochen hat bzw. wie dauerhaft die Remission war. Platinsensitive Tumoren sprechen vor allem nach langem rezidivfreien Intervall nochmals recht gut auf das ursprüngliche Chemotherapieregime an (Ansprechrate 40 – 50 %).

Tumoren, die auf die Primärtherapie (oder weitere Therapieversuche) mit einem Platinregime nicht ansprachen oder innerhalb von 6 Monaten rezidivierten – so genannte platinrefraktäre Tumoren – sind deutlich chemoresistenter. In dieser Therapiesituation musste sich Taxol® zunächst bewähren, bevor es schließlich auch in die primäre Chemotherapie integriert wurde.

Tab. **6**   Auswahl von Monotherapie-Studien mit Taxol® beim rezidivierten oder refraktären Ovarialkarzinom

Schema	Zahl auswertb. Patientinnen (Vorbehandlung)[a]	CR n (%)	CR + PR n (%)	Remissionsdauer/ Überleben (Median)	Quelle
175 mg/m^2 (3 h) /3 Wo. × 2–9	20 ($\geq$1 CT)[b]	0	6 (30%)	RD: 2 bis > 6 Mon.	Athanassiou et al. 1994
200–250 mg/m^2 (24 h) /3–4 Wo.	30 ($\leq$1 CT)[c]	1 (3%)	6 (20%)	RD: 2–30 Mon.	Einzig et al. 1992
135 mg/m^2 (3 oder 24 h) /3 Wo.	195 (1–2 CT)	2 (1%)	29 (15%)	PFI: 14 Wo.	Eisenhauer et al. 1994
175 mg/m^2 (3 oder 24 h) /3 Wo.	187 (1–2 CT)	4 (2%)	37 (20%)	PFI: 19 Wo.	
250 mg/m^2 (24 h) /3 Wo.[d]	44 (1–6 CT)	6 (14%)	21 (48%)	–	Kohn et al. 1994
110–250 mg/m^2 (24 h) /3 Wo.	40 ($\geq$1 CT)	1 (2,5%)	12 (30%)	RD: 2–15 Mon.	McGuire et al. 1989
170–300 mg/m^2 (24 h) /3 Wo.[d]	14 ($\leq$2 CT)	1 (7%)	5 (36%)	RD: 11 bis > 30 Wo.	Sarosy et al. 1992
175 mg/m^2 (24 h) /3 Wo.	41 ($\geq$1 CT)	5 (12%)	15 (37%)	–	Thigpen et al. 1990
135 mg/m^2 (24 h) /3 Wo.[d]	652 ($\geq$3 CT)	23 (4%)	141 (22%)	RD: 4,9 Mon.	Trimble et al. 1993
175 mg/m^2 (3 h) /3 Wo	52 ($\geq$1 CT)		20 (38%)	RD: im Mittel 13,8 Mon. (CR) bzw. 8,0 Mon. (PR)	Kühndel et al. 1996

Fortsetzung Seite 41

Tab. 6 *(Fortsetzung)* Auswahl von Monotherapie-Studien mit Taxol® beim rezidivierten oder refraktären Ovarialkarzinom

Schema	Zahl auswertb. Patientinnen (Vorbehandlung)[a]	CR n (%)	CR + PR n (%)	Remissionsdauer/ Überleben (Median)	Quelle
Studien mit wöchentlicher Verabreichung von Taxol®					
60–100 mg/m² (1 h) /Wo.	45 (1–8 CT)[e]		13 (29%)	RD: 3 Mon. (2–7 Monate)	Abu-Rustum et al. 1997
80 mg/m² (1 h) /Wo.	51 (1–2 CT)[f]	1 (2%)	13 (25%)	RD: 15,1 Mon. PFI: 5,5 Mon. S: 13,3 Mon.	Markman et al. 2002
Vergleichende Studie					
250 mg/m² (24 h) /3 Wo.[d]	21 (CT-Vorbehandlung)[b]	1 (5%)	15 (71%)	–	Kavanagh et al. 1993
versus					
Hydroxyharnstoff 2100 mg/ m², danach 700 mg/m² (24 h) /3 Wo.	15 (CT-Vorbehandlung)[b]	0	0	–	
Randomisierte Studie					
175 mg/m² (24 h) /3 Wo.	131	9 (7%)	36 (27%)	PFS: 4,8 Mon. S: 13,1 Mon.	Omura et al. 2003
versus					
250 mg/m² (24 h) /3 Wo. + G-CSF	134	17 (13%)	49 (36%)	PFS: 5,5 Mon. S: 12,3 Mon.	

[a] Die meisten Patientinnen waren mit Cisplatin vorbehandelt; [b] alle Patientinnen waren Cisplatin- und/oder Carboplatin-resistent oder -refraktär; [c] 1 Patientin hatte zwei CT-Vorbehandlungen; [d] die Patientinnen erhielten alle oder teilweise auch G-CSF; [e] die Vorbehandlung schloss auch Taxol® ein; [f] alle Patientinnen waren platin- und taxanrefraktär. CT Chemotherapie; CR komplette Remission; PFI progressionsfreies Intervall; PFS progressionsfreies Überleben; PR partielle Remission; RD Remissionsdauer; S Überlebenszeit

Monotherapie beim rezidivierten/platinresistenten Ovarialkarzinom

Große Beachtung fand 1987 die Publikation einer Phase-I-Studie mit Taxol®, in der über eine langdauernde Remission bei einer Patientin mit fortgeschrittenem, progredientem und cisplatinrefraktärem Ovarialkarzinom berichtet wurde [Donehower et al. 1987]. Dies war zum damaligen Zeitpunkt bei einer derart ungünstigen prognostischen Konstellation ein ganz unerwarteter Therapieerfolg und veranlasste viele onkologische Zentren, gezielt die Wirksamkeit von Taxol® beim rezidivierten bzw. chemotherapierefraktären Ovarialkarzinom zu untersuchen. Die Ergebnisse einiger dieser Studien sind in Tab. 6 zusammengefasst. Die überwiegende Mehrzahl der Patientinnen, die in diesen Studien behandelt wurden, hatten auf Cisplatin nicht angesprochen oder waren nach Cisplatintherapie rezidiviert.

Diese Studien zeigen, dass Taxol® selbst in der relativ niedrigen Dosierung von 135 mg/m^2 alle 3 Wochen und bei Patientinnen mit mehrfach erfolgloser chemotherapeutischer Vorbehandlung in etwa 20 % der Fälle eine Tumorrückbildung bewirkt.

So gelangten in einer vom National Cancer Institute der USA organisierten multizentrischen Studie von insgesamt 652 Patientinnen, die mit mindestens 3 verschiedenen Chemotherapieregimen vorbehandelt waren, 22 % unter einer Chemotherapie mit 135 mg/m^2 Taxol® in eine Remission [Trimble et al. 1993]. In höherer Dosierung (175 mg/m^2) und/oder bei günstigeren prognostischen Voraussetzungen, z.B. weniger massiver Vorbehandlung und besserem Allgemeinzustand zu Therapiebeginn, wurden vielfach Ansprechraten von weit über 30 % erreicht. In zwei kleineren Studien mit hochdosiertem Taxol® (250 mg/ m^2) sprachen sogar 48 % [Kohn et al. 1994] bzw. 71 % [Kavanagh et al. 1993] der Patientinnen auf eine Zweit- oder Folgechemotherapie mit Taxol® an.

Die Intergroup (SWOG/ECOG) untersuchte bereits Anfang der 1990er-Jahre in einer randomisierten Phase-III-Studie an Patientinnen mit platinvorbehandeltem, Taxol®-naivem Ovarialkarzinom, ob sich das Ergebnis einer Second-line-Therapie mit Taxol® durch eine Steigerung der Dosis verbessern lässt; die Studie wurde allerdings erst kürzlich publiziert [Omura et al. 2003]. Die Patientinnen erhielten entweder 175 mg/m^2 ohne G-CSF oder 250 mg/m^2 mit G-CSF (5 oder 10 µg/kg/ Tag); ein dritter Arm mit 135 mg/m^2 Taxol® wurde wegen Rekrutierungsproblemen frühzeitig geschlossen, weil im Laufe der Studie zunehmend mehr Patientinnen Taxol® bereits als primäre Chemotherapie erhielten. Taxol® wurde als 24-h-Infusion verabreicht. Es zeigte sich, dass die höhere Dosierung eine höhere Remissionsrate induzierte (27 % mit 175 mg/m^2 vs. 36 % mit 250 mg/m^2; p = 0,027), doch progressionsfreies Überleben und Gesamtüberleben wurden nicht signifikant verbessert (Tab. 6). Auch führte eine Verdopplung der G-CSF-Dosis im Arm mit der hohen Taxol®-Dosis nicht zu einer Verringerung von febrilen Neutropenien (19% mit 5 µg/kg/Tag vs. 18% mit 10 µg/kg/Tag).

Salvagetherapie mit wöchentlichen Taxol®-Infusionen

Wie bereits im Abschnitt 4.1 erwähnt, ist eine gut verträgliche Dosisintensivierung offenbar auch durch wöchentliche Infusionen von Taxol® möglich. Innerhalb von 3 Wochen lassen sich damit ohne gravierende Toxizität Gesamtdosen von 240–300 mg/m^2 verabreichen. Am Memorial Sloan-Kettering Cancer Center in New York wurden in einer retrospektiven Analyse die Behandlungsdaten von 45 Patientinnen mit massiv vorbehandeltem Ovarialkarzinom ausgewertet, die als Salvagetherapie wöchentliche Dosen von 60–100 mg/m^2 Taxol® als 1-Stunden-Infusion erhielten [Abu-Rustum et al. 1997]. Zuvor hatten diese Patientinnen median 4 (1–8) Chemotherapieregime, u.a. auch Taxol® erhalten. 29% der Patientinnen gelangten nach einem therapiefreien Intervall von median 8 (1–32) Monaten mit dem wöchentlichen Applikationsschema in eine Remission, die median 3 (2–7) Monate andauerte. Ein Zusammenhang zwischen der Zahl der chemotherapeutischen Vorbehandlungen oder dem therapiefreien Intervall und der Ansprechrate war nicht erkennbar. Die Patientinnen erhielten zwischen 3 und 37 Therapiezyklen (median 9 Zyklen), wobei eine stationäre Aufnahme nur in einem Fall wegen einer febrilen Neutropenie und in vier Fällen wegen einer Dehydratation im Gefolge von Erbrechen und Diarrhö erforderlich war.

Eine neuere Studie lieferte für die Salvagetherapie mit wöchentlich 80 mg/m^2 Taxol® als 1-stündige Infusion ähnlich positive Resultate [Markman et al. 2002]. An dieser multizentrischen Studie nahmen 53 Patientinnen teil, die auf eine vorausgegangene primäre Chemotherapie oder eine anschließende Second-line-Therapie mit einem Platinderivat (Carboplatin oder Cisplatin) und einem Taxan nicht oder nur kurzfristig (< 3 Monate) angesprochen hatten. Von 51 auswertbaren Patientinnen gelangten 13 (25%) in eine Remission, darunter auch eine Komplettremission, die median 15,1 Monate anhielt. Entsprechend wurde im gesamten Patientenkollektiv auch eine lange mediane Überlebenszeit von 13,3 Monaten erreicht. Nur bei 5 Patientinnen musste die Therapie wegen Nebenwirkungen vorzeitig abgebrochen werden. Diese Daten unterstreichen die hohe Aktivität und außergewöhnlich gute Verträglichkeit des wöchentlichen Taxol®-Schemas, was diese Behandlungsform für die palliative Indikation besonders geeignet erscheinen lässt.

Tab. 7   Aktivität neuerer Zytostatika in der Zweitchemotherapie des platinvor-
behandelten Ovarialkarzinoms [nach Ozols 1997]

Zytostatikum	Ansprechrate	Quelle*
Taxol® (175 mg/m² als 3- oder 24-h-Infusion alle 3 Wochen)	26 % (78/300)	Thigpen et al. 1990; Athanassiou et al. 1994; Eisenhauer et al. 1994; Kühndel et al. 1996
Topotecan	25,8 % (15,2 %**)	ten Bokkel Huinink et al. 1997
Gemcitabin	19 %	Lund et al. 1994
Vinorelbin	20 %	Bajetta et al. 1996
Docetaxel	23,5 %	Piccart et al. 1995
Doxorubicin (liposomal verkapselt)	26 %	Muggia et al. 1997
Etoposid (oral)	27 % bei platinresistenten Tumoren 35 % bei platinsensitiven Tumoren	Rose et al. 1996

*   Diese Literaturangaben wurden (mit Ausnahme der Angaben zu Taxol®) nicht in
     den Literaturanhang aufgenommen, sie sind der Arbeit von Ozols, 1997, zu ent-
     nehmen.
** Die Ansprechrate wurde nach Revision der klinischen Befunde durch ein unabhän-
     giges Radiologenteam nach unten korrigiert [Gwyther et al., Ann Oncol 8 (1997):
     463 – 468].

❗ Nach den bisherigen Erfahrungen gehört Taxol® zweifellos zu den
wirksamsten Zytostatika bei der Behandlung des rezidivierten und
platinresistenten bzw. -refraktären Ovarialkarzinoms. Auch nach
Vorbehandlung mit einer Taxol®-haltigen Kombination kann eine er-
neute Taxol®-Therapie Remissionen induzieren und palliativ wirksam sein.

Tab. 7 zeigt zum Vergleich die Ansprechraten anderer neuer Substanzen
beim platinvorhandelten Ovarialkarzinom.

Taxol®-Kombinationen in der Primärtherapie des fortgeschrittenen Ovarialkarzinoms

Randomisierte Vergleichsstudien Cisplatin/Taxol® vs. Cisplatin/Cyclophosphamid

Die vielverheißenden Ergebnisse, die mit Taxol® beim platinresistenten Ovarialkarzinom erzielt wurden, veranlasste schon 1989 die Gynecologic Oncology Group (GOG) in den Vereinigten Staaten, das Kombinationsregime Cisplatin (75 mg/m²) + Taxol® (135 mg/m² als 24-h-Infusion) im Rahmen der primären Chemotherapie des *suboptimal resezierten Ovarialkarzinoms* (Resttumor > 1 cm) des Stadiums III und IV einzusetzen. Es wurde in der randomisierten Studie **GOG-111** mit dem damaligen Standardregime Cisplatin (75 mg/m²) + Cyclophosphamid (750 mg/m²) verglichen [McGuire et al. 1996a] (siehe Tab. **8**, S. 47). Die Patientinnen erhielten jeweils 6 Therapiezyklen, danach wurde der Therapieerfolg bei klinischer Vollremission mittels Second-look-Laparotomie objektiviert.

Diese Studie erwies sich als weiterer wichtiger Meilenstein in der klinischen Entwicklung von Taxol®. Zeigten die Ergebnisse doch nicht nur eine signifikant höhere Gesamtansprechrate mit der Kombination Cisplatin/Taxol® (73% vs. 60%), sondern – was noch wichtiger war – auch eine deutliche Verlängerung der medianen Überlebenszeit um mehr als 1 Jahr von 24 auf 38 Monate (Abb. **10**).

Inzwischen wurden bereits die Schätzwerte für die 5-Jahres-Überlebensrate publiziert, die selbst nach diesem langen Zeitraum einen signifikanten Vorteil zugunsten der Behandlung mit Cisplatin/Taxol® auswiesen (27% vs. 16%, p = 0,016) [McGuire et al. 1999]. Die Berechnungen ergaben, dass bei Berücksichtigung aller relevanter Einflussfaktoren (Stadium, Performance-Status, messbare Resttumorgröße, Histologie) das Mortalitätsrisiko nach Behandlung mit dem Taxol®-Regime um 30% geringer war als nach Behandlung mit dem Cyclophosphamid-Regime.

Die Ergebnisse der Intergroup-Studie **OV-10**, einer großen randomisierten Studie, die an kanadischen und europäischen Zentren durchgeführt wurde, erhärteten sehr eindrucksvoll die Befunde der GOG-111-Studie [Piccart et al. 2000] (Tab. **8**). Auch in dieser Studie wurde Cisplatin/Taxol® mit Cisplatin/Cyclophosphamid verglichen, doch gab es einige Unterschiede zu GOG-111. So bestand das Patientenkollektiv von OV-10 zu gut einem Drittel aus Patientinnen, deren Tumoren optimal reseziert waren (Resttumor ≤ 1 cm), die also mit Chemotherapie eine größere Heilungschance aufwiesen. Ferner wurde Taxol® in einer höheren Dosierung von 175 – 200 anstatt 135 mg/m² eingesetzt und über 3 Stun-

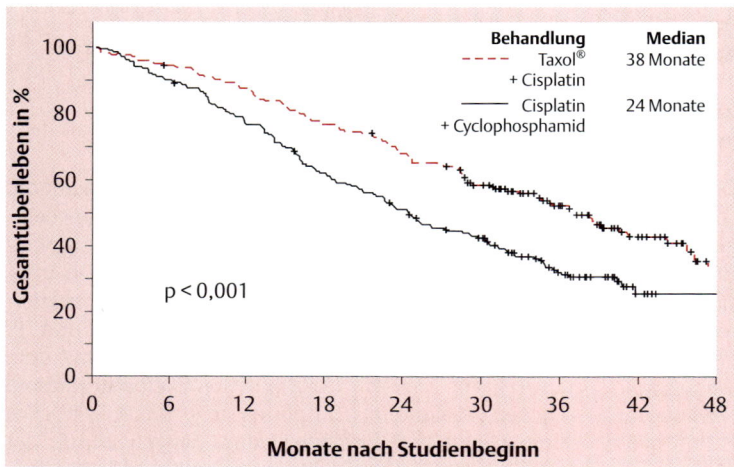

Abb. **10**   Überlebenswahrscheinlichkeit von Patientinnen mit primär fortgeschrittenem, suboptimal reseziertem Ovarialkarzinom nach Behandlung mit Taxol®/Cisplatin bzw. Cyclophosphamid/Cisplatin in der randomisierten Phase-III-Studie GOG-111. Der Unterschied in der medianen Überlebenszeit war zugunsten der Taxol®-Kombination signifikant (p < 0,001) [nach McGuire et al. 1996 a].

den infundiert. Statt 6 waren 9 – 10 Therapiezyklen vorgesehen (verabreicht wurden median 6 Zyklen). Taxol® stand zudem als Salvagetherapie allen Therapieversagern des Cisplatin/Cyclophosphamid-Arms zur Verfügung und wurde in 48 % der Fälle auch eingesetzt (in der GOG-111-Studie erhielten nur 34 % der Patientinnen eine Salvagetherapie mit Taxol®).

❗ In der Studie OV-10 bestätigte sich die Überlegenheit von Cisplatin/ Taxol® gegenüber Cisplatin/Cyclophosphamid, was sich in einer signifikant höheren Gesamtansprechrate (59 % vs. 45 %; p = 0,01) und kompletten Remissionsrate (41 % vs. 27 %; p = 0,01), einem signifikant längeren progressionsfreien Überleben (15,5 vs. 11,5 Monate; p = 0,0005) und einer signifikant längeren medianen Gesamtüberlebenszeit (36 vs. 26 Monate; p = 0,0016) niederschlug.

Unter Berücksichtigung bekannter Risikofaktoren senkte das Taxol®-Regime in OV-10 das Mortalitätsrisiko der Patientinnen um 27 % und das Progressionsrisiko um 26 % gegenüber dem Cyclophosphamid-

Tab. 8 Randomisierte Studien mit Taxol® in der Primärtherapie des fortgeschrittenen Ovarialkarzinoms

Schema (i. v.)	Patientinnenzahl (Stadium)	CR + PR [CR]	Progressionsfreies Intervall (Median)	Überlebenszeit (Median)	Studie/Quelle
Taxol® 135 mg/m² (24 h) Cisplatin 75 mg/m² /3 Wo. × 6	386 (St. III oder IV, suboptimal reseziert [>1 cm])	73 % [51 %]	18 Monate	38 Monate 5-J: 27 %*	**GOG-111** McGuire et al. 1996a, 1999 + Präsentation ASCO 1997
versus					
Cyclophosphamid 750 mg/m² Cisplatin 75 mg/m² /3 Wo. × 6		60 % [31 %]	13 Monate	24 Monate 5-J: 16 %*	
Signifikant längeres progressionsfreies Intervall und Gesamtüberleben mit der Taxol®-Kombination.					
Taxol® 175 – 200 mg/m² (3 h) Cisplatin 75 mg/m² /3 Wo. × 6 (Median)	680 (St. III oder IV, 64 % suboptimal und 36 % optimal reseziert)	59 % [41 %]	PFS: 15,5 Monate	36 Monate	**OV-10** Piccart et al. 2000
versus					
Cyclophosphamid 750 mg/m² Cisplatin 75 mg/m² /3 Wo. × 6 (Median)		45 % [27 %]	PFS: 11,5 Monate	26 Monate	
Bestätigung der GOG-111-Studie: Signifikant längeres progressionsfreies und Gesamtüberleben mit der Taxol®-Kombination. Überlegenheit nach suboptimaler ebenso wie nach optimaler Tumorresektion.					

Fortsetzung Seite 48

Tab. **8** *(Fortsetzung)* Randomisierte Studien mit Taxol® in der Primärtherapie des fortgeschrittenen Ovarialkarzinoms

Schema (i. v.)	Patientinnenzahl (Stadium)	CR + PR [CR]	Progressionsfreies Intervall (Median)	Überlebenszeit (Median)	Studie/Quelle
Taxol® 185 mg/m² (3 h) Cisplatin 75 mg/m² /3 Wo. × 6	insgesamt 783 (St. IIb –IV, 56 % Resttumor ≤1, 44 % > 1 cm)	klin. 81 % path. 77 %	PFS: 19,1 Mon.	44,1 Mon.	**OVAR-3 (AGO)** du Bois et al. 2003
versus					
Taxol® 185 mg/m² (3 h) Carboplatin AUC 6 (1 h) /3 Wo. × 6		klin. 68 % path. 78 %	PFS: 17,2 Mon.	43,3 Mon.	

Gleiche Wirksamkeit von Taxol® in Kombination mit Carboplatin oder Cisplatin. Das Cisplatin-Regime war mit einer stärkeren Neurotoxizität verbunden und führte zu einer schlechteren Lebensqualität.

Schema (i. v.)	Patientinnenzahl (Stadium)	CR + PR [CR]	Progressionsfreies Intervall (Median)	Überlebenszeit (Median)	Studie/Quelle
Taxol® 135 mg/m² (24 h) Cisplatin 75 mg/m² /3 Wo. × 6	insgesamt 798 (St. III mit Resttumor ≤1 cm)	*tumorfrei bei SLO:* 45 % (76/168)	21,7 Mon.	zu früh	**GOG-158** Ozols et al. 1999
versus					
Taxol® 175 mg/m² (3 h) Carboplatin AUC 7,5 /3 Wo. × 6		52 % (84/163)	22,0 Mon.	zu früh	

Gleiche Wirksamkeit beider Therapieregime beim optimal resezierten Ovarialkarzinom. Die Carboplatin-Kombination ist einfacher verabreichbar und besser verträglich.

Fortsetzung Seite 49

Tab. **8** (*Fortsetzung*) Randomisierte Studien mit Taxol® in der Primärtherapie des fortgeschrittenen Ovarialkarzinoms

Schema (i.v.)	Patientinnenzahl (Stadium)	CR + PR [CR]	Progressionsfreies Intervall (Median)	Überlebenszeit (Median)	Studie/Quelle
Taxol® 175 mg/m² (3 h) Cisplatin 75 mg/m² /3 Wo. × 6	208 (St. IIb – IV, suboptimal oder optimal reseziert)	62 % [35 %]	16 Mon.	30 Mon.	**DK/NL** Neijt et al. 2000
versus					
Taxol® 175 mg/m² (3 h) Carboplatin AUC 5 /3 Wo. × 6		66 % [40 %]	16 Mon.	32 Mon.	

Auch in dieser Studie führten beide Taxol®/Platin-Kombinationen zu ähnlichen Ergebnissen wie in den früheren Studien. Das Cisplatin-Regime war toxischer (vor allem neurotoxischer).

Schema (i.v.)	Patientinnenzahl (Stadium)	CR + PR [CR]	Progressionsfreies Intervall (Median)	Überlebenszeit (Median)	Studie/Quelle
Cisplatin 100 mg/m²/3 Wo.	614 (St. IV, oder suboptimal reseziertes Stadium III [21 %])	67 % [42 %]	PFS: 16,4 Mon.	30,2 Mon.	**GOG-132** Muggia et al. 2000
versus (mit Crossover)					
Taxol® 200 mg/m² (24 h) /3 Wo.		46 %	PFS: 10,8 Mon.	25,9 Mon.	
versus					
Taxol® 135 mg/m² (24 h) Cisplatin 75 mg/m² /3 Wo.		67 % [43 %]	PFS: 14,1 Mon.	26,3 Mon.	

Infolge des Crossover-Designs in den Monotherapie-Armen sind die Ergebnisse dieser Studie schwer zu interpretieren; möglicherweise führt die sequenzielle Gabe von Cisplatin und Taxol® zu ähnlichen Ergebnissen wie die primäre Kombinationschemotherapie.

Fortsetzung Seite 50

Tab. 8 (*Fortsetzung*) Randomisierte Studien mit Taxol® in der Primärtherapie des fortgeschrittenen Ovarialkarzinoms

Schema (i.v.)	Patientinnenzahl (Stadium)	CR + PR [CR]	Progressionsfreies Intervall (Median)	Überlebenszeit (Median)	Studie/Quelle
Carboplatin AUC ≥ 5–6 oder Cyclophosphamid 500 mg/m^2 Doxorubicin 50 mg/m^2 Cisplatin 50 mg/m^1 /3 Wo. × 6	2074 (Stadium I–IV; 46% mit Tumorrest ≥2 cm)	k.A.	PFS: 16,1 Mon.	35,4 Monate	**ICON 3** The ICON Group 2002
versus					
Carboplatin AUC ≥ 5–6 Taxol® 175 mg/m^2 (3 h) /3 Wo. × 6		k.A.	PFS: 17,3 Mon.	36,1 Monate	

Zwischen den beiden Kontrollarmen und der Kombinationstherapie mit Carboplatin/Taxol® gab es keine signifikanten Wirkungsunterschiede. Infolge des komplexen Designs lassen sich jedoch aus den Ergebnissen dieser Studie keine Therapieempfehlungen ableiten.

* Schätzwerte; Differenz signifikant mit p = 0,016.

1-J-S 1-Jahres-Überlebensrate
2-J-S 2-Jahres-Überlebensrate
CR komplette Remission
k.A. keine Angabe
PFS progressionsfreies Überleben
PR partielle Remission
SLO Second-look-Operation

Regime. Nach den vorliegenden Daten profitierten Patientinnen mit optimal und suboptimal resezierten Tumoren offenbar gleichermaßen von der Taxol®-Behandlung – eine äußerst wichtige Erkenntnis, denn die vergleichsweise günstige Prognose nach optimaler Zytoreduktion sollte durch den Einsatz einer anderen Therapieoption auf keinen Fall gefährdet werden.

Sowohl Cisplatin als auch Taxol® besitzen ein neurotoxisches Potenzial, so dass bei kombinierter Anwendung beider Substanzen vermehrt neurologische Symptome zu erwarten sind. Dies machte sich vor allem in der OV-10-Studie bemerkbar, da dort Taxol® in höherer Dosierung und als 3-stündige Infusion verabreicht wurde. In dieser Studie war die Inzidenz ausgeprägter neurosensorischer (19,6 % vs. 1 %) und neuromotorischer Nebenwirkungen (5 % vs. 0,6 %) – zumeist des Schweregrades 3 nach NCI-Kriterien – in der Cisplatin/Taxol®-Gruppe deutlich höher als in der Cisplatin/Cyclophosphamid-Gruppe.

Randomisierte Vergleichsstudien Cisplatin/Taxol® vs. Carboplatin/Taxol®

Das neuere Platinderivat Carboplatin besitzt ein günstigeres Nebenwirkungsprofil als Cisplatin, hat aber bei vielen Tumoren eine gleich gute antineoplastische Wirkung. Es wurde deshalb frühzeitig darüber nachgedacht, ob die Kombination von Taxol® und Carboplatin nicht auch in der Primärtherapie des fortgeschrittenen Ovarialkarzinoms Vorteile gegenüber dem Taxol®/Cisplatin-Regime bieten könnte, insbesondere eine bessere Verträglichkeit ohne Einbußen in der Überlebenszeit. Zur Klärung dieser Frage wurden drei große randomisierte Studien durchgeführt, von denen zwei schon so weit fortgeschritten sind, dass sich das progressionsfreie Intervall und das Gesamtüberleben beurteilen ließen.

Bis Anfang 1998 wurden in die Phase-III-Studie **OVAR-3** der deutschen Arbeitsgemeinschaft Gynäkologische Onkologie **(AGO)** [du Bois et al. 2003] 798 Patientinnen der Stadien IIb bis IV mit optimal oder suboptimal reseziertem Primärtumor aufgenommen; die radikale Debulking-Operation lag bei Studieneinschluss nicht mehr als 6 Wochen zurück. Nach Ausschluss von 15 Patientinnen, die die Einschlusskriterien nicht vollständig erfüllten, verblieb ein Kollektiv von 783 Patientinnen. 439 (56 %) von ihnen hatten einen Resttumor von ≤ 1 cm und ein FIGO-Stadium IIb, IIc oder III (Stratum 1), die übrigen 344 (44 %) einen Resttumor > 1 cm oder ein FIGO-Stadium IV (Stratum 2). Carboplatin wurde in dieser Studie nach pharmakokinetischen Gesichtspunkten individuell dosiert (Ziel-AUC = $6\,mg \times ml^{-1} \times min$; AUC steht für die Fläche unter der Plasmakonzentrations-Zeit-Kurve). Die Taxol®-Dosis betrug 185 mg/m^2 als 3-stündige Infusion. Insgesamt wurden in beiden Studienarmen 6 Zyklen der Chemotherapie verabreicht. Im Vergleichsarm wurde die gleiche Taxol®-Dosis mit 75 mg/m^2 Cisplatin kombiniert.

Die Endauswertung ergab für Taxol®/Cisplatin lediglich eine höhere klinische Gesamtremissionsrate (81,4% vs. 67,7% mit Taxol®/Carboplatin). Dagegen gab es zwischen den beiden Studienarmen keine signifikanten Unterschiede in der durch Second-look-Operation verifizierten pathologischen Remissionsrate (76,6% vs. 78,4%) und vor allem auch nicht beim medianen progressionsfreien Überleben (19,1 vs. 17,2 Monate) und Gesamtüberleben (44,1 vs. 43,3 Monate) (Tab. **8**). Die Wirkungsäquivalenz beider Chemotherapieregime galt für optimal und suboptimal resezierte Patientinnen gleichermaßen (medianes progressionsfreies Überleben 24,2 Monate mit Taxol®/Cisplatin vs. 26,0 Monate mit Taxol®/Carboplatin in Stratum 1 und 14,3 vs. 13,4 Monate in Stratum 2; medianes Gesamtüberleben 55,4 vs. 59,4 Monate in Stratum 1 und 30,7 vs. 31,4 Monate in Stratum 2). Mit dem Carboplatinregime wurde vergleichsweise häufiger eine Myelosuppression Grad 3/4 beobachtet (vor allem Neutropenie), während die Behandlung mit dem Cisplatinregime häufiger mit Übelkeit/Erbrechen und einer stärkeren Oto-, Nephro- und Neurotoxizität sowie einer signifikant schlechteren Lebensqualität der Patientinnen verbunden war.

Diesen Ergebnissen zufolge sind die Kombinationen Cisplatin/Taxol® und Carboplatin/Taxol® gleich wirksam. Die mit der Carboplatin-Kombination behandelten Patientinnen profitieren aber von der geringeren nichthämatologischen Toxizität und fühlen sich insgesamt besser.

In der randomisierten Phase-III-Studie **GOG-158** der Gynecologic Oncology Group wurde ebenfalls Cisplatin/Taxol® mit Carboplatin/Taxol® verglichen. Beide Schemata waren gegenüber der AGO-Studie leicht verändert (Tab. **8**). Außerdem wurden nur Patientinnen mit optimal reseziertem Ovarialkarzinom des FIGO-Stadiums III aufgenommen. Neben der Wirksamkeit der beiden Chemotherapieregime wurde an einem Teilkollektiv dieser Studie auch untersucht, ob eine im Anschluss an die Chemotherapie durchgeführte Second-look-Laparotomie Vorteile im Hinblick auf das rezidivfreie Intervall bietet.

798 Patientinnen waren auswertbar. Beim Zweiteingriff waren in der Cisplatin/Taxol®-Gruppe 45% der laparotomierten Patientinnen tumorfrei, in der Carboplatin/Taxol®-Gruppe 52%. Einen Einfluss auf das rezidivfreie Intervall hatte die Second-look-Operation nicht. Die zweite wichtige Aussage der Studie war, dass auch in den beiden Chemotherapie-Armen das rezidivfreie Intervall praktisch identisch war (21,7 Monate mit Cisplatin/Taxol® und 22,0 Monate mit Carboplatin/Taxol®), der Ersatz von Cisplatin durch Carboplatin somit auch bei Patientinnen mit optimal reseziertem Ovarialkarzinom nicht zu einer Wirkungs-

einbuße führt. Für eine Auswertung des Gesamtüberlebens war es zum ASCO 1999 noch zu früh, da lediglich 137 Patientinnen verstorben waren.

Auch in dieser Studie war das Cisplatin-Regime deutlich toxischer als das Carboplatin-Regime. Das galt insbesondere für schwere Leukozytopenien (Grad 4: 12% vs. 6%), gastrointestinale Nebenwirkungen (Grad 3/4: 23% vs. 10%), Fieber (Grad 1–4: 29% vs. 16%) und metabolische Nebenwirkungen (Grad 4: 27% vs. 14%). Lediglich Thrombozytopenien (Grad 3/4: 5% vs. 39%) und leichte bis moderate Schmerzen (Grad 1/2: 15% vs. 26%) kamen in der Carboplatin-Gruppe häufiger vor.

Bei der dritten Vergleichsstudie Cisplatin/Taxol® versus Carboplatin/Taxol® handelte es sich um ein **dänisch-niederländisches** Gemeinschaftsprojekt [Neijt et al. 2000]. Taxol® wurde in der gleichen Dosierung eingesetzt wie im Carboplatin-Arm der Studie GOG-158 (175 mg/m^2, 3-h-Infusion), die Dosierung von Carboplatin war mit AUC = 5 aber um ein Drittel niedriger. Rekrutiert wurden wie in der AGO-Studie Patientinnen mit optimal oder suboptimal resezierten Tumoren. Das Therapieergebnis war in beiden Therapiearmen vergleichbar (Tab. 8). Gesamtansprechrate, progressionsfreies Intervall und Gesamtüberleben waren nahezu identisch. Die Kombination Taxol®/Carboplatin bot aber auch in dieser Studie Vorteile, da sie ambulant verabreicht werden konnte und neurotoxische Wirkungen später und in geringerer Intensität auftraten als mit der Cisplatin-Kombination.

! Nach den bisher vorliegenden Ergebnissen kann man davon ausgehen, dass Carboplatin und Cisplatin in Kombination mit Taxol® die gleiche Wirksamkeit besitzen. Diese Wirkungsäquivalenz von Carboplatin/Taxol® und Cisplatin/Taxol® gilt offenbar gleichermaßen für suboptimal wie für optimal resezierte Ovarialkarzinome. Bei gleicher Wirksamkeit bieten Taxol®/Carboplatin-Regime jedoch beachtliche Vorteile: Sie sind einfacher handhabbar (Carboplatin verlangt im Gegensatz zu Cisplatin kein aufwändiges Hydratationsregime), und sie sind besser verträglich. So kommt es, dass die Patientinnen im Vergleich mit Cisplatin-Regimen an Lebensqualität gewinnen. In der klinischen Praxis wird daher inzwischen den Taxol®/Carboplatin-Kombinationen beim primär fortgeschrittenen Ovarialkarzinom allgemein der Vorzug gegeben (Meerpohl u. du Bois, 1998).

Abb. 11 veranschaulicht noch einmal in übersichtlicher Form die schrittweise, durch großangelegte Phase-III-Studien abgesicherte Verbesserung der primären Chemotherapie des fortgeschrittenen Ovarialkarzinoms.

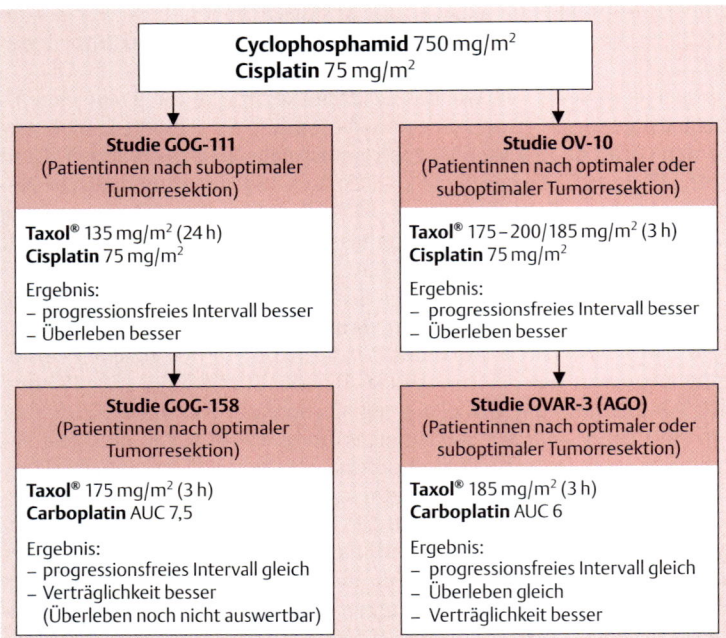

Abb. 11 Schematische Darstellung der schrittweisen Optimierung der primären Chemotherapie des fortgeschrittenen Ovarialkarzinoms. Während die Studien OV-10 und GOG-111 zunächst die Überlegenheit von Taxol®/Cisplatin gegenüber Cyclophosphamid/Cisplatin nachwiesen, zeigten die darauffolgenden Studien OVAR-3 und GOG-158, dass Taxol®/Carboplatin die gleiche Wirksamkeit besitzt wie Taxol®/Cisplatin, aber besser verträglich und leichter anwendbar ist.

Taxol®/Platin versus Platin-Monotherapie

In einer weiteren randomisierten Studie der GOG (**GOG-132**), die drei Therapiearme umfasste, wurde an 614 Ovarialkarzinompatientinnen des Stadiums IV oder des suboptimal resezierten Stadiums III (Resttumor > 1 cm) eine Monotherapie mit 100 mg/m² Cisplatin oder 200 mg/m² Taxol® als 24-stündige Infusion mit dem Kombinationsregime Taxol® (135 mg/m² als 24-h-Infusion) plus Cisplatin (75 mg/m²) verglichen (jeweils 6 Zyklen alle 3 Wochen) [Muggia et al. 2000] (Tab. **8**). Das Studiendesign sah allerdings in den beiden Monotherapiearmen bei unzureichendem Ansprechen oder Tumorprogression ein Crossover auf das jeweils andere Zytostatikum vor, so dass die Ergebnisse, zumindest was das Gesamtüberleben betrifft, nicht die wahre Monoaktivität von Cisplatin und Taxol® bei dieser Indikation widerspiegeln.

Die Gesamtansprechrate im Taxol®-Arm war mit 43 % geringer als im Cisplatin- (67 %) und im Kombinations-Arm (67 %). Gleiches galt für das mediane progressionsfreie Überleben (10,8 Monate bei Therapiebeginn mit Taxol®, 16,4 Monate bei Therapiebeginn mit Cisplatin, 14,1 Monate mit der Kombinationstherapie). Dagegen unterschied sich die mediane Gesamtüberlebensdauer in den drei Therapiearmen nicht grundlegend (Taxol® 25,9 Monate, Cisplatin 30,2 Monate, Taxol® + Cisplatin 26,3 Monate), was Folge des Crossover-Designs sein dürfte.

Ein komplexes und nicht unproblematisches Design besitzt auch die Phase-III-Studie **ICON3** der International Collaborative Ovarian Neoplasm (ICON) Group, an der 2074 unvorbehandelte Patientinnen teilnahmen. Wichtigste Teilnahmebedingung war die Einschätzung des behandelnden Arztes, dass die Patientin eine Chemotherapie benötigte und tolerierte. Entsprechend war das Patientenkollektiv sehr heterogen, alle Stadien von FIGO I bis IV waren vertreten. Die Studie besaß zwei Kontrollarme, entweder Carboplatin alleine (AUC mindestens 5 bei Bestimmung der glomerulären Filtrationsrate [GFR] mit der Radioisotopenmethode oder mittels 24-Stunden-Sammelurin und mindestens 6 bei Berechnung der GFR nach der Cockcroft-Formel) oder die Dreierkombination CAP (Cyclophosphamid + Doxorubicin + Cisplatin). Vergleichsregime war Carboplatin + Taxol®. Die Randomisierung erfolgte getrennt für Carboplatin vs. Carboplatin/Taxol® und CAP vs. Carboplatin/Taxol®, wobei allerdings die Art der Kontrolltherapie für jede Patientin einzeln vom behandelnden Arzt festgelegt wurde. Außerdem erfolgte die Randomisierung nicht zentral, sondern separat an vier Studienstandorten, wobei auch noch das Randomisierungsverhältnis Kontrolle : Carboplatin/Taxol® nicht einheitlich war (2 : 1 in Großbritannien und Italien, 1 : 1 in der Schweiz und Dänemark). In der Kombination Carboplatin/Taxol® wurde Carboplatin in der gleichen Dosierung verabreicht wie in Monotherapie, anschließend wurde 175 mg/m^2 Taxol® über 3 Stunden infundiert. Die Patientinnen erhielten jeweils 6 Zyklen der Chemotherapie alle 3 Wochen. Bei Progression wurde mit einem Chemotherapieregime der Wahl weiterbehandelt.

Es gab zwischen den Gruppen keine signifikanten Unterschiede im medianen progressionsfreien Überleben (16,1 Monate im Kontrollarm vs. 17,3 Monate mit Carboplatin/Taxol®). Das Gleiche galt für das mediane Gesamtüberleben (35,4 vs. 36,1 Monate), wobei allerdings ca. ein Drittel der Patientinnen im Kontrollarm bei Progression mit einem Taxanregime weiterbehandelt wurden. Auch beim paarweisen Vergleich von Carboplatin/Taxol® mit den beiden einzelnen Kontrolltherapien bestanden keine signifikanten Unterschiede. Die hämatologische

Tab. **9** Ergebnisse einer Phase-I-Dosiseskalationsstudie mit der Kombination Taxol®/Carboplatin als primäre Chemotherapie des fortgeschrittenen Ovarialkarzinoms

Schema (i. v.)	Patientinnenzahl (Stadium)	CR + PR [CR]	Progressionsfreies Intervall (Median)	Überlebenszeit (Median)	Quelle
Taxol® 125 – 225 mg/m^2 (3 h) Carboplatin 300 – 600 mg/m^2 /4 Wo. × 6	33 (Stadium III, suboptimal reseziert [> 3 cm] oder Stadium IV)	78 % [53 %]	10 Monate (geschätzt)	zu früh	Huizing et al. 1997

Hohe Aktivität beim suboptimal resezierten Ovarialkarzinom.
Empfohlene Phase-II-Dosierung: Taxol® 200 mg/m^2 + Carboplatin 550 mg/m^2 alle 3 – 4 Wochen.

CR   komplette Remission
PR   partielle Remission

Toxizität der drei Therapien war ähnlich, während sich bei der nichthämatologischen Toxizität spezifische Schwerpunkte abzeichneten (mehr Übelkeit/Erbrechen und Fieber mit CAP, mehr periphere Neuropathien mit Carboplatin/Taxol®, weniger Alopezie mit Carboplatin).

Die Ergebnisse dieser beiden Studien sind angesichts der methodischen Probleme wie z. B. Crossover oder einer nicht definierten Folgetherapie schwierig zu interpretieren. Fest scheint zu stehen, dass Taxol® in Monotherapie weniger wirksam ist als in Kombination mit Cisplatin. Auf ein Platinderivat in der primären Chemotherapie des fortgeschrittenen Ovarialkarzinoms kann daher wohl auch in Zukunft nicht verzichtet werden. Die Ergebnisse lassen allerdings die Möglichkeit zu, dass die sequenzielle Verabreichung von Platin und Taxol® – in dieser Reihenfolge – gleich wirksam ist wie die kombinierte Therapie mit beiden Substanzen. Die Klärung dieser Frage bleibt zukünftigen prospektiven Studien vorbehalten. Beim derzeitigen Erkenntnisstand ist jedenfalls eine Änderung des derzeitigen Therapiestandards mit Taxol®/Carboplatin als First-line-Therapie nicht zu rechtfertigen; darauf haben sich Expertengremien auf nationaler wie internationaler Ebene geeinigt [Pfisterer u. du Bois 2003].

Dosiseskalierte primäre Chemotherapie mit Taxol®/Carboplatin

Von einer hochdosierten Chemotherapie erwartet man sich gerade im Rahmen der Primärtherapie noch weitere Fortschritte im Hinblick auf eine höhere Rate dauerhafter Vollremissionen. Erwähnenswert ist deshalb eine Phase-I-Studie des Niederländischen Krebsinstituts [Huizing et al. 1997], in der 33 Patientinnen mit suboptimal reseziertem Ovarialkarzinom des Stadiums III (Tumorrest > 3 cm, „bulky") oder Stadium IV mit dem Kombinationsregime Taxol® + Carboplatin in steigender Dosierung behandelt wurden (Tab. 9).

Auf jeder Dosisstufe wurden 3 – 5 Patientinnen behandelt, beginnend mit 125 mg/m² Taxol® und 300 mg/m² Carboplatin. Taxol® wurde als 3-stündige Infusion verabreicht, unmittelbar gefolgt von einer 30-minütigen Carboplatininfusion. Pro Patientin waren 6 Zyklen in 4-wöchigen Abständen geplant, anschließend war eine Second-look-Laparotomie vorgesehen.

Die Dosis der beiden Zytostatika wurde auf maximal 225 mg/m² Taxol® und 600 mg/m² Carboplatin gesteigert. In dieser Dosierung kumulierte die Neutropenie, so dass nach dem ersten Zyklus G-CSF verabreicht werden musste. Die Thrombozytopenie, die bei Monotherapie die dosislimitierende Nebenwirkung von Carboplatin darstellt, war auffällig gering. Dieses Phänomen, das offenbar auf einer Thrombozyten-Schutzwirkung von Taxol® beruht, wurde bereits in früheren Studien beobachtet und ist in seiner Ursache bislang ungeklärt. In den höheren Dosisstufen trat häufig auch eine neurologische Toxizität auf, die allerdings meist relativ leicht blieb. Eine pharmakokinetische Wechselwirkung beider Zytostatika wurde nicht beobachtet.

Interessant ist angesichts der großen Resttumoren der behandelten Patientinnen die hohe Ansprechrate von 78 %, die mit der Kombination über alle Dosisstufen hinweg erzielt wurde. 53 % der Patientinnen waren bei der Second-look-Laparotomie pathologisch tumorfrei. Die kurze Nachbeobachtungszeit lässt noch keine Rückschlüsse auf die Gesamtlebensdauer zu. Das mediane progressionsfreie Intervall wird auf 10 Monate geschätzt.

Die Kombination wird in der Dosierung Taxol® 200 mg/m² und Carboplatin 550 mg/m² von den Autoren zur Zeit eingehender geprüft. Diese Dosisstufe hatte sich in der Phase-I-Studie als gut verträglich und ambulant verabreichbar erwiesen, und es scheint sogar möglich, das Zyklusintervall auf 3 Wochen zu verkürzen.

Taxol®/Carboplatin beim vorbehandelten Ovarialkarzinom

In einer 1998 vorgestellten Studie wurde eine Kombinationschemotherapie mit Taxol®/Carboplatin erstmals auch erfolgreich bei vorbehandelten Patientinnen mit fortgeschrittenem Ovarialkarzinom eingesetzt [Guastalla et al. 1998] (Tab. **10**). An der Studie nahmen 73 Patientinnen teil, die zuvor höchstens 2 Chemotherapieregime (ohne Taxol®) erhalten hatten, darunter mindestens 1 Platinregime. Taxol® und Carboplatin wurden in etwas niedrigerer Dosierung als in der AGO-Studie verabreicht (175 mg/m² als 3-stündige Infusion bzw. AUC = 5 mg × ml^{-1} × min alle 3 Wochen). Trotz der häufigen und ausgeprägten Neutropenie (Grad 4 bei 46 % der Patientinnen) kam es nur zu einer einzigen febrilen Episode. Schwere Thrombozytopenien traten nur in 4 % der Zyklen auf. Schwere nichthämatologische Nebenwirkungen waren mit Ausnahme von Übelkeit/Erbrechen selten. Bei insgesamt geringer Toxizität sprachen 42 % der 62 auswertbaren Patientinnen an, 11 (18 %) gelangten in eine komplette Remission. Patientinnen mit platinrefraktärer Erkrankung oder Frührezidiv sprachen schlechter an (Remissionsrate 24 % bzw. 33 %) als jene mit Spätrezidiv (70 %). Die mediane Remissionsdauer betrug 8,3 Monate, das mediane progressionsfreie Überleben 6 Monate und das mediane Gesamtüberleben 14 Monate.

In einer neueren Studie [Eltabbakh et al. 2004] wurde eine Second-line-Therapie mit 135 mg/m² Taxol® (3 h) und Carboplatin AUC 5 bei 30 vorbehandelten, aber platinsensitiven Patientinnen eingesetzt; 26 hatten eine First-line-Therapie mit Platin/Taxol® und 4 mit Platin/Cyclophosphamid erhalten. Auch in dieser Studie erwies sich Taxol®/Carbo-

Tab. **10** Ergebnisse von Studien mit der Kombination Taxol®/Carboplatin beim vorbehandelten Ovarialkarzinom

Schema (i. v.)	Zahl auswertbarer Patientinnen (Vorbehandlung)	CR + PR [CR]	Progressionsfreies Intervall (Median)	Überlebenszeit (Median)	Studie/Quelle
Taxol® 175 mg/m² (3 h) Carboplatin AUC 5 /3 Wo.	62 (1–2 CT ohne Taxol®, mit Cisplatin)	42% [18%]	6 Monate	14 Monate	Guastalla et al. 1998
Gut toleriertes und ambulant verabreichbares Regime mit Wirksamkeit nach Versagen einer Platinbehandlung.					
Taxol® 135 mg/m² (3 h) Carboplatin AUC 5 /3 Wo.	30 (1 CT mit Platin ± Taxol®, platinsensitiv)	77% (17/22) [14%]	10 Monate	nach med. 20 Mon.: 70%	Weber et al. 1996
Gute Verträglichkeit, hohe Ansprechrate und lange Remissionsdauer bei platinsensitiver Erkrankung.					
Taxol® 175/185 mg/m² (3 h) + Carboplatin AUC 5/6 oder Cisplatin 50 mg/m² /3 Wo. (meist × 6)	392 (1 CT mit Platin ± Taxol®, platinsensitiv)	66% (78/119)	PFS: 12 Mon. 1-J-PFS: 50%	29 Monate 2-J-S: 57%	**ICON4/AGO-Ovar-2.2** Parmar et al. 2003
versus					
Carboplatin AUC 5/6 oder andere Platintherapie ohne Taxol® /3 Wo. (meist × 6)	410 (1 CT mit Platin ± Taxol®, platinsensitiv)	54% (69/128)	PFS: 9 Mon. 1-J-PFS: 40%	24 Monate 2-J-S: 50%	
Signifikant längeres progressionsfreies und Gesamtüberleben mit Taxol®/Platin beim platinsensitiven Rezidiv.					

1-J-PFS = progressionsfreie 1-Jahres-Überlebensrate; 2-J-S = 2-Jahres-Überlebensrate; CR = komplette Remission; CT = Chemotherapie; PFS = progressionsfreies Überleben; PR = partielle Remission.

platin in der Rezidivsituation als eine sehr wirksame und gut tolerierte Behandlungsoption. Von 22 Patientinnen mit messbarer Erkrankung erreichten 14 eine komplette und 3 eine partielle Remission (Gesamtansprechrate 77%). Das mediane progressionsfreie Intervall war mit 10 Monaten beeindruckend lang. Nach einer medianen Beobachtungszeit von 20 Monaten waren noch 21 Patientinnen (70%) am Leben.

Mittlerweile liegen auch die Ergebnisse einer randomisierten Studie zur Second-line-Therapie mit oder ohne Taxol® beim rezidivierten, platinsensitiven Ovarialkarzinom vor [Parmar et al. 2003]. Genau genommen handelt es sich um die gemeinsame Auswertung zweier parallel durchgeführter Studien (ICON4 und AGO-OVAR-2.2), wobei innerhalb von ICON4 auch noch zwei leicht voneinander abweichende Protokolle zur Anwendung kamen. Dies verdeutlicht schon die Komplexität und Unübersichtlichkeit des Studiendesigns. Bezüglich der Auswahl des Therapieregimes wurden den beteiligten Zentren lediglich bestimmte Eckpunkte vorgegeben. Verglichen wurde eine konventionelle Chemotherapie auf Platinbasis ohne Taxol® (410 Patientinnen, zu 71% Carboplatin alleine, zu 17% die Kombination CAP, im Übrigen diverse andere Regime) mit einer Therapie auf Taxol®-Basis (392 Patientinnen, zu 80% Taxol®/Carboplatin, zu 10% Taxol®/Cisplatin, ferner verschiedene andere Kombinationen oder Taxol® alleine). 72% der Patientinnen erhielten 6 oder mehr Therapiezyklen. Nach einer medianen Beobachtungszeit von 42 Monaten wichen die Überlebenskurven der beiden Studienarme signifikant voneinander ab (Hazard-Ratio 0,82, p = 0,02); die 2-Jahres-Überlebensrate war mit der Taxol®/Platin-Therapie um 7% günstiger (57% vs. 50%). Die mediane Überlebenszeit betrug 29 vs. 24 Monate, das mediane progressionsfreie Überleben 12 vs. 9 Monate und die progressionsfreie 1-Jahres-Überlebensrate 50% vs. 40% zugunsten der Taxol®-haltigen Therapie. Die Ergebnisse dieser Studie führten dazu, dass die AGO bei einem Spätrezidiv nach Primärtherapie mit Platin/Taxol® eine Reinduktion mit der gleichen Kombination als sicher und effizient empfiehlt (höchste Evidenzstufe).

⚠️ Die Kombination Taxol®/Carboplatin eignet sich nach den bisherigen Erkenntnissen offenbar besonders gut für die Zweitchemotherapie von Patientinnen, die nach Ansprechen auf eine primäre Taxol®/Cisplatin-Chemotherapie ein Rezidiv erleiden und bei denen die prognostische Einschätzung eine zweite dauerhafte Remission möglich erscheinen lässt. Eine Wiederholung der Cisplatin-Chemotherapie würde bei solchen Patientinnen die Gefahr schwerer neurotoxischer Komplikationen mit sich bringen. Die Taxol®/Carboplatin-Therapie hat zudem für die Patientinnen den nicht zu unterschätzenden Vorteil, dass eine stationäre Aufnahme nicht erforderlich ist.

5.3 Mammakarzinom

STATUS QUO Das Mammakarzinom ist die häufigste Krebserkrankung in der weiblichen Bevölkerung. Etwa jede 9. Frau ist im Laufe ihres Lebens davon betroffen, und in etwa einem Drittel der Fälle endet die Erkrankung tödlich. Jedes Jahr sterben allein in der Europäischen Union etwa 70 000 Frauen an diesem Tumor, während im gleichen Zeitraum mehr als eine Viertelmillion Neuerkrankungen hinzukommen.

80–90 % der Mammakarzinome sind nach ihrer Diagnose operabel, wobei heute der brusterhaltenden Operation meist der Vorzug vor der Brustamputation gegeben wird. In der Regel – und bei brusterhaltendem Vorgehen zwingend – schließt sich an die Operation eine Nachbestrahlung an. In Fällen mit erhöhtem Rezidivrisiko, z. B. bei einem Befall der Achsellymphknoten, ist eine *adjuvante* systemische Therapie mit einem Antiöstrogen (Tamoxifen) oder einer Polychemotherapie angezeigt. Ist der Tumor primär nicht operabel, hat sich eine *neoadjuvante Chemotherapie* bewährt, die zur Tumorverkleinerung führt und häufig brusterhaltende Maßnahmen, eventuell mit Nachbestrahlung, zulässt.

Das Rezidivrisiko nach der Primärtherapie des Mammakarzinoms hängt deutlich vom Stadium der Erkrankung zum Zeitpunkt der Diagnosestellung ab. Ist eine Fernmetastasierung klinisch manifest geworden, beträgt die Lebenserwartung nur noch 18 bis 24 Monate. Zur Behandlung des metastasierten Mammakarzinoms eignen sich endokrin wirksame Pharmaka (LHRH-Analoga, Antiöstrogene, Aromatasehemmer, Gestagene), sofern der Tumor hormonrezeptorpositiv ist.

Etwa 40 bis 80 % der Patientinnen mit metastasiertem Mammakarzinom sprechen auf die gängigen Polychemotherapieregime (FAC, EC, AC, CMF) an, 5 bis 25 % kommen in eine komplette Remission. Die Wirkung hält im Durchschnitt 7–13 Monate an; die Gesamtüberlebensdauer wird oft jedoch nicht oder nur unwesentlich verlängert. Komplette Remissionen bessern die Lebensqualität meist nachhaltiger als partielle Remissionen oder Tumorstabilisierungen.

Die insgesamt schlechte Prognose des Mammakarzinoms gebietet es, weiterhin alle Anstrengungen zu unternehmen, um die Effektivität der systemischen Behandlung in allen Krankheitsstadien – bei adjuvanter, neoadjuvanter und palliativer Indikation – zu verbessern. Dies kann derzeit nur durch den Einsatz neuer, hochwirksamer Pharmaka erreicht werden.

Taxol® wurde im metastasierten Stadium intensiv geprüft. Die hohen Ansprechraten, die in den ersten Monotherapiestudien beobachtet wurden, lösten eine beispiellose Forschungsaktivität aus, die sich vor allem dem Ziel verschrieb, noch wirksamere und gleichzeitig gut verträgliche Kombinationsregime mit Taxol® zu finden.

Tab. **11**   Auswahl von Monotherapie-Studien mit Taxol® beim metastasierten Mammakarzinom

Schema	Zahl auswertbarer Patientinnen (Vorbehandlung, adjuvant od. palliat.)	CR + PR [CR]	Remissionsdauer/ Überleben (Median)	Quelle
180–300 mg/m² (24 h) + G-CSF /3 Wo. × 1–19	26 (nur adjuvante CT; 31 % mit DOX)	62 % [12 %]	–	Reichman et al. 1993
130–250 mg/m² (24 h) /3 Wo. × 2–10 (med. 11)	25 (≤1 CT; adjuvant oder palliativ; 92 % DOX-CT, 24 % DOX-resistent)	56 % [12 %]	RD: (CR) 15 Mon. (PR) 9 Mon.	Holmes et al. 1991
225 mg/m² (3 h) /3 Wo.	30 (alle [neo-]adjuvante CT, 25 Pat. CMF)	60 % [3 %]	RD: (PR) 7 Mon.	Davidson 1996
135 oder 150 mg/m² (24 h)	12 (3–7 CT; alle Pat. DOX)	25 % [0 %]	zu früh	Holmes et al. 1993
150–200 mg/m² (3 h) /3 Wo.	15 (≥1 CT; alle Pat. AZ)	47 % [7 %]	–	Munzone et al. 1993
200 mg/m² bei 1 CT, 250 mg/m² bei >1 CT (24 h) /3 Wo.	76 (1–6 CT; 53 % AZ-refraktär, 45 % AZ-sensitiv)	33 %[a] [3 %]	RD: 7 Mon.	Seidman et al. 1995
120 oder 140 mg/m² (96 h) /3 Wo.	33 (1–≥3 CT; alle Pat. DOX und/oder Mitoxantron)	48 % [0 %]	–	Wilson et al. 1994
125 mg/m² (96 h)	18 (1–>3 CT; alle AZ, 38 % AZ-refraktär)	28 % [6 %]	RD: 6 Mon.	Constenla et al. 1997
Wöchentliche Therapie				
Taxol® 80 mg/m² weekly	212 (90 % adj. CT, 70 % Anthrazyklin, 25 % Taxan)	21,5 %	PFi: 4,7 Mon. S: 12,8 Mon.	Perez et al. 2001

Fortsetzung Seite 63

Tab. **11** (Fortsetzung) Auswahl von Monotherapie-Studien mit Taxol® beim metastasierten Mammakarzinom

Schema	Zahl auswertbarer Patientinnen (Vorbehandlung, adjuvant od. palliat.)	CR + PR [CR]	Remissionsdauer/ Überleben (Median)	Quelle
Randomisierte Studien				
Taxol® 200 mg/m² (3 h) /3 Wo. × 7 versus (mit Crossover) Doxorubicin 75 mg/m² /3 Wo. × 7	insgesamt 331 (keine palliative CT, z. T. adjuvante CT ohne AZ und Taxane)	v. C.: 25% [2%] n. C.: 16% v. C.: 41% [6%] n. C.: 30%	PFS: 3,9 Mon. S: 15,6 Mon.. PFS: 7,5 Mon. S: 18,3 Mon.	Paridaens et al. 2001
135 mg/m² (3 h) versus 175 mg/m² (3 h)	471 (≥ 1 CT)	22% [2%] 29% [57%]	PFI: 3 Mon. S: 10,5 Mon. PFI: 4,2 Mon. S: 11,7 Mon.	Nabholtz et al. 1996
175 mg/m² (3 h)/3 Wo. versus 210 mg/m² (3 h)/3 Wo. versus 250 mg/m² (3 h)/3 Wo.	325 (76% 1 CT, 24% 0 CT)	21% 28% 22%	TTF: 3,8[b] S: 9,8 Mon. TTF: 4,1[b] S: 11,8 Mon. TTF: 4,8[b] S: 11,9 Mon.	Winer et al. 1998
250 mg/m² (3 h)/3 Wo. versus 140 mg/m² (96 h)/3 Wo.	88 (31% adj. o. pall. vorb., 48% DOX-res.) 91 (34% adj. o. pall. vorb., 49% DOX-res.)	23% [3%] 29% [2%]	RD: 4,5 Mon. S: 11 Mon. RD: 7,5 Mon. S: 10 Mon.	Holmes et al. 1998

[a] Ansprechrate 32% bei AZ-refraktären und 30% bei AZ-sensitiven Patienten. [b] Unterschied zwischen den Gruppen p = 0,03

AZ = Anthrazyklin; CMF = Cyclophosphamid + Methotrexat + 5-Fluorouracil; CR = komplette Remission; CT = Chemotherapie; DOX = Doxorubicin; med. = median; n. C. = nach Crossover; v. C. = vor Crossover; PFI = progressionsfreies Intervall; PFS = progressionsfreies Überleben; PR = partielle Remission; RD = Remissionsdauer; S = Gesamtüberlebenszeit; TTF = time to treatment failure.

In Deutschland ist Taxol® derzeit für die Behandlung des metastasierten Mammakarzinoms nach Versagen eines anthrazyklinhaltigen Standardregimes oder bei Kontraindikation einer Anthrazyklintherapie zugelassen. Taxol® wird aber bereits jetzt im Rahmen klinischer Studien zur adjuvanten und zur primären Chemotherapie eingesetzt und wird so in absehbarer Zeit auch Eingang in diese Therapiesituation finden. Hierfür erscheinen eine dosisdichte, zweiwöchentlich verabreichte sequenzielle Behandlung unter Einbeziehung eines Anthrazyklins (Doxorubicin oder Epirubicin) und Cyclophosphamid besonders Erfolg versprechend.

Monotherapie mit Taxol® beim metastasierten Mammakarzinom

Die in Phase-I- und Phase-II-Studien beim metastasierten Mammakarzinom erzielten Gesamtansprechraten mit einer Taxol®-Monotherapie, verabreicht alle 3 Wochen, liegen zwischen gut 20% und mehr als 60% (Tab. **11**). Die Variabilität der Ergebnisse lässt sich dabei größtenteils durch die unterschiedliche Intensität der Vorbehandlung erklären.

In der Studie von Reichman et al. (1993), wurden 26 Patientinnen, die zuvor lediglich eine adjuvante Chemotherapie (z. T. mit Doxorubicin) erhalten hatten, mit Taxol® in einer hohen Dosierung von 180 bis 300 mg/m^2 als 24-Stunden-Infusion und mit G-CSF-Unterstützung behandelt. 62% gelangten in eine Remission. Ähnlich hoch war die Ansprechrate in einer anderen Dosiseskalationsstudie mit 25 Patientinnen, die zuvor höchstens eine (in allen Fällen doxorubicinhaltige) adjuvante oder palliative Chemotherapie erhalten hatten. Unter einer Behandlung mit 130 bis 250 mg/m^2 als 24-stündige Infusion ohne G-CSF gelangten 56% in eine dauerhafte Remission [Holmes et al. 1991]. Davidson, 1996, berichtet über eine Ansprechrate von 60% bei 30 Patientinnen, die vorher zumeist CMF in adjuvanter Indikation erhalten hatten und die nach Auftreten von Metastasen mit 225 mg/m^2 Taxol® als 3-stündige Infusion behandelt wurden (Tab. **11**).

Bemerkenswert erscheint, dass Taxol® selbst bei massiver Vorbehandlung im metastasierten Stadium noch bei 20% bis teilweise über 40% der Patientinnen eine Remission induzieren konnte. Besonders erwähnenswert ist in diesem Zusammenhang die Studie von Seidman et al. 1995, in der der Einfluss einer palliativen Anthrazyklinvorbehandlung auf die Wirksamkeit einer Taxol®-Behandlung (200–250 mg/m^2 als 24-stündige Infusion) untersucht wurde. Bei den 40 Patientinnen mit primärer Anthrazyklinresistenz (kein Ansprechen auf palliative Anthrazyklinbehandlung oder Rezidiv innerhalb von 12 Monaten nach adjuvanter Anthrazyklintherapie) war Taxol® genauso wirksam wie bei den 36 „anthrazyklinsensitiven" Patientinnen, die im metastasierten

Stadium auf eine vorausgegangene Anthrazyklinbehandlung angesprochen hatten oder mehr als 12 Monate nach adjuvanter Anthrazyklintherapie rezidiviert waren (Gesamtansprechrate 32 % vs. 30 %) (Tab. **11**).

❗ Dieser Befund und die Ergebnisse anderer Studien, in denen Patientinnen mit Anthrazyklinresistenz behandelt wurden, lassen den Schluss zu, dass eine Taxol®-Behandlung auch nach Versagen einer Anthrazyklintherapie lohnenswert und mit einer hohen Erfolgschance verbunden ist.

Die umgekehrte Behandlungssequenz – zuerst Einsatz von Taxol® und Umstellung auf Doxorubicin erst bei Progression – ist nach den Ergebnissen einer randomisierten Crossover-Studie der EORTC möglicherweise nicht sinnvoll [Paridaens et al. 2000] (Tab. **11**), wenngleich eine neuere Studie (siehe Sledge et al. 2003, Tab. **12**) inzwischen zu einem anderen Ergebnis gekommen ist. In den eingesetzten Dosen induzierte Doxorubicin sowohl in der Erst- (41 % vs. 25 %; $p = 0,003$) als auch in der Zweitchemotherapie (nach Crossover) (30 % vs. 16 %) eine höhere Remissionsrate als Taxol®, und auch das mediane progressionsfreie Überleben war bei First-line-Therapie mit Doxorubicin länger (7,5 vs. 3,9 Monate; $p < 0,001$). Die Lebensqualität der Patientinnen und ihre mediane Überlebensdauer unterschied sich allerdings mit beiden Strategien nicht signifikant. Interessant sind die Ergebnisse dieser Studie auch insofern, als sie das Fehlen einer vollständigen Kreuzresistenz zwischen Taxol® und Doxorubicin bestätigen. Sequenzielle Regime und Kombinationsregime mit beiden Zytostatika sind deshalb sowohl bei palliativer als auch bei adjuvanter Indikation besonders Erfolg versprechend (siehe nachfolgende Abschnitte).

In zwei randomisierten Studien wurde bei der Behandlung des metastasierten Mammakarzinoms mit Mono-Taxol® in *verschiedenen Dosen* (als 3-h-Infusion) ein therapeutisch wirksamer Dosisbereich von ca. 135 bis 175 mg/m² gefunden, in dem eine gute Verträglichkeit gewährleistet ist [Nabholtz et al. 1996; Winer et al. 1998] (Tab. **11**). Zumindest bei Anwendung als 3-stündige Infusion alle 3 Wochen scheint eine höhere Dosis als 175 mg/m² bei Patientinnen mit metastasiertem Mammakarzinom nicht sinnvoll zu sein.

Der Einfluss der *Infusionsdauer* von Taxol® auf den Therapieerfolg lässt sich noch nicht abschließend beurteilen, da bisher lediglich die Ergebnisse einer einzigen randomisierten Studie vorliegen [Holmes et al. 1998]. In den meisten klinischen Studien wurde Taxol® über 3 oder 24 Stunden infundiert. In zwei Studien [Wilson et al. 1994; Constenla et al. 1997] wurde Taxol® über 96 Stunden infundiert, wobei dieser langen Infusionsdauer eine besonders hohe Wirksamkeit zugeschrieben wurde, vor allem bei anthrazyklinresistenten Patientinnen. In einer randomisierten Vergleichsstudie von 3- und 96-stündiger Infusion [Holmes et al. 1998] ließ sich diese Beobachtung zwar nicht bestätigen, doch wurden in dieser Studie sehr unterschiedliche Dosierungen eingesetzt (250 mg/m^2 über 3 Stunden vs. 140 mg/m^2 über 96 Stunden), was natürlich die Aussagekraft einschränkt. Die Gesamtüberlebensdauer war mit beiden Regimen gleich, Gesamtansprechrate und Remissionsdauer waren mit 96-stündiger Infusion geringfügig (nicht signifikant) besser (Tab. 11). Möglicherweise kann sich der höhere logistische Aufwand einer 96-stündigen Infusion aber bei anthrazyklinresistenten Patientinnen lohnen.

Wöchentliche Monotherapie

Zunehmendes Interesse findet in den letzten Jahren die Möglichkeit, die Dosisintensität von Taxol® bei der Behandlung des fortgeschrittenen Mammakarzinoms durch **wöchentliche Applikation** zu steigern. Dieses Therapieschema hat gegenüber der 3-wöchentlichen Verabreichung den Vorteil einer deutlich geringeren hämatologischen Toxizität, und es ist auch für ältere Patientinnen geeignet.

Im Rahmen einer großen multizentrischen Studie in den USA wurden 212 Patientinnen mit wöchentlichen Dosen von 80 mg/m^2 behandelt [Perez et al. 2001] (Tab. 11). 90 % der Patientinnen waren adjuvant und/oder palliativ vorbehandelt, 70 % hatten bereits ein Anthrazyklin und 25 % ein Taxan erhalten. Die Gesamtansprechrate betrug 21,5 %, das mediane progressionsfreie Intervall 4,7 Monate und die mediane Gesamtüberlebenszeit 12,8 Monate. Die Behandlung wurde gut toleriert, eine hämatologische Toxizität Grad 3/4 trat lediglich bei 15 % der Patientinnen und eine Neurotoxizität Grad 3 bei 9 % der Patientinnen auf. Bei älteren Patientinnen ($\geq$ 65 Jahre) waren Wirksamkeit und Toxizitätsprofil ähnlich wie bei jüngeren Patientinnen.

In zwei kleineren Studien wurde Taxol® in der Dosierung von 80 – 100 mg/m^2 pro Woche an teilweise massiv vorbehandelte Patientinnen verabreicht. In der einen Studie gelangten mit Taxol® als Second-line- oder Third-line-Chemotherapie im metastasierten Stadium 3 von 7 Patientinnen in eine Remission [Lüftner et al. 1996], in der anderen Studie sprachen 5 von 10 vorbehandelten, anthrazyklin- und/oder platinrefraktären Patientinnen an [Grothey et al. 1996]. Eine weitere Serie von 86 Patientinnen wurde mit wöchentlichen Dosen von 90 mg/m^2 behandelt; bei massiver Lebermetastasierung betrug die Anfangsdosis 60 mg/m^2, und je nach Ansprechen wurde eine Dosissteigerung versucht [Lück et al. 2000]. Je zur Hälfte wurde Taxol® als First- und Second-line-Therapie verabreicht. Die Gesamtansprechrate betrug 31 %, Responder blieben median 7,1 Monate und Patientinnen mit Tumorstillstand median 4,1 Monate progressionsfrei. Die Toxizität war gering.

In einer argentinischen Studie erhielten 24 Patientinnen mit metastasiertem Mammakarzinom (5 adjuvant, 7 neoadjuvant und 18 palliativ vorbehandelt) eine ambulante Langzeitbehandlung mit median 25 wöchentlichen Dosen von 80 mg/m^2 Taxol® ohne nennenswerte Dosisreduzierung und mit nur einem einzigen Fall einer Toxizität Grad 3 (Neutropenie). 12 Patientinnen (50%) gelangten in eine Remission, 2 von ihnen in eine CR. Das mediane progressionsfreie Intervall betrug 9 Monate und die mediane Gesamtüberlebensdauer 17 Monate [Breier et al. 1998].

Beeindruckend sind auch die Ergebnisse einer Phase-II-Studie, in der Taxol® 80 mg/m^2 in wöchentlichen Intervallen zur Behandlung von 40 Patientinnen mit einem Mammakarzinomrezidiv nach vorausgegangener Hochdosis-Chemotherapie mit Stammzelltransplantation eingesetzt wurde [Sola et al. 1999]. Trotz der massiven Vorbehandlung (durchweg unter Einbeziehung von Anthrazyklinen) ließen sich median 18 Zyklen fast ohne gravierende Nebenwirkungen oder Dosisreduzierung verabreichen. Von 28 auswertbaren Patientinnen erreichten 8 eine CR und 11 eine PR (Gesamtansprechrate 68%). Das mediane progressionsfreie Intervall liegt schätzungsweise bei 10 Monaten.

Selbst in der Dosierung von über 100 mg/m^2 (maximal 175 mg/m^2 mit Dosisreduzierung bei auftretender Grad-3/4-Toxizität) ließ sich Taxol® in der palliativen First-line-Therapie noch wöchentlich verabreichen (6 Dosen, danach 2 Wochen Therapiepause) [Sikov et al. 1998]. Dabei entwickelten zwar 65% der Patientinnen eine Neutropenie Grad 3 – 4, doch nur 2 von 34 Patientinnen mussten wegen febriler Neutropenie stationär behandelt werden; eine periphere Neuropathie bildete sich bei einer Dosisreduzierung stets zurück. Mit diesem Applikationsschema betrug die Gesamtansprechrate sowohl im metastasierten als auch im lokal fortgeschrittenen Stadium 78% (mit 11% bzw. 21% kompletten Remissionen). Dies ist eine der höchsten Ansprechraten, die jemals mit Mono-Taxol® beim fortgeschrittenen Mammakarzinom erzielt wurde. Die remissionsinduzierende Wirkung war unabhängig von der Metastasenlokalisation (viszeraler vs. Weichteilbefall) und von einer eventuellen adjuvanten Vorbehandlung mit einem anthrazyklinhaltigen Regime.

Dieselbe Arbeitsgruppe [Sikov et al. 2002] stellte auf der ASCO-Tagung 2002 die Ergebnisse einer randomisierten Studie vor, in der eine konventionell dosierte wöchentliche Taxol®-Therapie (80 mg/m^2 als 1-stündige Infusion × 15) mit zwei dosisintensivierten Schemata verglichen wurde: 150 mg/m^2 als 3-h-Infusion wöchentlich × 6, anschließend 2 Wochen Therapiepause und Wiederholung des Zyklus; oder

Tab. **12** Randomisierte Studien mit Taxol®-Monotherapie versus Kombinationschemotherapie beim metastasierten, nur adjuvant vorbehandelten Mammakarzinom

Schema (i.v.)	Patientinnenzahl (Stadium, Vorbehandl.)	CR + PR	Progressionsfreies Intervall (Median)	Überleben	Studie/Quelle
Taxol® 175 mg/m² (24 h) /3 Wo.	229 (31 % adj. CT)	1st: 34 % 2nd: 20 %	TTF: 6,0 Mon.	med. S: 22,2 Mon.	**E 1193** Sledge et al. 2003
versus (jeweils mit Crossover)					
Doxorubicin 60 mg/m² /3 Wo	224 (31 % adj. CT)	1st: 36 % 2nd: 22 %	TTF: 5,8 Mon.	med. S: 18,9 Mon.	
versus					
Taxol® 150 mg/m² (24 h) Doxorubicin 50 mg/m² + G-CSF /3 Wo.	230 (33 % adj. CT)	46 %	TTF: 8,0 Monate	med. S: 22,0 Mon.	

Taxol® vergleichbar mit Doxorubicin; mit der Kombination höhere Ansprechrate und längeres progressionsfreies Intervall, nicht aber längeres Gesamtüberleben.

Taxol® 200 mg/m² (3 h) /3 Wo. × 8	209 (metastasiert; nur adjuvante CT)	29 %	5,3 Mon.	med. S: 17,3 Mon. 1-J-S: 61 % 2-J-S: 39 %	Bishop et al. 1999
versus					
Cyclophosphamid 100 mg/m² p.o. d 1 – 14 Methotrexat 40 mg/m² d 1 + 8 5-Fluorouracil 600 mg/m² d 1 + 8 Prednison 40 mg/m² p.o. d 1 – 14 /4 Wo. × 6		35 %	6,4 Mon.	med. S: 13,9 Mon. 1-J-S: 55 % 2-J-S: 20 %	

Signifikant längeres Überleben mit Taxol®, signifikant stärkere Leukozytopenie, Thrombozytopenie, Mukositis, Übelkeit und Erbrechen sowie mehr Infektionen und Hospitalisierungen unter CMFP.

1-J-S = 1-Jahres-Überlebensrate; 2-J-S = 2-Jahres-Überlebensrate; CR = komplette Remission; CT = Chemotherapie; med. = median; p.o. = peroral; PR = partielle Remission; S = Überlebenszeit; TTF = Zeit bis zum Therapieversagen.

175 mg/m^2 als 3-h-Infusion an Tag 1 + 8 q3w × 5 Zyklen. Insgesamt wurden 261 Patientinnen in die Studie eingebracht, von denen 14% bereits im metastasierten Stadium eine Chemotherapie erhalten hatten. Die Ansprechrate betrug für die beiden dosisintensivierten Schemata jeweils 50%, mit dem Standardschema 42%. Darüber hinaus zeigte sich, dass beide Hochdosisschemata das progressionsfreie Intervall um etwa 2 Monate (von 4 auf 6 Monate) verlängerten; bei der medianen Überlebenszeit gab es allerdings keine signifikanten Unterschiede zwischen den Studienarmen (18 bis 21 Monate). Die Autoren empfehlen daher das konventionell dosierte wöchentliche Schema als Basis für neu konzipierte Kombinationsregime.

Monotherapie vs. Kombinationschemotherapie

Inzwischen wurden die Ergebnisse von zwei randomisierten Phase-III-Studien vorgestellt, in denen Mono-Taxol® als First-line-Chemotherapie im metastasierten Stadium mit einer Kombinationschemotherapie verglichen wurde (Tab. 12).

Die Intergroup-Studie E 1193 [Sledge et al. 2003] bezog 683 Patientinnen mit adjuvanter Vorbehandlung ein, die drei Therapiearmen zugeordnet wurden: einer Monotherapie mit 60 mg/m^2 Doxorubicin, einer Monotherapie mit 175 mg/m^2 Taxol® (24 h) oder einer Kombinationstherapie mit 50 mg/m^2 Doxorubicin, 150 mg/m^2 Taxol® und G-CSF. In den Monotherapie-Armen war im Falle einer Progression ein Crossover auf das jeweils andere Zytostatikum vorgesehen.

Die Monotherapie mit Taxol® und Doxorubicin führte in dieser Studie (in Abweichung zu den Ergebnissen von Paridaens et al. 2000; Tab. 11) zu einem nahezu identischen Ergebnis, sowohl was die Gesamtansprechrate in der First-line-Therapie (34% vs. 36%) und Second-line-Therapie nach Crossover (20% vs. 22%) als auch die mediane Zeit bis zum Therapieversagen (6,0 vs. 5,8 Monate) und die mediane Gesamtüberlebensdauer (22,2 vs. 18,9 Monate) betrifft. Die kombinierte Behandlung mit Taxol® und Doxorubicin ergab im Vergleich zur Monotherapie zwar eine signifikant höhere Ansprechrate (47%; p < 0,01) und eine längere Zeit bis zum Therapieversagen (8,0 Monate; p < 0,01), doch schlug sich dies nicht in einer Lebensverlängerung nieder (medianes Überleben 22,0 Monate).

In der zweiten Studie [Bishop et al. 1999] wurde eine Taxol®-Monotherapie (200 mg/m^2 als 3-h-Infusion) mit dem Standard-Kombinationsregime CMFP (Cyclophosphamid + Methotrexat + 5-Fluorouracil + Prednison) verglichen. Insgesamt wurden 209 Patientinnen randomisiert. Remissionsrate und progressionsfreies Intervall waren mit Taxol® und CMFP ähnlich (29% vs. 35% bzw. 5,3 vs. 6,4 Monate; Unterschied nicht signifikant), während das Überleben der Patientinnen im Taxol®-Arm deutlich und statistisch signifikant besser war als im CMFP-Arm (mediane Überlebensdauer 17,3 vs. 13,9 Monate, Überlebensraten nach 1 Jahr 61% vs. 55% und nach 2 Jahren 39% vs. 20%). Zudem war die Taxol®-Monotherapie mit signifikant weniger Leukozytopenie, Thrombozytopenie, Mukositis, Übelkeit und Erbrechen sowie weniger Infektionen und Krankenhauseinweisungen verbunden als die Polychemotherapie. Lediglich Alopezie, periphere Neuropathien und Myalgien waren unter Taxol® stärker ausgeprägt.

❗ Diesen beiden Studien zufolge besitzt Taxol® beim metastasierten Mammakarzinom eine mit Doxorubicin vergleichbare Wirksamkeit. Dies führte dazu, dass Taxol® im Rahmen kontrollierter Studien in adjuvante und neoadjuvante, also mit kurativer Intention verabreichte Chemotherapieregime integriert wurde, um damit die Heilungschancen bei dieser Indikation zu verbessern.

Anthrazyklinhaltige Kombinationschemotherapie beim metastasierten Mammakarzinom

Die am häufigsten untersuchten Taxol®-Kombinationsregime beim metastasierten Mammakarzinom sind Kombinationen mit einem Anthrazyklin (Doxorubicin oder Epirubicin). Dabei wurden zahlreiche Schemata mit unterschiedlicher Dosierung, Infusionsdauer und Reihenfolge eingesetzt (Tab. 13). Ein Vergleich der Ergebnisse untereinander und mit anderen Kombinationsregimen ist kaum möglich. Zwar wurden in diesen Studien nur Patientinnen behandelt, die im metastasierten Stadium noch keine Chemotherapie erhalten hatten, doch der Anteil von adjuvant (z. T. auch mit Anthrazyklinen) vorbehandelten Patientinnen variierte, ebenso das rezidivfreie Intervall.

❗ Nach den Erfahrungen aus Phase-I/II-Studien induziert die Kombination Taxol®/Doxorubicin bei sequenzieller Verabreichung in Form kurzer Infusionen hohe Ansprechraten von teilweise bis zu 94%. Wie von Valagussa et al. 1998, gezeigt wurde, kann die Kardiotoxizität der Kombination durch Beschränkung der kumulativen Doxorubicindosis auf 360 mg/m^2 oder den Einsatz des weniger kardiotoxischen Epirubicins verringert werden (Tab. 13).

Inzwischen haben auch prospektiv randomisierte Studien bestätigt, dass Taxol®/Anthrazyklin-Regime wirksam und sicher sind (Tab. 14). In einer multizentrischen Phase-III-Studie wurde Doxorubicin/Taxol® (AT)

Tab. **13** Taxol®/Anthrazyklin-Kombinationsregime in Phase-I/-II-Studien beim palliativ unvorbehandelten metastasierten Mamma-karzinom

Schema (i.v.)	Patientinnenzahl (Vorbehandlung)	CR + PR [CR]	Remissions-dauer* (Median)	Überlebens-zeit (Median)	Quelle
Taxol® 125 – 200 mg/m² (3 h) + G-CSF bei 200 mg/m² Doxorubicin 60 mg/m² Bolus /3 Wo. × 6 – 8 zumeist Weiterbehandlung mit Mono-Taxol®	47 (keine CT)	94% [38%]	TTF: 13 Mon.	30 Monate	Gianni et al. 1995 b; Gianni et al. 1996; Valagussa et al. 1998
Reversible Kardiotoxizität nach 8 Zyklen (kumulative DOX-Dosis 480 mg/m²); keine signifikante LVEF↓ nach 6 Zyklen (kumulative DOX-Dosis 360 mg/m²).					
1. Doxorubicin 50 mg/m² Bolus 16 Stunden später: 2. Taxol® 130 – 250 mg/m² (3 h) (Phase-II-Dosis 220 mg/m²)	32 (adjuvante CT, auch AZ)	78%** [31%]	9 Monate	–	Amadori et al. 1996
Keine klinisch relevante Kardiotoxizität (LVEF↓ nicht unter 50%).					
1. Doxorubicin 50 – 60 mg/m² Bolus 2. Taxol® 155 – 200 mg/m² (3 h)	29 (z.T. adjuvante CT)	83% [24%]	9 Monate CR: 11 Monate	18 Monate	Gehl et al. 1996
Signifikante Kardiotoxizität: LVEF↓ bei 50% der Pat. (20% Herzinsuffizienz).					
1. Doxorubicin 50 mg/m² Bolus (kumulierte Dosis ≤ 350 mg/m²) 2. Taxol® 200 mg/m² (1 h)/3 Wo.	50	72%	–	–	Jovtis et al. 1997
Keine klinisch relevante Kardiotoxizität.					

Fortsetzung Seite 72

Tab. 13 (Fortsetzung) Taxol®/Anthrazyklin-Kombinationsregime in Phase-I/II-Studien beim palliativ unvorbehandelten metastasierten Mammakarzinom

Schema (i.v.)	Patientinnenzahl (Vorbehandlung)	CR + PR [CR]	Remissionsdauer* (Median)	Überlebenszeit (Median)	Quelle
1. Doxorubicin 50 mg/m² Bolus Am nächsten Tag: 2. Taxol® 130–250 mg/m² (3 h) (Phase-II-Dosis 220 mg/m²)	30 (z.T. adjuvante CT, auch AZ)	70% [23%]	–	–	Latorre et al. 1997
Geringe Kardiotoxizität: LVEF↓ bei 1 Patientin; neurologische Toxizität dosislimitierend.					
1. Epirubicin 60 mg/m² (1 h) 2. Taxol® 175–225 mg/m² (3 h)	41 (z.T. adjuvante CT)	68% [17%]	–	–	Lück et al. 1997
Keine klinisch relevante Kardiotoxizität.					
1. Epirubicin 90 mg/m² (1 h) 2. Taxol® 175 mg/m² (3 h)	19	86% [14%]	–	–	Thomssen et al. 1996
Keine klinisch relevante Kardiotoxizität.					
1. Epirubicin 90 mg/m² Bolus 2. Taxol® 135–225 mg/m² (3 h) (Phase-II-Dosis 200 mg/m²)	49 (z.T. adjuvante CT, auch AZ)	84% [18%]	PR: 8 Monate	–	Conte et al. 1997
Kardiotoxizität: Leichte Herzinsuffizienz bei 6% der Patientinnen.					
Mitoxantron 10 mg/m² Bolus Taxol® 175 mg/m² (3 h) /3 Wo. x≤9 (z.T. CT, auch AZ)	37 (z.T. CT, auch AZ)	81% [27%]	TTF: 7 Monate	–	Lorenzo et al. 1998
Akzeptables Toxizitätsprofil, Kardiotoxizität nur bei 1 Patientin.					

*   sofern nicht anders angegeben.

** Bei den 17 Patientinnen, die mit 220 mg/m² Taxol® behandelt wurden, betrug die Ansprechrate 82% (41% CR).

AZ = Anthrazyklin; CR = komplette Remission; CT = Chemotherapie; LVEF↓ = Abfall der linksventrikulären Ejektionsfraktion; PR = partielle Remission; TTF = Zeit bis zum Therapieversagen.

mit dem FAC-Regime (5-Fluorouracil + Doxorubicin + Cyclophospha-mid) verglichen [Jassem et al. 2001]. 267 Frauen mit metastasiertem Mammakarzinom ohne vorausgegangene palliative Chemotherapie nahmen an der Studie teil. Die Taxol®-Kombination induzierte nicht nur eine signifikant höhere Remissionsrate (68% vs. 55%; p = 0,032), sondern verlängerte auch signifikant das progressionsfreie Intervall (8,3 vs. 6,2 Monate; p = 0,034) und die Überlebenszeit (23,3 vs. 18,3 Mo-nate; p = 0,013). Beide Therapieregime wurden zumeist gut toleriert; an Toxizitäten Grad 3/4 kamen mit AT mehr Arthralgien und Myalgien, pe-riphere Neuropathien und Diarrhö vor, mit FAC mehr Übelkeit/Erbre-chen. Kardiale Nebenwirkungen waren in beiden Therapiearmen selten.

In zwei weiteren Phase-III-Studien – einer Studie der EORTC [Bigan-zoli et al. 2002] und einer kleineren amerikanischen Studie [Martino et al. 2002] – erwies sich Doxorubicin/Taxol® der Kombination Doxorubi-cin/Cyclophosphamid in seiner Wirksamkeit ebenbürtig (Tab. 14). Ein engmaschiges kardiologisches Monitoring in der EORTC-Studie führte die Autoren auch zu dem Schluss, dass die Therapie mit Doxorubicin/Taxol® nicht mit einem erhöhten Herzinsuffizienzrisiko einhergeht, wenn die kumulative Doxorubicindosis auf $360\,mg/m^2$ begrenzt wird [Biganzoli et al. 2003]. Zwar kam es in beiden Studienarmen unter der Behandlung häufig zu einer Abnahme der linksventrikulären Auswurf-fraktion (LVEF), doch war diese Veränderung zumeist reversibel und stand in keinem Zusammenhang mit der Entwicklung einer Herzinsuffi-zienz. Von der amerikanischen Phase-III-Studie [Martino et al. 2002] liegen bisher nur Ergebnisse in Abstractform vor. In dieser Studie wurde Doxorubicin in zwei Dosierungen (60 bzw. $45\,mg/m^2$) mit Taxol® $200\,mg/m^2$ kombiniert und beide Regime ($A_{60}T$ und $A_{45}T$) mit Doxoru-bicin/Cyclophosphamid (AC) verglichen. Das $A_{45}T$-Regime mit der nied-rigeren Doxorubicindosis war mindestens ebenso wirksam, aber deut-lich weniger myelotoxisch als beide Vergleichsregime und im Vergleich zu $A_{60}T$ auch mit tendenziell geringerer Kardiotoxizität verbunden.

! Der Zusammenhang zwischen kumulativer Doxorubicindosis und der Häufigkeit einer Herzinsuffizienz und einer signifikanten LVEF-Abnahme um ≥ 20% oder auf weniger als 50% wurde anhand der Da-ten von 657 Mammakarzinompatientinnen ausgewertet, die in 10 klinischen Studien mit der Kombination Doxorubicin/Taxol® behan-delt wurden [Gianni et al. 2001]. Dabei stellte sich heraus, dass das Risiko kardialer Nebenwirkungen unter der Kombinationstherapie mit AT bis zu einer kumulativen Doxorubicindosis von 340–$380\,mg/m^2$ nicht höher ist als mit Doxorubicin alleine.

Durch Ersatz von Doxorubicin durch das weniger kardiotoxische Epirubicin lassen sich kardiale Nebenwirkungen weitgehend vermeiden. Bislang wurden von drei randomisierten Studien mit der Kombination Epirubicin/Taxol® (ET) Endergebnisse publiziert (Tab. **14**). Die Hellenic Cooperative Oncology Group [Fountzilas et al. 2001] verglich die Kombination ET (Epirubicin 80 mg/m^2 + Taxol® 175 mg/m^2 als 3-h-Infusion alle 3 Wochen) mit einem dosisdichten sequenziellen Therapieschema; dabei wurden zunächst 4 Zyklen Epirubicin 110 mg/m^2 und anschließend 4 Zyklen Taxol® 225 mg/m^2 verabreicht, jeweils alle 2 Wochen mit G-CSF-Support. Mit dem sequenziellen Schema war die Gesamtansprechrate numerisch besser (55 % vs. 42 %), vor allem aber wurde eine signifikant höhere CR-Rate erzielt (21,5 % vs. 9 %; p = 0,02). Dagegen gab es bei progressionsfreiem Intervall (10 vs. 8,5 Monate) und Gesamtüberleben (21,5 vs. 20 Monate) keine signifikanten Unterschiede. Die sequenzielle Therapie war allerdings mit signifikant weniger schweren Neutropenien verbunden.

In einer Phase-III-Studie der AGO wurde konventionell dosiertes Epirubicin/Taxol® mit Epirubicin/Cyclophosphamid verglichen [Lück et al. 2000]. Das progressionsfreie Intervall war mit ET signifikant länger (9 vs. 7,3 Monate; p = 0,015); dieser Unterschied war sogar noch größer bei jenen Patientinnen, die bereits eine adjuvante Chemotherapie erhalten hatten (8,7 vs. 4,8 Monate; p = 0,02). Dennoch führte dies im Gesamtkollektiv nicht zu einer Verlängerung der medianen Überlebenszeit gegenüber EC. Wurde allerdings der HER2-Status der Patientinnen berücksichtigt, ergab sich ein neues Bild: Die Patientinnen mit HER2-positiven Tumoren sprachen auf ET deutlich besser an als auf EC [Konecny et al. 2001]. So ergab sich bei den insgesamt 102 HER2-positiven Patientinnen für alle Wirkungsparameter eine signifikante Überlegenheit des Taxol®-Regimes (Ansprechrate 71 % vs. 47 %, p = 0,031; progressionsfreies Überleben 10,1 vs. 7,1 Monate, p = 0,018; Gesamtüberleben 23,6 vs. 12,9 Monate, p = 0,035). Die Kombination Epirubicin/Taxol® scheint demnach besonders für Patientinnen mit Überexpression von HER2 und adjuvant vorbehandelte Patientinnen geeignet zu sein. Die kardiale Nebenwirkungsrate war in beiden Therapiearmen mit ≤ 1 % vernachlässigbar gering, EC war allerdings myelotoxischer als ET.

Bei der dritten Studie handelte es sich ebenfalls um eine Vergleichsstudie ET vs. EC [Carmichael et al. 2001]. Hier wurden Epirubicin mit 75 mg/m^2 und Taxol® mit 200 mg/m^2 jeweils etwas höher dosiert als in der AGO-Studie. Zwar deutete sich auch in dieser Studie eine etwas höhere Ansprechrate mit ET an (67 % vs. 56 %), doch medianes progressionsfreies Überleben und Gesamtüberleben waren in beiden Therapiearmen praktisch identisch. Der HER2-Status wurde in dieser Studie nicht ausgewertet.

Tab. 14 Randomisierte Studien mit Taxol®/Anthrazyklin-Kombinationsregimen beim palliativ unvorbehandelten metastasierten Mammakarzinom

Schema (i. v.)	Patientinnenzahl (Vorbehandlung)	CR + PR [CR]	Progressionsfreies Intervall (Median)	Überlebenszeit (Median)	Studiengruppe/ Quelle
Doxorubicin 50 mg/m² d 1 Taxol® 220 mg/m² (3 h) d 2 /3 Wo. × 8	134 (44% adj. CT)	68% [19%]	8,3 Mon.	23,3 Mon.	Jassem et al. 2001
versus					
5-Fluorouracil 500 mg/m² Doxorubicin 50 mg/m² Cyclophosphamid 500 mg/m² /3 Wo. × 8	133 (46% adj. CT)	55% [8%]	6,2 Mon.	18,3 Mon.	
Wirksamkeit von Doxorubicin/Taxol® signifikant besser als die des konventionellen FAC-Regimes.					
Doxorubicin 60 mg/m² Taxol® 175 mg/m² (3 h) /3 Wo.	138 (35% adj. CT)	58% [7%]	PFS: 6 Mon.	20,5 Mon.	**EORTC** Biganzoli et al. 2002
versus					
Doxorubicin 60 mg/m² Cyclophosphamid 600 mg/m² /3 Wo.	137 (37% adj. CT)	54% [3%]	PFS: 6 Monate	20,6 Monate	
Doxorubicin/Taxol® gleich wirksam wie Doxorubicin/Cyclophosphamid.					

Fortsetzung Seite 76

Tab. **14** (*Fortsetzung*) Randomisierte Studien mit Taxol®/Anthrazyklin-Kombinationsregimen beim palliativ unvorbehandelten metastasierten Mammakarzinom

Schema (i.v.)	Patientinnenzahl (Vorbehandlung)	CR + PR [CR]	Progressionsfreies Intervall (Median)	Überlebenszeit (Median)	Studiengruppe/ Quelle
Doxorubicin 60 mg/m^2 Taxol® 200 mg/m^2 /3 Wo.	47 (34% aller Pat. adj. CT)	53%	k.A.	23 Monate	Martino et al. 2002
versus					
Doxorubicin 45 mg/m^2 Taxol® 200 mg/m^2 /3 Wo.	27	63%	k.A.	22 Monate	
versus					
Doxorubicin 60 mg/m^2 Cyclophosphamid 600 mg/m^2 /3 Wo.	49	51%	k.A.	26 Mon.	

Doxorubicin/Taxol® gleich wirksam wie Doxorubicin/Cyclophosphamid; mit der niedrigeren Doxorubicindosis tendenziell geringere Kardiotoxizität.

Epirubicin 110 mg/m^2/2 Wo. × 4 → Taxol® 225 mg/m^2 (3 h) /2 Wo. × 4 jeweils + G-CSF	93 (44% adj. CT)	55% [21,5%]	10 Mon.	21,5 Mon.	Fountzilas et al. 2001
versus					
Epirubicin 80 mg/m^2 Taxol® 175 mg/m^2 (3 h) /3 Wo. + G-CSF	90 (43% adj. CT)	42% [9%]	8,5 Mon.	20 Mon.	

Signifikant höhere CR-Rate mit dem sequenziellen Regime, aber kein längeres Überleben.

Fortsetzung Seite 77

Tab. **14** *(Fortsetzung)* Randomisierte Studien mit Taxol®/Anthrazyklin-Kombinationsregimen beim palliativ unvorbehandelten metastasierten Mammakarzinom

Schema (i. v.)	Patientinnenzahl (Vorbehandlung)	CR + PR [CR]	Progressionsfreies Intervall (Median)	Überlebenszeit (Median)	Studiengruppe/ Quelle
Epirubicin 60 mg/m² Taxol® 175 mg/m² (3 h) /3 Wo. × 8 – 10	597 z. Z. auswertbar 489 (Response) bzw. 481 (Toxizität) (ca. ²/₃ adj. CT)	alle Pat.: 46 % [8 %] HER2 +: 71 %	alle Pat.: 9,0 Mon. HER2 +: 10,1 Mon.	alle Pat.: 16,8 Mon. HER2 +: 23,6 Mon.	**AGO** Lück et al. 2000 + Oral Presentation; Konecny et al. 2001 + Oral Presentation
versus					
Epirubicin 60 mg/m² Cyclophosphamid 600 mg/m² /3 Wo. × 8 – 10		alle Pat.: 40 % [8 %] HER2 +: 47 %	alle Pat.: 7,3 Mon. HER2 +: 7,1 Mon.	alle Pat.: 20,2 Mon. HER2 +: 12,9 Mon.	

Signifikante Wirkungsüberlegenheit von ET bei Ansprechrate, progressionsfreiem und Gesamtüberleben in der Subgruppe von Patientinnen mit HER2-überexprimierenden Tumoren.

Epirubicin 75 mg/m² Taxol® 200 mg/m² /3 Wo.	705 (54 % adj. CT, 14 % mit AZ)	67 %	6,5 Mon.	13,7 Mon.	Carmichael 2001
versus					
Epirubicin 75 mg/m² Cyclophosphamid 600 mg/m² /3 Wo.	56 %	6,7 Mon.	13,8 Mon.		

Kein Wirkungsunterschied zwischen den Therapieregimen.

AZ = Anthrazyklin; CR = komplette Remission; CT = Chemotherapie; k.A. = keine Angabe; PFS = progressionsfreies Überleben; PR = partielle Remission.

Mittlerweile sind in Deutschland zwei weitere interessante Studien zur First-line-Therapie des metastasierten Mammakarzinoms mit Taxol® angelaufen. In der Phase-III-Studie Mamma-3 der AGO (Studienleitung PD Dr. Lück) werden 6 Zyklen Epirubicin/Taxol® mit 6 Zyklen Taxol®/Capecitabin verglichen. Bei der Intergroup-Studie Mamma-HER2 der AGO/NOGGO (Studienleitung Prof. Dr. Blohmer) handelt es sich um eine nicht randomisierte Pilotstudie der Phase II. Patientinnen mit HER2-positiven Tumoren erhalten eine sequenzielle Therapie mit 4 Zyklen Epirubicin, gefolgt von 12 wöchentlichen Therapien mit Taxol® + Trastuzumab. Trastuzumab wird anschließend bis zur Progression weiter verabreicht. Sollte sich dieses Therapieprotokoll bewähren, wird es in einer Phase-III-Studie mit einem Standardregime verglichen.

Taxol® und Trastuzumab

Eine hochinteressante neue therapeutische Perspektive beim metastasierten Mammakarzinom wurde in einer multinationalen randomisierten Phase-III-Studie aufgezeigt [Slamon et al. 2001]. In dieser Studie wurde der monoklonale Antikörper Trastuzumab (Herceptin®), der gegen den Wachstumsfaktor-Rezeptor HER-2/neu gerichtet ist, in Kombination mit einer Chemotherapie eingesetzt (Tab. **15**). Insgesamt wurden 469 Frauen mit metastasiertem Mammakarzinom behandelt, deren Tumor den HER2-Rezeptor überexprimierte und die lediglich adjuvant vorbehandelt waren. Als Chemotherapie wurde entweder die Kombination eines Anthrazyklins (Doxorubicin oder Epirubicin) mit Cyclophosphamid oder – bei vorausgegangener adjuvanter Anthrazyklinexposition – Taxol® ($175 \, mg/m^2$ als 3-h-Infusion) eingesetzt. Die Hälfte der Patientinnen erhielt nach einem Randomisierungsplan zusätzlich Trastuzumab ($4 \, mg/kg$ als Initialdosis, danach jede Woche $2 \, mg/kg$ i.v. als Erhaltungsdosis).

Mit Trastuzumab war die Gesamtremissionsrate der Chemotherapie signifikant höher und das progressionsfreie Intervall und das Gesamtüberleben signifikant länger. So wurde die Remissionsrate unter Taxol® durch Trastuzumab mehr als verdoppelt (41% vs. 17%; $p < 0,001$) und das progressionsfreie Intervall von 3,0 auf 6,9 Monate verlängert ($p < 0,001$). Nach einer medianen Beobachtungsdauer von 31 Monaten war in den Chemotherapiegruppen mit Trastuzumab auch die mediane Überlebenszeit signifikant länger als in den Behandlungsgruppen ohne Trastuzumab ($25,1$ vs. $22,4$ Monate; $p = 0,046$). In Kombination mit Taxol® verlängerte Trastuzumab die mediane Überlebenszeit von $18,4$ auf $22,1$ Monate (nicht signifikant). Die Gesamthäufigkeit schwerer Nebenwirkungen wurde durch Trastuzumab nicht erhöht. Allerdings trat unter der Kombinationsbehandlung mit Anthrazyklin/Cyclophospha-

Tab. **15** Ergebnisse einer randomisierten Studie beim metastasierten Mammakarzinom mit einer Kombination von Chemotherapie und dem monoklonalen HER2-Rezeptorantikörper Trastuzumab (Herceptin®) als palliative First-line-Therapie [Slamon et al. 2001]

Schema	Zahl aufgenommener Patientinnen	CR + PR [CR]	Progressionsfreies Intervall (Median)	Überleben (Median)
nur CT (alle Pat.)	234	32% [3%]	4,6 Mon.	20,3 Mon.
CT + Trastuzumab* (alle Pat.)	235	50%[a] [8%]	7,4 Mon.[a]	25,1 Mon.[c]
DOX 60 mg/m² od. EPI 75 mg/m² CPA 600 mg/m²	138	42% [4%]	6,1 Mon.	21,4 Mon.
DOX 60 mg/m² od. EPI 75 mg/m² CPA 600 mg/m² Trastuzumab*	143	56%[b] [8%]	7,8 Mon.[a]	26,8 Mon.
Taxol® 175 mg/m² (3 h)	96	17% [2%]	3,0 Mon.	18,4 Mon.
Taxol® 175 mg/m² (3 h) Trastuzumab*	92	41%[a] [8%]	6,9 Mon.[a]	22,1 Mon.

* Initialdosis 4 mg/kg, danach 2 mg/kg i.v. wöchentlich.
[a] $p < 0,001$; [b] $p = 0,02$; [c] $p = 0,046$.
CPA = Cyclophosphamid; CR = komplette Remission; CT = Chemotherapie; DOX = Doxorubicin; EPI = Epirubicin; PR = partielle Remission.

mid + Trastuzumab deutlich häufiger die für Anthrazykline typische myokardiale Funktionsstörung auf (16 % Grad 3/4) als mit Taxol® + Trastuzumab (2 % Grad 3/4).

Noch bessere Ergebnisse – vor allem bei Patientinnen mit Überexpression von HER2 – erzielte die Kombination Taxol®/Trastuzumab in einer nicht randomisierten Studie, die am Memorial Sloan-Kettering Cancer Center in New York durchgeführt wurde [Seidman et al. 2001]. Von den 95 Patientinnen in dieser Studie hatten 77 % zuvor bereits eine adjuvante und 30 % eine palliative Chemotherapie (bis zu 3 Regime) erhalten. Taxol®/Trastuzumab wurde wöchentlich verabreicht, Trastuzumab wie üblich in der Anfangsdosis von 4 mg/kg und danach 2 mg/kg/ Woche, Taxol® in einer Dosierung von 90 mg/m². Insgesamt betrug die Ansprechrate 61 %. Bei Patientinnen mit HER2-überexprimierenden Tumoren lag je nach verwendetem Test die Ansprechrate zwischen 67 % und 81 %, bei HER2-negativen Patientinnen zwischen 41 % und 46 %. Die Behandlung wurde im Allgemeinen gut toleriert. In drei Fällen (in zwei Fällen nach Vorbehandlung mit Doxorubicin) traten kardiale Komplikationen mit einem deutlichen Abfall der linksventrikulären Auswurffraktion auf; unter Behandlung mit Trastuzumab sollten die Patientinnen daher vorsorglich kardiologisch überwacht werden.

Aufgrund dieser wegweisenden Studienergebnisse erhielt die Kombinationstherapie mit Taxol®/Trastuzumab mittlerweile von den Zulassungsbehörden in den USA und Deutschland die Zulassung für die Firstline-Chemotherapie des metastasierten Mammakarzinoms.

Taxol® und Gemcitabin

In den letzten Jahren wird Taxol® auch immer häufiger mit Gemcitabin kombiniert. Dieses Nukleosid-Analogon verfügt zwar beim Mammakarzinom nur über eine moderate Monoaktivität, ist aber gut verträglich und führt in Kombination mit anderen aktiven Zytostatika oft zu beachtlichen Wirkungssteigerungen. So lagen in drei publizierten Studien die Ansprechraten mit Gemcitabin/Taxol® in der First-line-Therapie bei 71 % (26 % CR) [Colomer et al. 2004] und in der Second- oder Third-line-Therapie bei 45 % [Sanchez-Rovira 1998] bzw. 55 % [Murad 2003]. Die mediane Remissionsdauer betrug in diesen Studien 8–9 Monate und die mediane Überlebenszeit bei massiv vorbehandelten Patientinnen 12 Monate. In einer Studie der Hoosier Oncology Group [Miller et al. 2002] wurde Gemcitabin 1200 mg/m² Tag 1 + 8 zusammen mit Taxol® 175 mg/m² (3 h) Tag 1 alle 3 Wochen und wöchentlichen Dosen von Trastuzumab (anfangs 4, dann 2 mg/kg/Woche) als First-line-Therapie bei Patientinnen mit Überexpression von HER2 eingesetzt. Die Ansprechrate betrug 62 % (9 % CR) und das mediane progressionsfreie Intervall 6,4 Monate.

Von einer randomisierten Studie liegen bisher nur Zwischenergebnisse in Abstractform vor [O'Shaughnessy et al. 2003]. 529 Patientinnen, die fast alle eine anthrazyklinhaltige (neo-)adjuvante, aber noch keine palliative Chemotherapie erhalten hatten, wurden in zwei Studienarme randomisiert: Kombinationstherapie mit Taxol® 175 mg/m^2 Tag 1 + Gemcitabin 1250 mg/m^2 Tag 1 + 8 oder Monotherapie mit Taxol® 175 mg/m^2, jeweils mit Zykluswiederholung alle 3 Wochen bis zum Tumorprogress. Die Kombination induzierte nicht nur eine höhere Ansprechrate (39 % vs. 26 %), sondern verlängerte auch das progressionsfreie Intervall signifikant von 3,5 auf 5,4 Monate (p = 0,0015). Die Wahrscheinlichkeit, nach 6 Monaten noch progressionsfrei zu sein, wurde durch die Kombinationstherapie um 50 % erhöht. Der Einfluss auf das Gesamtüberleben war zum Publikationszeitpunkt noch nicht auswertbar.

Weitere Studien wurden mit der Dreierkombination von Taxol® mit Gemcitabin und einem Anthrazyklin durchgeführt. Mit einer dosisdichten First-line-Therapie mit der Kombination GAT (Gemcitabin + Doxorubicin + Taxol® alle 2 Wochen) wurde bei 41 Patientinnen eine Ansprechrate von 83 % erzielt, das progressionsfreie Intervall betrug 13,9 Monate und die mediane Überlebenszeit 26,2 Monate [Sanchez-Rovira 2001]. Die First-line-Therapie mit GET (Gemcitabin 1000 mg/m^2 Tag 1 + 4, Epirubicin 90 mg/m^2 Tag 1, Taxol® 175 mg/m^2 als 3-h-Infusion Tag 1 alle 3 Wochen) führte bei 48 Patientinnen zu einer Gesamtansprechrate von 71 % einschließlich 15 % CR, einem medianen progressionsfreien Überleben von 10,5 Monaten und einer medianen Gesamtüberlebenszeit von 25,9 Monaten. Eine Neutropenie Grad 3/4 trat in 62 % aller Zyklen, eine Mukositis Grad 3/4 in 31 % der Zyklen auf [Cappuzzo et al. 2004]. In einer weiteren Studie [Conte et al. 2001] erhielten 36 Patientinnen zunächst 6 Zyklen des gleichen GET-Regimes und anschließend jene Patientinnen mit einer objektiven Remission oder Tumorstillstand eine Hochdosis-Chemotherapie mit Stammzelltransplantation. Die Ansprechrate mit GET betrug 92 % (31 % CR), die mediane Überlebenszeit war nach 39 Monaten noch nicht erreicht. GAT und GET müssen demnach zu den wirksamsten Kombinationsregimen gezählt werden, die gegenwärtig zur Behandlung des metastasierten Mammakarzinoms zur Verfügung stehen; ihre Toxizität ist allerdings auch höher als die der Zweierkombination Taxol®/Gemcitabin.

Weitere Kombinationsregime mit Taxol®
beim metastasierten Mammakarzinom

Neben den besprochenen Zytostatika wurden bislang vor allem 5-Fluorouracil, Platinderivate und Vinorelbin mit Taxol® kombiniert. Die Ergebnisse einiger Studien mit **5-Fluorouracil** sind in Tab. 16 und mit **Platin** in Tab. 17 zusammengestellt. Die Kombination 5-Fluorouracil/Taxol® zeichnet sich durch eine gute Verträglichkeit aus. Die Studie von Klaassen et al. (1997) deutet darauf hin, dass sich die Aktivität des Kombinationsregimes durch Hinzunahme von Cisplatin weiter steigern lässt.

Die exzellenten Ergebnisse, die Gelmon et al. (1996), mit einer zweiwöchentlich verabreichten Taxol®/Cisplatin-Behandlung erzielten (Ansprechrate 85% bei nur adjuvant vorbehandelten Patientinnen), konnten von McCaskill-Stevens et al. (1996) nicht bestätigt werden. Als Kombinationspartner für zukünftige Studien bietet sich darüber hinaus Carboplatin an, das ein günstigeres Toxizitätsprofil als Cisplatin aufweist.

In mehreren Phase-I- bzw. Phase-II-Studien wurde Taxol® mit dem neuen Vincaalkaloid **Vinorelbin** kombiniert, das ebenso wie das Taxan eine bemerkenswerte Aktivität beim anthrazyklinresistenten Mammakarzinom aufweist. Entsprechend wurden diese Studien durchweg an Patientinnen durchgeführt, die mit Doxorubicin und/oder Mitoxantron vorbehandelt waren (Tab. 18).

So hatten in einer italienischen Phase-II-Studie [Michelotti et al. 1996] 35 der 37 einbezogenen Patientinnen bereits eine Anthrazyklinbehandlung erhalten. Vinorelbin wurde in einer Dosis von 25 mg/m², danach Taxol® 135 mg/m² als 3-stündige Infusion an Tag 1 verabreicht. Es wurde versucht, entweder an Tag 3 oder Tag 8 eine zweite Vinorelbindosis zu geben, was allerdings wegen einer Grad-4-Neutropenie in den meisten Fällen nicht oder nur mit reduzierter Dosis möglich war. Die Gesamtremissionsrate betrug 38%, wobei selbst 4 der 10 Patientinnen mit absoluter Anthrazyklinresistenz eine Remission erlangten. Die mediane Remissionsdauer betrug 6,5 Monate.

Die gleiche Ansprechrate (38% einschließlich 9% CR) mit einer deutlich längeren medianen Remissionsdauer von 12 Monaten wurde in der Phase-I/II-Studie einer anderen italienischen Arbeitsgruppe erreicht [Tortoriello et al. 1998]. Auch die 34 auswertbaren Patientinnen in dieser Studie waren mit einem Anthrazyklin vorbehandelt. Sie erhielten Vinorelbin in einer festgelegten Dosis von 30 mg/m², während die Taxol®-Dosis beginnend mit 90 mg/m² schrittweise gesteigert wurde. Als geeignete Phase-II-Dosis von Taxol® erwies sich 210 mg/m². Bei höheren Taxol®-Dosen war die neurologische Toxizität dosislimitierend. Aufgrund dieser guten Ergebnisse setzen die Autoren diese Kombination derzeit in einer Phase-II-Studie als First-line-Therapie im metastasierten Stadium ein.

Auf dem ASCO-Kongress 1998 wurden weitere interessante Ergebnisse mit der Kombination Taxol® + Vinorelbin vorgestellt. So wurde in einer Phase-I/II-Studie Taxol® als 96-h-Infusion (26–32 mg/m²/Tag) und Vinorelbin an den Tagen 8 und 15 in Dosen von 22,5–27,5 mg/m² verabreicht. Die Zyklen wurden alle 3 Wochen wiederholt, auf den höheren Dosisstufen wurde zusätzlich G-CSF eingesetzt. Alle 30 einbezogenen Patientinnen waren mit Doxorubicin vorbehandelt. Dennoch gelangten 17 (57 %) in eine Remission, 7 (23 %) sogar in eine komplette Remission. Im Einzelnen sprachen 8 von 12 Patientinnen an, die unter einer laufenden Doxorubicintherapie rezidiviert waren, ferner 4 von 9 Patientinnen, die binnen 12 Monaten nach Beendigung der Doxorubicinbehandlung ein Rezidiv erlitten, und 5 von 9 Patientinnen, die eine kumulative Doxorubicindosis von ≥ 450 mg/m² erhalten hatten. Dosislimitierende Nebenwirkung dieses Regimes war die Myelotoxizität, vor allem die Neutropenie [Ellis et al. 1998].

Taxol® in der neoadjuvanten Therapie des lokal fortgeschrittenen Mammakarzinoms

Aufgrund der guten Behandlungsergebnisse mit Taxol® beim metastasierten Mammakarzinom erschien es bald logisch und konsequent, dieses hochwirksame Zytostatikum auch in die Therapie von Patientinnen einzubringen, bei denen die Erkrankung noch nicht so weit fortgeschrittenen ist und bei denen noch eine realistische Heilungschance besteht. Die neoadjuvante Therapie ist mittlerweile ein häufig angewandtes Verfahren beim lokal fortgeschrittenen bzw. inoperablen Mammakarzinom. Sie dient dem Zweck, große Tumoren so weit zu verkleinern, dass eine radikale Operation nach Möglichkeit vermieden werden kann und vorhandene Mikrometastasen frühzeitig zu eliminieren.

Seit 1997 wurden in der Literatur mehrere Studien zur neoadjuvanten Taxol®-Therapie publiziert (Tab. **19**). In einer Monotherapiestudie mit Dosiseskalation [Dittrich et al. 1997] führte Taxol® erst ab einer Dosierung von 250 mg/m² (als 24-h-Infusion) zu klinischen Remissionen (Ansprechrate 61 %), während von 12 Patientinnen, die mit 200 mg/m² behandelt wurden, keine ansprach. Die Autoren vermuten deshalb die Existenz einer Dosis-Wirkungs-Beziehung und/oder einer Schwellendosis.

Eine am M. D. Anderson Cancer Center in Houston/Texas durchgeführte randomisierte Phase-III-Studie verglich an 174 Patientinnen im Stadium T1-3N0-1M0 vier präoperative Zyklen Mono-Taxol® (250 mg/m²

Tab. **16** Taxol®/5-Fluorouracil-Kombinationsregime in Phase-I-/-II-Studien beim metastasierten Mammakarzinom

Schema (i. v.)	Patientinnenzahl (Vorbehandlung)	CR + PR [CR]	Remissionsdauer (Median)	Quelle
5-Fluorouracil 1,5 – 2 g/m² (24 h) d 1 + 8 + 15 + 22 + 29 + 36 Folinsäure 500 mg/m² (2 h) vor 5-FU Taxol® 135 – 175 mg/m² (3 h) d 1 + 22 /7 Wo.	54 (17 nur adjuvant, 12 nur palliativ, 25 adjuvant + palliativ; 37 AZ)	59 % [4 %]	9 Monate (mediane Überlebenszeit 19 Mon.)	Klaassen 1995
Auch bei AZ-Vorbehandlung gut verträgliches, ambulant durchführbares Regime.				
Taxol® 80 mg/m² (1 h) Folinsäure 20 mg/m² (1 h) 5-Fluorouracil 425 mg/m² Bolus wöchentlich	30 (keine palliative CT)	47 % [10 %]	–	Loesch et al. 1998
Wegen Neutropenie empfiehlt sich nach 3 wöchentlichen Zyklen eine 1-wöchige Pause.				
5-Fluorouracil 350 mg/m² Bolus d 1 – 3 Folinsäure 500 mg/m² (<1 h) vor 5-FU Taxol® 175 mg/m² (3 h) d 1 /4 Wo.	34 (0 – 3 CT, adjuvant oder palliativ, ohne Taxol®, oft mit AZ)	62 % [9 %]	–	Johnson et al. 1997
Recht gute Wirksamkeit ohne Abhängigkeit von AZ-Vorbehandlung, geringe Toxizität.				
5-Fluorouracil 350 – 375 mg/m² d 1 – 3 Folinsäure 10 – 100 mg/m² d 1 – 3 Taxol® 135 – 175 mg/m² d 1 /3 Wo.	16 (0 bis > 2 CT; 13 palliativ, alle AZ adjuvant oder palliativ)	50 % [0 %]	–	Nisticò et al. 1997
Trotz massiver Vorbehandlung hohe Aktivität und ausgezeichnete Verträglichkeit.				

Fortsetzung Seite 85

Tab. 16 *(Fortsetzung)* Taxol®/5-Fluorouracil-Kombinationsregime in Phase-I-/-II-Studien beim metastasierten Mammakarzinom

Schema (i. v.)	Patientinnenzahl (Vorbehandlung)	CR + PR [CR]	Remissionsdauer (Median)	Quelle
5-Fluorouracil 2 g/m² (24 h) d 1 + 8 + 15 + 22 + 29 + 36 Folinsäure 500 mg/m² (2 h) vor 5-FU Taxol® 175 mg/m² (3 h) d 0 + 21 Cisplatin 50 mg/m² (1 h) d 1 + 22 /7 Wo. **Hochwirksames Regime.**	28 (nicht palliativ, 25 adjuvant)	83 % [29 %]	zu früh	Klaassen et al. 1997

5-FU 5-Fluorouracil
AZ   Anthrazyklin
CR   komplette Remission
CT   Chemotherapie
PR   partielle Remission

Tab. 17   Taxol®/Platin-Kombinationsregime in Phase-I-/-II-Studien beim metastasierten Mammakarzinom

Schema (i. v.)	Patientinnenzahl (Stadium, Vorbehandlung)	CR + PR [CR]	Remissionsdauer (Median)	Quelle
Cisplatin 60 mg/m² Taxol® 90 mg/m² (3 h) /2 Wo.	27 (fast alle adjuvant mit AZ)	85% [11%]	RD: 8 Mon.	Gelmon et al. 1996
Hochwirksame Kombination beim palliativ unvorbehandelten metastasierten Mammakarzinom.				
Cisplatin 60 mg/m² Taxol® 90 mg/m² (3 h) /2 Wo. × 8	25 (alle adjuvant)	60% [12%]	RD: 8 Mon. S: 11 Mon.	McCaskill-Stevens et al. 1996
Gut verträglich, aber die hohe Ansprechrate in der Studie von Gelmon et al. ließ sich nicht bestätigen.				
Cisplatin 75 mg/m² Taxol® 200 mg/m² (24 h) + G-CSF /3 Wo.	42 (St. III oder IV; zumeist adjuvant, wenige palliativ)	52% [12%]	RD: 10,6 Mon.	Wasserheit et al. 1996
Wirksam, aber kumulierende Neuropathie dosislimitierend.				
Carboplatin AUC 7 Taxol® 200 mg/m² (3 h) + G-CSF /4 Wo.	37 (alle palliativ, AZ- oder Mitoxantron-resistent)	44% [14%]	RD: 9 Mon. S: 12 Mon.	Aravantinos et al. 1997
Gut verträgliches, auch bei Anthrazyklinresistenz wirksames Regime.				
Carboplatin AUC 6 Taxol® 175 mg/m² (3 h) + G-CSF /3 Wo.	66 (58% adjuvant, z. T. mit AZ oder Mitoxantron)	53% [12%]	RD: 9 Mon. PFI: 8,9 Mon.	Fountzilas et al. 1997
Beachtliche Aktivität und beherrschbare Toxizität als palliative Erstchemotherapie, leicht anwendbar.				

Fortsetzung Seite 87

Tab. **17** *(Fortsetzung)* Taxol®/Platin-Kombinationsregime in Phase-I-/-II-Studien beim metastasierten Mammakarzinom

Schema (i. v.)	Patientinnenzahl (Stadium, Vorbehandlung)	CR + PR [CR]	Remissionsdauer (Median)	Quelle
Taxol® 200 mg/m² (3 h) Carboplatin AUC 6 /3 Wo.	50 (58 % adjuvante CT, 36 % mit DOX)	62 % [16 %]	PFI: 7,3 on. 1-J-S: 72 %	Perez et al. 2000

Gute Wirksamkeit und Verträglichkeit.

1-J-S	1-Jahres-Überlebensrate
AZ	Anthrazyklin
CR	komplette Remission
CT	Chemotherapie
DOX	Doxorubicin
PFI	progressionsfreies Intervall
PR	partielle Remission
RD	Remissionsdauer
S	Überlebenszeit

Tab. 18 Taxol®/Vinorelbin-Kombinationsregime in Phase-I-/-II-Studien beim metastasierten Mammakarzinom

Schema (i.v.)	Patientinnenzahl (Vorbehandlung)	CR + PR [CR]	Remissionsdauer/ Überleben (Median)	Quelle
Vinorelbin 25 mg/m² d 1 + 3 oder 8* Taxol® 135 mg/m² (3 h) d 1	37 (35 mit AZ-Vorbehandlung)	38%	RD: 6,5 Mon.	Michelotti et al. 1996
Praktikables und aktives Salvageregime nach Anthrazyklin-Vorbehandlung.				
Vinorelbin 30 mg/m² Taxol® ab 90 mg/m² (Phase-II-Dosis 210 mg/m²) /3 Wochen	34 (alle AZ-Vorbehandlung)	38%	RD: 12 Mon.	Tortoriello et al. 1998
Lange Remissionsdauer bei anthrazyklinvorbehandelten Patientinnen.				
Taxol® 26–32 mg/m² (96 h) d 1–4 Vinorelbin 22,5–27,5 mg/m² d 8+15 + G-CSF/3 Wochen	30 (alle AZ-Vorbehandlung)	57% [23%]	PFI: 6 Mon. S: 12 + Mon.	Ellis et al. 1998
Wirksames Regime für die Zweitchemotherapie nach AZ-Vorbehandlung; Toxizität mit G-CSF akzeptabel.				
Taxol® 135 mg/m² (1 h) d 1 Vinorelbin 30 mg/m² d1 /3 Wochen	46 (alle AZ-Vorbehandlung; 15 nur adjuvant)	54%** [13%]	–	Martin et al. 1998
Dieses Regime war einfach (an 1 Tag) zu verabreichen, sicher und bei allen Anthrazyklinresistenzgraden wirksam.				

* Bei den meisten Patientinnen konnte Vinorelbin an Tag 3 oder 8 nicht bzw. nur in reduzierter Dosis verabreicht werden.

** Die Remissionsraten betrugen bei First-line-, Second-line- und Third-line-Chemotherapie im metastasierten Stadium 67%, 50% und 45,5%, bei echter Anthrazyklinresistenz 54,5%.

AZ = Anthrazyklin; CR = komplette Remission; PFI = progressionsfreies Intervall; PR = partielle Remission; RD = Remissionsdauer; S = Überlebenszeit.

als 24-h-Infusion) mit vier Zyklen des FAC-Schemas (5-Fluorouracil + Doxorubicin + Cyclophosphamid), jeweils alle 3 Wochen [Buzdar et al. 1999]. Im Taxol®-Arm wurde eine hohe klinische Ansprechrate von 80% beobachtet, darunter 27% komplette Remissionen. Allerdings befanden sich in dieser Studie alle behandelten Patientinnen noch in einem operablen Stadium. Damit erwies sich Mono-Taxol® in Bezug auf die induktive Remissionsrate dem Standardschema FAC (Gesamtansprechrate 79% mit 24% CR) als ebenbürtig. Sehr vielversprechend waren auch die Überlebensdaten dieser Studie. Nach einem medianen Beobachtungszeitraum von 23 Monaten hatten in der FAC-Gruppe 10 von 87 Patientinnen und in der Taxol®-Gruppe 7 von 87 Patientinnen ein Rezidiv erlitten. Die tumorfreie Überlebensrate wurde nach 2 Jahren mit FAC auf 89% und mit Mono-Taxol® auf 94% geschätzt. Damit scheinen beide Therapieregime beim frühen Mammakarzinom auch in Bezug auf ihre rezidivverhindernde Wirkung gleichwertig zu sein.

Am gleichen Zentrum in Houston wurde anschließend eine weitere Phase-III-Studie durchgeführt, deren Ergebnisse erstmals auf der ASCO-Tagung 2002 präsentiert wurden [Green et al. 2002]. In dieser Studie wurde eine sequenzielle neoadjuvante Strategie mit Taxol® und FAC verfolgt. Randomisiert wurden die Patientinnen in zwei Studienarme mit wöchentlicher versus 3-wöchentlicher Taxol®-Therapie; alle Patientinnen erhielten anschließend 4 Zyklen FAC. Die 3-wöchentliche Behandlung bestand aus 4 Zyklen zu 225 mg/m² Taxol® als 24-h-Infusion, die wöchentliche Taxol®-Therapie wurde nach axillärem Lymphknotenstatus differenziert: Nodal-negative Patientinnen erhielten 12 wöchentliche Dosen zu 80 mg/m² und nodal-positive Patientinnen 4 Zyklen mit 150 mg/m² an den Tagen 1, 8 und 15 und Zykluswiederholung an Tag 29. Interessanterweise wurde mit der wöchentlichen Taxol®-Therapie signifikant häufiger eine pathologisch komplette Remission (pCR) von Primärtumor und axillären Lymphknotenmetastasen erreicht als mit der 3-wöchentlichen Therapie (28,8% vs. 13,6%; p < 0,01). Die Ergebnisse zum rezidivfreien und Gesamtüberleben in dieser Studie werden mit Spannung erwartet.

Aufgrund dieser ersten Erfolg versprechenden Ergebnisse mit Taxol® in der neoadjuvanten Therapie des Mammakarzinoms sind eine Reihe weiterer Studien angelaufen (Tab. **20**). So vergleicht beispielsweise die **AGO** eine präoperative dosisdichte sequenzielle Therapie mit 3 × Epirubicin gefolgt von 3 × Taxol® alle 2 Wochen (+ G-CSF) mit 4 Zyklen der Kombination Epirubicin/Taxol® alle 3 Wochen [Untch et al. 2001, 2002]. Es wurden 631 Hochrisikopatientinnen mit primärem Mammakarzinom (T > 3 cm oder inflammatorisch) in die Studie aufgenommen; alle erhielten postoperativ noch 3 Zyklen CMF. Eine Zwischenauswertung der ersten 475 Patientinnen [Untch et al. 2002] ergab mit der do-

Tab. **19** Neoadjuvante Therapiestudien mit Taxol® beim lokal fortgeschrittenen Mammakarzinom

Schema (i.v.)	Patientinnen-zahl	CR + PR [CR, pCR]/Überleben	Quelle
Taxol® 250 mg/m² (24 h) /3 Wo. × 4	33	61% [9%, k.A.]	Dittrich et al. 1997
Erst in einer Dosierung ab 250 mg/m² ausreichend wirksam.			
Taxol® 135 oder 175 mg/m² Doxorubicin 60 mg/m² /3 Wo. × 3	20	80% [10%, 20%]	Anelli et al. 1997
Hochwirksames Regime mit akzeptabler Toxizität; keine klinische Kardiotoxizität.			
Taxol® 135 mg/m² (3 h) Cisplatin 75 mg/m² /3 Wo. × 3 (zirkadian)	22	90% [10%, 20%]	Ezzat et al. 1997
Effektive und gut verträgliche Therapie, allerdings bei Tumoren > 10 cm und/oder Lymphknotenmetastasen > 3,5 cm nur begrenzt wirksam.			
Taxol® 250 mg/m² (24 h) /3 Wo. × 4	87	80% [27%, 14%] 2-J-DFS: 94%	Buzdar et al. 1999
versus			
5-Fluorouracil 500 mg/m² d 1 + 4 Doxorubicin 50 mg/m² (72 h) Cyclophosphamid 500 mg/m² d 1 /3 Wo. × 4 Postoperativ 4 × FAC in beiden Armen	87	79% [24%, 23%] 2-J-DFS: 89%	
Taxol®-Monotherapie und FAC-Kombinationstherapie haben vergleichbare zytoreduktive und rezidivverhütende Wirksamkeit.			

Tab. **19** *(Fortsetzung)* Neoadjuvante Therapiestudien mit Taxol® beim lokal fortgeschrittenen Mammakarzinom

Schema (i.v.)	Patientinnen-zahl	CR + PR [CR, pCR]/ Überleben	Quelle
Pat. mit N0: Taxol® 80 mg/m² weekly × 12 Pat. mit N+: Taxol® 150 mg/m² d 1+8+15 /4 Wo. × 4, dann jeweils FAC × 4 → Op versus	118	[k.A., 28,8 %]	Green et al. 2002
Taxol® 225 mg/m² (24 h) /3 Wo. × 3, dann FAC × 4 → Op	118	[k.A., 13,6 %]	
Signifikant höhere pCR-Rate mit wöchentlicher Taxol®-Therapie gefolgt von 4 Zyklen FAC.			

2-J-DFS = krankheitsfreies Überleben (disease-free survival) nach 2 Jahren; CR = komplette Remission; k.A. = keine Angabe; Op = Operation; pCR = pathologisch komplette Remission; PR = partielle Remission

Tab. **20**   Laufende Studien mit Taxol® zur neoadjuvanten Therapie des frühen Mammakarzinoms

Studiengruppe/-name Autoren	Studienarme Kurzbezeichnung	Schema
AGO Untch et al. 2001, 2002 (mittlerweile geschlossen)	3 E → 3 T	Epirubicin 150 mg/m²/2 Wo. × 3 → Taxol® 250 mg/m²/2 Wo. × 3 (jeweils + G-CSF)
	versus	
	4 ET	Epirubicin 90 mg/m² + Taxol® 175 mg/m²/3 Wo. × 4
Anmerkung: Nach der Operation erhalten alle Patientinnen 3 Zyklen CMF + ggf. Strahlentherapie und Tamoxifen.		
AGO **PREPARE-Studie**	4 EC → 4 T	Epirubicin 90 mg/m² + Cyclophosphamid 600 mg/m² /3 Wo. × 4 → Taxol® 175 mg/m²/3 Wo. × 4 ± Darbepoetin-α 2,25 µg/kg wöchentlich
	versus	
	3 E → 3 T → 3 CMF	Epirubicin 150 mg/m²/2 Wo. + G-CSF → Taxol® 225 mg/m² /2 Wo. × 3 + G-CSF → CMF/4 Wo. × 3 ± Darbepoetin-α 2,25 µg/kg wöchentlich
ECTO (European Co-operative Trial in Ope-rable breast cancer) Gianni et al. 2002	4 AT → 4 CMF (neoadjuvant)	Doxorubicin 60 mg/m² + Taxol® 200 mg/m² (3 h)/3 Wo. × 4 → CMF/4 Wo. × 4
	versus	
	4 A ± T → 4 CMF (adjuvant)	Doxorubicin 75 mg/m² + Taxol® 200 mg/m² (3 h)/3 Wo. × 4 → CMF/4 Wo. × 4 versus Doxorubicin 75 mg/m²/3 Wo. × 4 → CMF/4 Wo. × 4
AGO **TECHNO-Trial** (Taxol®-Epirubicin-Cyclophos-phamid-Herceptin®-Neoadjuvant) Trial	4 EC → 4 TH	Epirubicin 90 mg/m² + Cyclophos-phamid 600 mg/m²/3 Wo. × 4 → Taxol® 175 mg/m² (3 h) Tag 1 + Trastuzumab (anfangs 8 mg/kg Tag 0, danach 6 mg/kg Tag 1) /3 Wo. × 4

Nicht randomisierte multizentrische Phase-II-Studie (Therapieoptimierung) bei Patientinnen mit Überexpression von HER2. Alle Patientinnen erhalten postoperativ für 36 Wochen Trastuzumab.

sisdichten Sequenz eine signifikant höhere pathologische CR-Rate (18 % vs. 10 %; p = 0,030); entsprechend konnte in diesem Studienarm auch signifikant häufiger brusterhaltend operiert werden (66 % vs. 55 %, p = 0,016). In einer weiteren europäischen Studie (**ECTO**, European Cooperative Trial in Operable Breast Cancer) [Gianni et al. 2002; Eiermann et al. 2003] wird eine adjuvante mit einer neoadjuvanten Strategie verglichen. Die adjuvante Therapie besteht aus 4 Zyklen Doxorubicin – randomisiert entweder mit oder ohne Taxol® – alle 3 Wochen, gefolgt von 4 Zyklen CMF alle 4 Wochen; als neoadjuvante Therapie werden 4 Zyklen Doxorubicin/Taxol® alle 3 Wochen und danach 4 Zyklen CMF alle 4 Wochen verabreicht. Bis Mai 2002 wurden 1355 Patientinnen mit einem Primärtumor > 2 cm randomisiert. Bei der vorläufig letzten Zwischenauswertung [Eiermann et al. 2003] wurde im neoadjuvanten Studienarm eine klinische CR-Rate von 50 % und pathologische CR-Rate von 23 % dokumentiert. Zudem scheint das Risiko lokaler Frührezidive in diesem Studienarm geringer zu sein.

> ❗ Die gegenwärtig vorliegenden Ergebnisse mit Taxol® in der neoadjuvanten Therapiesituation deuten darauf hin, dass von der hohen Aktivität dieses Zytostatikums auch Patientinnen im lokal fortgeschrittenen, noch nicht metastasierten Stadium eines Mammakarzinoms profitieren können. Weitere Studien müssen Aufschluss darüber geben, welches Therapieschema das beste Nutzen-Risiko-Verhältnis aufweist.

Taxol® in der adjuvanten Therapie

Aufgrund seiner hohen Monoaktivität und geringen Kreuzresistenz mit Anthrazyklinen wurde Taxol® schon früh in verschiedenen Studien am Dana-Farber Cancer Institute in Boston und am Memorial Sloan-Kettering Cancer Center (MSKCC) in New York in bewährte adjuvante Chemotherapieregime integriert, um deren Wirksamkeit weiter zu steigern, d. h. um die postoperative Rezidivrate beim nodal-positiven Mammakarzinom zu verringern (Tab. **21**).

In der Studie **CALGB 9141** [Demetri et al. 1997] wurden 4 Zyklen Taxol® (175 mg/m² als 3-stündige Infusion alle 3 Wochen) im Anschluss an 5 dosisintensive Doxorubicin/Cyclophosphamid-Zyklen verabreicht. An der Studie nahmen 172 Patientinnen mit 1 – 10 positiven axillären Lymphknoten teil. Taxol® wurde auch ohne G-CSF sehr gut vertragen. Nur 25 % der Patientinnen entwickelten eine Leukozytopenie Grad 4. Nach einer medianen Nachbeobachtungszeit von 2,4 Jahren betrug die rezidivfreie Überlebensrate aller Patientinnen 87 %, die Gesamtüber-

Tab. **21** Adjuvante Therapiestudien mit Taxol® beim nodal-positiven Mammakarzinom

Schema (i. v.)	Patientinnenzahl (Risikostatus)	Rezidivfreie Überlebensrate	Gesamtüberlebensrate	Quelle
Doxorubicin 75 mg/m² Cyclophosphamid 2000 mg/m² + G-CSF /3 Wo. × 5, *danach* Taxol® 175 mg/m² (3 h)/3 Wo. × 4 **Taxol® wurde ausgezeichnet toleriert. Langzeitergebnisse auch in der höchsten Risikogruppe vielversprechend.**	172 (46% 1 – 3 pos. LK, 37% 4 – 9 pos. LK, 17% ≥10 pos. LK)	nach median 2,4 J.: 87%	nach median 2,4 J.: 89%	**CALGB 9141** Demetri et al. 1997
Doxorubicin 90 mg/m²/2 Wo. × 3 *danach* Taxol® 250 mg/m² (24 h) /2 Wo. × 3 *danach* Cyclophosphamid 3 g/m² /2 Wo. × 3 **Hocheffektives adjuvantes Regime.**	42 (>3 pos. LK)	nach median 4 Jahren: 78%	nach median 4 Jahren: 90%	Hudis et al. 1999
Cyclophosphamid 600 mg/m² Doxorubicin 60 **vs.** 75 **vs.** 90 mg/m² (+ G-CSF)/3 Wo. × 4 *versus* Cyclophosphamid 600 mg/m² Doxorubicin 60 vs. 75 vs. 90 mg/m² (90 mg/m² + G-CSF)/3 Wo. × 4 *danach* Taxol® 175 mg/m² (3 h)/3 Wo. × 4 **Signifikant niedrigere Rezidivrate und höhere Gesamtüberlebensrate nach zusätzlicher sequenzieller Taxol®-Therapie. Gute Verträglichkeit der Behandlung. Kein Effekt der Dosiserhöhung von Doxorubicin.**	insgesamt: 3170 (46% 1 – 3 pos. LK, 42% 4 – 9 pos. LK, 12% ≥10 pos. LK)	nach 5 Jahren: 65% nach 5 Jahren: 70% (p = 0,0023)	nach 5 Jahren: 77% nach 5 Jahren: 80% (p = 0,0064)	**CALGB 9344** Henderson et al. 2003

Fortsetzung Seite 95

Tab. **21** Adjuvante Therapiestudien mit Taxol® beim nodal positiven Mammakarzinom

Schema (i.v.)	Patientinnenzahl (Risikostatus)	Rezidivfreie Überlebensrate	Gesamtüber- lebensrate	Quelle
Doxorubicin 60 mg/m² Cyclophosphamid 600 mg/m² /3 Wo. × 4	insgesamt: 3060 (70 % 1 – 3 pos. LK, 26 % 4 – 9 pos. LK, 4 % ≥ 10 pos. LK)	HR+: 74 % HR−: 59 %	k. A.	**NSABP-B28** Mamounas et al. 2003 + Oral Presentation
versus				
Doxorubicin 60 mg/m² Cyclophosphamid 600 mg/m² /3 Wo. × 4 danach Taxol® 225 mg/m² (3 h) /3 Wo. × 4		HR+: 89 % (RR 0,79) HR−: 61 % (RR 0,91) p = 0,008	k. A.	
Signifikant geringere Rezidivrate mit dem sequenziellen Regime AC → T.				
4 × A₆₀ → 4 × T₁₇₅ → 4 × C₆₀₀ /2 Wo. + G-CSF	insgesamt: 2005 (59 % 1 – 3 pos. LK, 29 % 4 – 9 pos. LK, 12 % ≥ 10 pos. LK)	2-J-DFS: 91 % 3-J-DFS: 85 % 4-J-DFS: 82 %	3-J-S: 92 %	**CALGB 9741** Citron et al. 2003
versus				
4 × A₆₀C₆₀₀ → 4 × T₁₇₅ /2 Wo. + G-CSF				
versus				
4 × A₆₀ → 4 × T₁₇₅ → 4 C₆₀₀ /3 Wo.		2-J-DFS: 87 % 3-J-DFS: 81 % 4-J-DFS: 75 %	3-J-S: 90 %	
versus				
4 × A₆₀C₆₀₀ → 4 × T₁₇₅ /3 Wo.				
Die dosisdichte Therapie reduzierte im Vergleich zur 3-wöchentlichen Therapie signifikant die Rezidivrate.				

A₆₀ = Doxorubicin 60 mg/m²; C₆₀₀ = Cyclophosphamid 600 mg/m²; HR+ = hormonrezeptorpositiv; HR− = hormonrezeptornegativ; LK = Lymphknoten; RR = relatives Risiko, adjustiert nach der Anzahl positiver Lymphknoten und der Art der Operation; T₁₇₅ = Taxol® 175 mg/m².

lebensrate 89 %. In der Hochrisikogruppe mit 10 oder mehr positiven Lymphknoten lag die rezidivfreie Überlebensrate bei 72 %.

Ähnlich gute Ergebnisse wie in der Studie CALGB 9141 wurden in der MSKCC-Pilotstudie mit einem dosisdichten sequenziellen Chemotherapieschema erzielt [Hudis et al. 1999]. 42 Patientinnen mit reseziertem Mammakarzinom und mehr als 3 positiven ipsilateralen Achsellymphknoten erhielten zunächst 3 Zyklen Doxorubicin, danach 3 Zyklen Taxol® (250 mg/m^2 als 24-stündige Infusion) und schließlich 3 Zyklen hochdosiertes Cyclophosphamid mit G-CSF. Alle Zyklen wurden in 2-wöchigen Intervallen verabreicht (Tab. 21). Die hämatologische Toxizität war zwar beträchtlich, vor allem während der Doxorubicin- und Cyclophosphamid-Zyklen (febrile Neutropenie bei 69 % der Patientinnen), doch gab es weder therapiebedingte Todesfälle noch eine klinisch manifeste Kardiotoxizität. Nach einer medianen Beobachtungszeit von 4 Jahren war lediglich bei 21 % der Patientinnen ein Rezidiv eingetreten, 10 % der Patientinnen verstarben infolge Tumorprogression. Die mediane tumorfreie Überlebenszeit war noch nicht erreicht, der Kaplan-Meier-Schätzwert der rezidivfreien 4-Jahres-Überlebensrate betrug 78 %. Dieses Ergebnis stimmt äußerst zuversichtlich, vergleicht man es mit den Ergebnissen früherer Studien an Patientinnenkollektiven mit vergleichbarer Risikokonstellation. So betrug in der Mailand-Studie mit einem sequenziellen Doxorubicin-CMF-Protokoll die rezidivfreie Überlebensrate nach 5 Jahren 61 % [Buzzoni et al. 1991]. In einer CALGB-Studie mit hochdosiertem CMF lag das rezidivfreie Überleben nach 3,4 Jahren bei lediglich 67 % [Wood et al. 1994].

Diese günstigen Ergebnisse aus nicht randomisierten Studien wiesen bereits darauf hin, dass sich die Wirksamkeit der adjuvanten Therapie mit Doxorubicin/Cyclophosphamid durch Hinzunahme von Taxol® deutlich steigern lässt. Dies konnte mittlerweile durch die beiden groß angelegten randomisierten Studien CALGB 9344 [Henderson et al. 2003] und NSABP-B28 [Mamounas et al. 2003] bestätigt werden (Tab. 21). In der Studie **CALGB 9344** wurden insgesamt 3121 Patientinnen mit nodal-positivem Mammakarzinom nach erfolgter Operation randomisiert; 46 % wiesen 1–3, 42 % 4–9, und 12 % ≥ 10 befallene Achsellymphknoten auf. Die Randomisierung in die insgesamt 6 Therapiegruppen erfolgte nach einem 3 × 2-faktoriellen Design (Abb. 12).

Die Behandlung bestand aus vier 3-wöchentlichen Zyklen zu 600 mg/m^2 Cyclophosphamid in Verbindung mit einer von drei möglichen Doxorubicindosen (60 oder 75 mg/m^2 ohne G-CSF oder 90 mg/m^2 + G-CSF), jeweils mit oder ohne nachfolgende Taxol®-Behandlung (175 mg/m^2 als 3-h-Infusion alle 3 Wochen × 4). Patientinnen mit östrogenrezeptorpositiven Tumoren erhielten nach der Chemotherapie für 5 Jahre Tamoxifen.

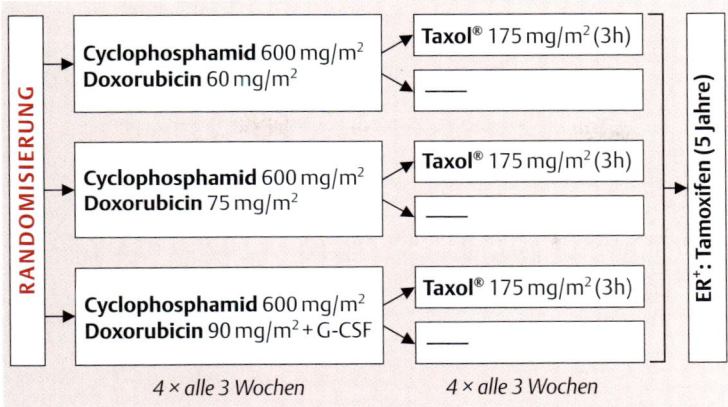

Abb. 12 Design der adjuvanten Therapiestudie CALGB 9344 mit Cyclophosphamid/Doxorubicin ± Taxol® beim nodal-positiven Mammakarzinom [Henderson et al. 2003]. Die Patientinnen wurden randomisiert einer von drei Dosierungen von Doxorubicin in Kombination mit Cyclophosphamid, jeweils mit oder ohne Taxol®, zugeordnet.

Die Endauswertung der Studie (Tab. 22) ergab, dass die Steigerung der Doxorubicindosis von 60 mg/m² über 75 mg/m² auf 90 mg/m² alleine zu keiner signifikanten Verbesserung von rezidivfreier Überlebensrate und Gesamtüberlebensrate führte; nach 5 Jahren betrug die krankheitsfreie Überlebensrate in den Therapiegruppen mit 60, 75 und 90 mg/m² Doxorubicin 69%, 66% und 67% und die entsprechenden Gesamtüberlebensraten 79%, 79% und 77%. Demgegenüber verringerte die sequenzielle Taxol®-Behandlung signifikant das relative Risiko eines Rezidivs um 17% (p = 0,0023) und das relative Risiko, am Mammakarzinom zu sterben, um 18% (p = 0,0064) (Abb. 13). Ein Jahr nach Beginn der Behandlung betrug die Wahrscheinlichkeit eines Rezidivs mit Cyclophosphamid/Doxorubicin alleine 7,9% und mit sequenziellem Taxol® 4,6%; das entspricht einer relativen Senkung der Rezidivrate um 42%. Das Ausmaß des Taxol®-Effekts blieb in der Folgezeit erhalten. Nach 5 Jahren waren ohne Taxol® noch 65% der Patientinnen am Leben und rezidivfrei, mit Taxol® waren es 70%; die entsprechenden 5-Jahres-Gesamtüberlebensraten lagen ohne Taxol® bei 77%, mit Taxol® bei 80%. Die mit der sequenziellen Taxol®-Therapie verbundene zusätzliche Toxizität war in der Regel moderat und vertretbar.

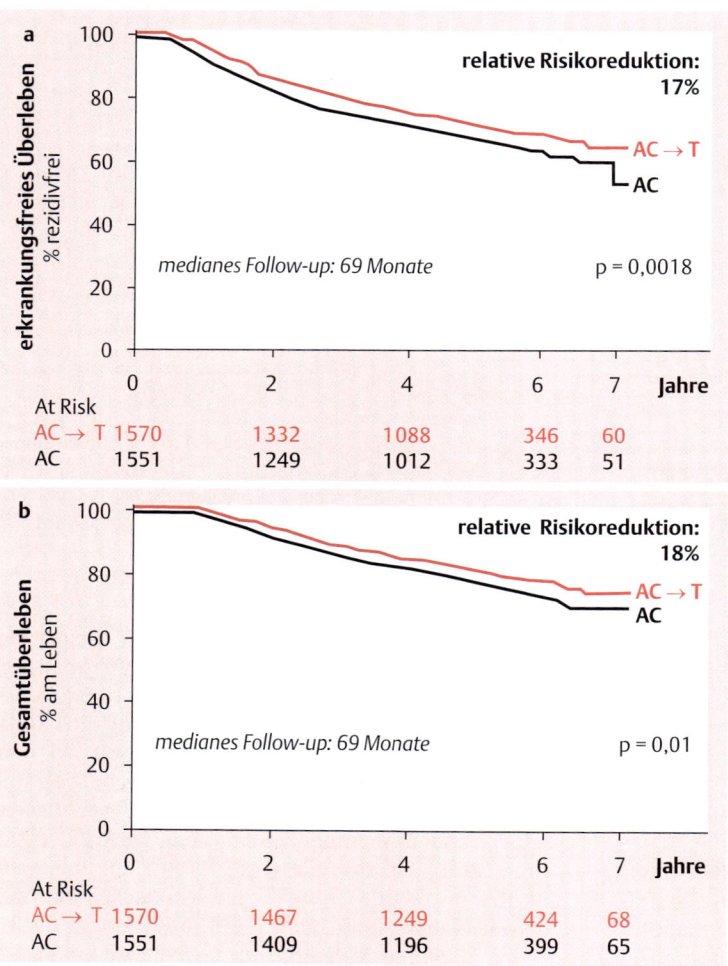

Abb. **13**   Kaplan-Meier-Kurven des krankheitsfreien und Gesamtüberlebens in der adjuvanten Therapiestudie CALGB 9344 von Henderson et al. (2003). Beide Parameter wurden durch die zusätzliche sequenzielle Verabreichung von Taxol® signifikant zum Positiven beeinflusst.

Tab. **22** Ergebnisse der adjuvanten Therapiestudie CALGB 9344 von Henderson et al. (2003): Rezidive und Todesfälle in Abhängigkeit vom Therapiearm

Therapiegruppe	randomisierte Patientinnen n	Patientinnen mit Rezidiv n	Hazard-Ratio	p*	Patientinnen verstorben n	Hazard-Ratio	p*
Doxorubicin-Dosis				0,60			0,31
60 mg/m²	1060	340	0,97		241	0,91	
75 mg/m²	1053	360			241		
90 mg/m²	1057	354	0,99		260	0,96	
Taxol® vs. kein Taxol®			0,83	0,0023		0,82	0,0064
kein Taxol®	1580	563			400		
Taxol®	1590	491			342		

* Chi²-Test nach Wald unter Berücksichtigung der Patienten-Ausgangsvariablen mithilfe eines multivariaten Proportional-Hazards-Regressionsmodells.

❗ Die Experten sprechen im Zusammenhang mit dieser Studie von einem „Meilenstein" in der adjuvanten Therapie des nodal-positiven Mammakarzinoms, vergleichbar mit der Einführung der adjuvanten CMF-Therapie vor über 20 Jahren. Diese Studie unterstreicht die essenzielle Bedeutung von Taxol® für ein wirksames adjuvantes Therapiekonzept bei dieser Erkrankung. Rechnet man den Taxol®-Effekt auf die Gesamtzahl von 24 000 Frauen hoch, die in Deutschland jedes Jahr an einem nodal-positiven Mammakarzinom neu erkranken, dann könnten durch die sequenzielle Zusatzbehandlung mit Taxol® etwa 800 Patientinnen mehr als bisher vor Rezidiv und Tod bewahrt werden.

Erste Ergebnisse der großen adjuvanten Phase-III-Studie **NSABP-B28** wurden auf der ASCO-Tagung 2003 vorgestellt [Mamounas et al. 2003] (Tab. **21**). Für diese Studie wurden 3060 Patientinnen mit reseziertem nodal-positivem Mammakarzinom rekrutiert und randomisiert zwei Therapieoptionen zugeordnet. Das Design ähnelte dem der Studie CALGB 9344, wobei aber die Doxorubicindosis nicht variiert und Taxol® in einer höheren Dosierung verabreicht wurde. Alle Patientinnen erhielten 4 Zyklen AC (Doxorubicin 60 mg/m^2 + Cyclophosphamid 600 mg/m^2) alle 3 Wochen und die Hälfte von ihnen im Anschluss daran weitere 4 Zyklen Taxol® 225 mg/m^2 als 3-h-Infusion alle 3 Wochen. Patientinnen ab 50 Jahre und jüngere Frauen mit hormonrezeptorpositiven Tumoren erhielten parallel zur Chemotherapie und für weitere 5 Jahre Tamoxifen (20 mg/Tag oral). Die Ergebnisse stimmen bislang gut mit denen der Studie CALGB 9344 überein, wenngleich der Follow-up noch kürzer ist. Das Rezidivrisiko wurde durch sequenzielle Taxol®-Therapie signifikant um 17 % reduziert (p = 0,008). Der Therapieeffekt stand in keinem signifikanten Zusammenhang mit dem Hormonrezeptorstatus oder der Tamoxifentherapie. Die Gesamtüberlebenskurven der beiden Studienarme divergieren derzeit noch nicht signifikant, doch zeichnet sich eine tendenziell bessere Überlebensrate im Taxol®-Arm ab.

Die ebenfalls im Jahre 2003 erstmals publizierte Studie der Intergroup/CALGB 9741 war nach einem 2 × 2-Faktor-Design konzipiert und umfasste vier Therapiearme, die alle Taxol® beinhalteten [Citron et al. 2003] (Tab. **21**). Verglichen wurden zwei Therapiearme mit dosisdichter Applikation (4 A → 4 T → 4 C und 4 AC → 4 T, jeweils alle 2 Wochen + G-CSF) und zwei Arme mit der entsprechenden Therapie mit Wiederholung alle 3 Wochen ohne G-CSF. Es stellte sich heraus, dass die dosisdichte Therapie einen signifikanten Vorteil gegenüber der Therapie alle 3 Wochen bot; ob Doxorubicin und Cyclophosphamid simultan oder nacheinander verabreicht wurden, hatte auf die Prognose keinen Einfluss. Nach dosisdichter Therapie betrug die rezidivfreie Überlebensrate nach 4 Jahren 82%, nach Therapie alle 3 Wochen lediglich 74%; das entspricht während der gesamten Beobachtungsdauer einem relativen Rezidivrisiko nach dosisdichter Therapie von 0,74 (p = 0,010). Entsprechend wurde auch die Gesamtüberlebenszeit der Patientinnen durch die dosisdichte Therapie signifikant verlängert (relatives Risiko 0,69; p = 0,013). Alle Therapieschemata wurden gut toleriert, febrile Neutropenien kamen sogar während der dosisdichten Therapie seltener vor als während der dreiwöchentlichen Behandlung.

! Die geschilderten Ergebnisse verdeutlichen, dass die adjuvante Chemotherapie des Mammakarzinoms nach einer langen Zeit der Stagnation nun endlich durch die Einbeziehung von Taxol® neue, zukunftsweisende Impulse erhalten hat. Inzwischen sind zahlreiche weitere Studien angelaufen und geplant, in denen man durch Variation des Applikationsschemas versucht, das kurative Potenzial von Taxol® in den Frühstadien der Erkrankung möglichst optimal auszuschöpfen.

5.4 Nichtkleinzelliges Bronchialkarzinom (NSCLC)

STATUS QUO In den westlichen Industrieländern ist das Bronchialkarzinom für ein Fünftel aller Krebstodesfälle bei Frauen und für ein Drittel der Krebstodesfälle bei Männern verantwortlich. In Deutschland erkranken pro Jahr (basierend auf den Daten des Saarländischen Krebsregisters von 1998) etwa 28 000 Männer und 8900 Frauen neu an Lungenkrebs. Während die altersbereinigte, altersstandardisierte Erkrankungsrate bei Männern seit 1990 um 3% zurückging, stieg sie bei Frauen um den gleichen Prozentsatz an. Wegen der Veränderung der Altersstruktur der deutschen Bevölkerung nehmen die Absolutzahlen an Neuerkrankungen bei beiden Geschlechtern aber weiterhin deutlich zu.

Das Rauchen steht als Ursache dieser Tumorerkrankung an der Spitze: Über 80% aller Lungenkrebsfälle gehen auf das Zigarettenrauchen zurück. Raucher haben eine 10 – 15fach höhere Lungenkrebssterblichkeit als Nichtraucher, wobei die wenigen Krankheitsfälle bei Nichtrauchern zumindest teilweise auch dem Passivrauchen zuzuschreiben sein dürften.

Bronchialkarzinome haben eine äußerst schlechte Prognose. Etwa 80% der Patienten sterben innerhalb eines Jahres nach Diagnosestellung, und nach 5 Jahren sind weniger als 10% der Betroffenen noch am Leben.

Klinisch wird die Unterscheidung zwischen dem nichtkleinzelligen Bronchialkarzinom bzw. „Nichtkleinzeller" (non-small cell lung cancer, NSCLC) und dem kleinzelligen Bronchialkarzinom bzw. „Kleinzeller" (small cell lung cancer, SCLC) getroffen. Das nichtkleinzellige Bronchialkarzinom macht etwa 80% aller Bronchialkarzinome aus und umfasst als wichtigste histologische Kategorien Plattenepithelkarzinome, Adenokarzinome und großzellige Karzinome.

Nichtkleinzellige Bronchialkarzinome zeigen ein weniger aggressives Wachstum als die kleinzelligen Tumoren, weshalb im Frühstadium ein radikaler chirurgischer Eingriff, ggf. mit postoperativer Nachbestrahlung, noch eine gewisse Heilungschance bietet. Die meisten Patienten befinden sich zum Zeitpunkt der Diagnosestellung jedoch bereits in einem fortgeschrittenen Stadium der Erkrankung. Nichtkleinzellige Bronchialkarzinome sind zudem relativ chemoresistent, so dass von der palliativen Chemotherapie, die in den fortgeschrittenen NSCLC-Stadien zur Anwendung kommt, nur wenige Patienten profitieren können. Die meisten Zytostatika vermögen in Monotherapie nur bei 10–20% der Patienten kurzdauernde Remissionen zu induzieren.

So wurde noch bis vor wenigen Jahren von der Mehrzahl der Ärzte bezweifelt, dass eine Chemotherapie beim NSCLC überhaupt einen Nutzen für die Erkrankten hat. Erst randomisierte Studien, in denen Cisplatin-Kombinationsregime mit „bestmöglicher supportiver Therapie" (also palliative Strahlentherapie, Schmerztherapie usw.) verglichen wurden, sowie die Ergebnisse von Metaanalysen der publizierten Chemotherapiestudien ergaben eindeutig, dass eine Zytostatikabehandlung unter Einschluss von Cisplatin die Überlebensdauer der NSCLC-Patienten verlängert. Zwar sind dies im Durchschnitt nur 2–3 Monate, doch entspricht dem eine Verdopplung der 1-Jahres-Überlebensrate. Bei Patienten, die auf die Therapie ansprechen, kommt es zudem meist zu einer Besserung der tumorbedingten Symptome.

Weitere Hoffnung für Patienten mit nichtkleinzelligem Bronchialkarzinom leitete sich aus den ersten Phase-II-Studien mit Mono-Taxol® ab, in denen mit Cisplatin vergleichbare Ansprechraten von über 20% erzielt wurden. Mittlerweile wurde Taxol® erfolgreich mit Cisplatin oder seinem Derivat Carboplatin kombiniert und erwies sich in randomisierten Studien der Kombination von Cisplatin mit einem Podophyllotoxin (Etoposid, Teniposid) überlegen. Aufgrund der strahlensensibilisierenden Wirkung von Taxol® wurden in jüngster Zeit auch Radio-/Chemotherapie-Regime unter Einschluss von Taxol® entwickelt und erprobt, die zu sehr Erfolg versprechenden Ergebnissen führten.

Monotherapie mit Taxol®

Anfang der 1990er-Jahre wurden am M.D. Anderson Cancer Center in Houston [Chang et al. 1993] und von der Eastern Cooperative Oncology Group (ECOG) [Murphy et al. 1993] zwei Phase-II-Studien durchgeführt, in denen unvorbehandelte Patienten mit NSCLC des Stadiums IIIB (ausgedehnter Primärtumor und/oder Befall kontralateraler regionärer Lymphknoten) oder IV (Fernmetastasen) einer Monotherapie mit Taxol® in einer Dosierung von 200 bzw. 250 mg/m² unterzogen wurden. In beiden Studien wurde Taxol® über 24 Stunden infundiert. Die ECOG-Studie umfasste noch zwei weitere Therapiearme, in denen die damals neuen Substanzen Merbaron und Piroxantron geprüft wurden (Tab. 23 und Abb. 14).

Die Taxol®-Therapie führte bei 21% bzw. 24% der Patienten zu einer Remission, in einem Fall wurde sogar eine komplette Remission induziert (zum Vergleich: mit Cisplatin, dem bisher wirksamsten Zytostatikum, beträgt die Ansprechrate in einem ähnlichen Patientengut 21%). In der ECOG-Studie überlebten alle 5 Responder und 2 weitere Patienten mit Tumorstillstand länger als 1 Jahr. Die mediane Überlebenszeit betrug zwar nur 24,1 Wochen, die 1-Jahres-Überlebensrate aber 42%. In der M.D.-Anderson-Studie wurde der Resttumor bei den Respondern operativ entfernt. Dort lag die mediane Überlebenszeit bei 40 Wochen, wobei Responder länger überlebten als Patienten mit Tumorstillstand oder -progression (56 vs. 14 Wochen). Die Remissionen hielten median 27 Wochen an.

Abb. 14 veranschaulicht den deutlich besseren Verlauf der Überlebenskurven nach Taxol®-Monotherapie im Vergleich zur Behandlung mit Merbaron und Piroxantron.

In beiden Studien trat bei mehr als zwei Drittel der Patienten eine schwere Neutropenie Grad 4 auf, in mehreren Fällen verbunden mit neutropenischer Sepsis. Geht man von den Erfahrungen beim fortgeschrittenen Ovarial- und Mammakarzinom aus, stellt sich die Frage, ob bei palliativer Indikation eine solch hohe Dosierung erforderlich ist. Außerdem ist eine kürzere Infusionsdauer (1 oder 3 Stunden) mit einer deutlich geringeren Knochenmarktoxizität verbunden. Tatsächlich trat in einer Studie mit 3-stündiger Infusion von 200 mg/m² alle 3 Wochen bei unverändert guter Antitumorwirkung nur bei 2 von 21 Patienten eine kurzzeitige Neutropenie Grad 4 auf; bei 4 Patienten kam es zu einer Neuropathie Grad 3 und bei 5 Patienten zu Arthralgien/Myalgien Grad 3 [Ranson et al. 1997]. Die gleiche britische Arbeitsgruppe führte anschließend eine randomisierte Studie durch, in der sie das gleiche Taxol®-Schema (200 mg/m² als 3-stündige Infusion) in Verbindung mit supportiven Maßnahmen einem Referenzarm gegenüberstellten, in

Tab. **23**   Monotherapie-Studien mit Taxol® beim fortgeschrittenen nichtkleinzelligen Bronchialkarzinom (NSCLC)

Schema	Zahl auswertbarer Patienten (Stadium, Vorbehandlung)	CR + PR [CR]	Remissionsdauer/ Überleben	Quelle
250 mg/m² (24 h) + G-CSF /3 Wo.	24 (Stadium IV, unvorbehandelt)	21 % [0 %]	med. RD: 6,4 Mon. (3,7 – 15,4+ Mon.) med. S: 5,5 Mon. 1-J-S: 42 %	Chang et al. 1993
200 mg/m² (24 h) + G-CSF /3 Wo.	25 (Stadium IIIB oder IV, unvorbehandelt)	24 % [4 %]	med. RD: 6,2 Mon. (2,7 – 12,4+ Mon.) med. S: 9,2 Mon. 1-J-S: 40 %	Murphy et al. 1993
200 mg/m² (3 h) /3 Wo.	21 (Stadium IIIB oder IV)	19 %	med. RD: 5,6 Mon. med. S: 11,7 Mon. 1-J-S: 43 %	Ranson et al. 1997
Randomisierte Studie Taxol® 200 mg/m² (3 h) + supportive Maßnahmen versus	79 (Stadium IIIB oder IV, unvorbehandelt)	16 % [1 %]	med. S: 6,8 Mon.[a] med. PFI: 3,9 Mon.[b]	Ranson et al. 2000
Supportive Maßnahmen	78	–	med. S: 4,8 Mon.[a] med. PFI: 0,5 Mon.[b]	

Fortsetzung Seite 105

Tab. **23** *(Fortsetzung)* Monotherapie-Studien mit Taxol® beim fortgeschrittenen nichtkleinzelligen Bronchialkarzinom (NSCLC)

Schema	Zahl auswertbarer Patienten (Stadium, Vorbehandlung)	CR + PR [CR]	Remissionsdauer/ Überleben	Quelle
Wöchentliche Therapie 175 mg/m² (3 h)/Wo. × 6 dann 2 Wo. Pause (Zyklusintervall 8 Wo.)	25 (24 Pat. Stadium IV, 14 Pat. RT)	56 % [0%]	med. RD: 6 Mon. 1-J-S: 53 %	Akerley et al. 1997
80 mg/m²/Wo., nach 8 Dosen evtl. 1–2 Wo. Pause	62 (Stadium IIIB/IV, alle vorbehandelt mit Taxol®/Carboplatin)	8 % (SD 37 %)	med. S: 5,2 Mon. 1-J-S: 20 % 2-J-S: 9 %	Socinski et al. 2002

[a] p = 0,037
[b] p = 0,0001

1-J-S	1-Jahres-Überlebensrate
CR	komplette Remission
med.	median
PFI	progressionsfreies Intervall
PR	partielle Remission
RD	Remissionsdauer
RT	Strahlentherapie
S	Überlebenszeit
SD	Tumorstillstand

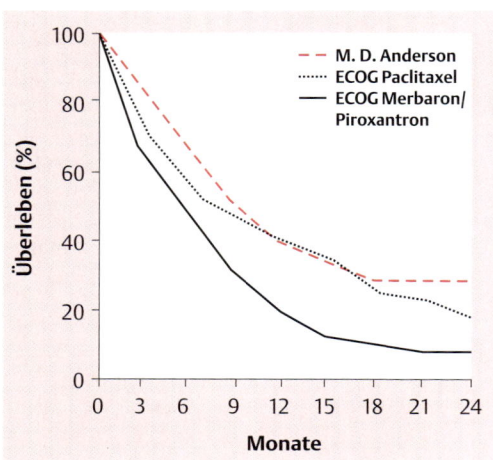

Abb. **14** Überlebenskurven von Patienten mit fortgeschrittenem NSCLC in zwei Phase-II-Studien mit Taxol®-Monotherapie. Die Ergebnisse der Behandlung mit den Vergleichssubstanzen Merbaron und Piroxantron wurden zusammengefasst, da die Überlebenskurven fast identisch waren [nach Bunn u. Kelly 1995].

dem die Patienten nur eine supportive Betreuung erhielten (je nach Bedarf palliative Bestrahlung, Kortikosteroide, Antibiotika, Analgetika, Antiemetika, Transfusionen und andere symptomatisch wirksame Maßnahmen) [Ranson et al. 2000]. Medianes progressionsfreies Intervall (3,9 vs. 0,5 Monate, p = 0,0001) und mediane Gesamtüberlebenszeit (6,8 vs. 4,8 Monate, p = 0,037) waren im Taxol®-Arm signifikant länger. Zudem führte die Taxol®-Behandlung zu einer signifikanten Verbesserung des funktionellen Aspekts der Lebensqualität (p = 0,043). Taxol® wurde gut toleriert, und mit Ausnahme von Alopezie war eine Toxizität Grad 3/4 relativ selten. Diese Ergebnisse unterstreichen erneut die Bedeutung einer Chemotherapie für Prognose und Befinden von Patienten mit fortgeschrittenem NSCLC.

Ausgezeichnete Ergebnisse mit einem **wöchentlichen Schema** von 175 mg/m^2 Taxol® als 3-stündige Infusion wurden 1997 auf der Lung Cancer Conference in Dublin vorgestellt [Akerley et al. 1997]. Von 25 teilweise strahlentherapeutisch vorbehandelten Patienten mit fortgeschrittenem NSCLC gelangten 14 (56%) in eine partielle Remission, die 6 Monate anhielt. Die 1-Jahres-Überlebensrate betrug 53%. Auch in dieser Studie bestätigte sich, dass das wöchentliche Schema trotz der hohen Dosisintensität (die allerdings in den Zyklen 3 und 4 häufig verringert werden musste) mit einer erstaunlich geringen Toxizität verbunden ist: Nur bei 10 der 25 Patienten kam es zu einer Neutropenie Grad 3/4 und bei 9 Patienten zu einer Neuropathie Grad 2–3.

Aber selbst in der Second-line-Situation nach Vorbehandlung mit Taxol®/Carboplatin können die Patienten von einer niedrig dosierten wöchentlichen Taxol®-Monotherapie profitieren [Socinski et al. 2002]. Von 62 Patienten, die mit 80 mg/m^2 Taxol® pro Woche behandelt wurden, erreichten zwar nur 5 (8%) eine objektive Remission, aber bei 37% kam es zu einem zeitweiligen Stillstand des Tumorwachstums. Die mediane Überlebenszeit belief sich auf 5,2 Monate, und nach 1 Jahr waren immerhin noch 20% der Patienten am Leben. Diese Salvagetherapie wurde ausgezeichnet toleriert. Eine Toxizität Grad 4 kam nicht vor, und mit Ausnahme von Neuropathien lag die Häufigkeit von hämatologischen und nichthämatologischen Nebenwirkungen Grad 3 bei maximal 5%. Neuropathien des Grades 2 und 3 traten bei jeweils 10% der Patienten auf.

❗ Nach den bislang vorliegenden Ergebnissen besitzt Taxol® beim nichtkleinzelligen Bronchialkarzinom eine substanzielle, mit Cisplatin vergleichbare Monoaktivität, die auch zu einer Lebensverlängerung der Patienten beiträgt. Durch die wöchentliche Verabreichung von Taxol® lässt sich der Behandlungserfolg möglicherweise noch steigern.

Randomisierte Studien mit Taxol®/Cisplatin-Kombinationen

Wie eingangs dieses Kapitels bereits erwähnt, war Cisplatin in fast allen Kombinationsregimen enthalten, die in früheren randomisierten Studien einen Überlebensvorteil beim fortgeschrittenen NSCLC erzielen konnten. So war es vernünftig, Taxol® zunächst mit Cisplatin zu kombinieren, um die Wirksamkeit der Chemotherapie zu erhöhen.

In der ersten publizierten Phase-I-Studie, durchgeführt am Johns Hopkins Oncology Center in Baltimore, wurde Taxol® als 24-stündige Infusion vor Cisplatingabe und in Verbindung mit G-CSF verabreicht. Die maximal tolerierbaren Dosen lagen bei 250 mg/m^2 Taxol® und 75 mg/m^2 Cisplatin. Dosislimitierend war die Neurotoxizität. 4 von 13 Patienten (31%) sprachen auf die Behandlung an.

Durch diese und andere Ergebnisse ermutigt, initiierte die ECOG die 3-armige randomisierte Studie **E5592**, in der eine niedrige Taxol®-Dosis (135 mg/m^2) *ohne* G-CSF und eine hohe Taxol®-Dosis (250 mg/m^2) *mit* G-CSF jeweils mit 75 mg/m^2 Cisplatin kombiniert wurde; im dritten Studienarm diente die traditionelle Kombination Cisplatin/Etoposid als Vergleich [Bonomi et al. 2000] (Tab. **24**). Die 574 auswertbaren Patienten hatten zuvor noch keine Chemotherapie erhalten.

Die Ergebnisse beider Taxol®/Cisplatin-Arme waren einander sehr ähnlich; mit hoch bzw. niedrig dosiertem Taxol® betrug die Ansprechrate 28% bzw. 25% und die mediane Überlebenszeit 10,0 bzw. 9,5 Mo-

Tab. **24** Randomisierte Studien mit Taxol®/Cisplatin beim nicht vorbehandelten fortgeschrittenen nichtkleinzelligen Bronchialkarzinom (NSCLC)

Schema	Zahl auswertbarer Patienten (Stadium, Vorbehandlung)	CR + PR	Remissionsdauer/ Überleben	Studiengruppe/ Quelle
Taxol® 135 mg/m² (24 h) Cisplatin 75 mg/m²	insgesamt 574 (108 Stadium IIIB, 466 Stadium IV; unvorbehandelt)	25%	med. S: 9,6 Mon.[a] med. PFI: 4,5 Mon. 1-J-S: 37%[a]	**ECOG E5592** Bonomi et al. 2000
versus Taxol® 250 mg/m² (24 h) Cisplatin 75 mg/m² + G-CSF		28%	med. S: 10,1 Mon.[a] med. PFI: 5,3 Mon. 1-J-S: 40%[a]	
versus Cisplatin 75 mg/m² Etoposid 100 mg/m²		12%	med. S: 7,4 Mon. med. PFI: 2,9 Mon. 1-J-S: 31%[b]	

Vor allem Patienten des Stadiums IIIB profitierten von der Taxol®-Kombination in Form einer deutlichen Lebensverlängerung.

Schema	Zahl auswertbarer Patienten	CR + PR	Remissionsdauer/ Überleben	Studiengruppe/ Quelle
Taxol® 175 mg/m² (3 h) Cisplatin 80 mg/m² /3 Wo.	insgesamt 317 (121 Stadium IIIB*, 195 Stadium IV; unvorbehandelt)	41%	med. PFI: 5,4 Mon. med. S: 9,7 Mon. 1-J-S: 43% 2-J-S: 19%	**EORTC** Giaccone et al. 1998
versus Teniposid 100 mg/m² d 1–3 Cisplatin 80 mg/m² /3 Wo.		28%	med. PFI: 4,9 Mon. med. S: 9,9 Mon. 1-J-S: 41% 2-J-S: 18%	

Überlegenheit der Taxol®-Behandlung in Bezug auf Ansprechrate, Nebenwirkungen und Lebensqualität.

Fortsetzung Seite 109

Tab. **24** (*Fortsetzung*) Randomisierte Studien mit Taxol®/Cisplatin beim nicht vorbehandelten fortgeschrittenen nichtkleinzelligen Bronchialkarzinom (NSCLC)

Schema	Zahl auswertbarer Patienten (Stadium, Vorbehandlung)	CR + PR	Remissionsdauer/ Überleben	Studiengruppe/ Quelle
Cisplatin 80 mg/m² Taxol® 175 mg/m² (3 h) /3 Wo.	insgesamt 414 (30% Stadium IIIB, 70% Stadium IV)	26%	med. PFI: 4,1 Mon. med. S: 8,1 Mon.	Gatzemeier et al. 1998
versus Cisplatin 100 mg/m² /3 Wo.		17%	med. PFI: 2,7 Mon. med. S: 8,6 Mon.	

Höhere Ansprechrate und längeres progressionsfreies Intervall bei besserer Lebensqualität mit Taxol®/Cisplatin.

* 1 weiterer Patient mit Stadium Ib war aus internistischer Indikation inoperabel.

1-J-S	1-Jahres-Überlebensrate
2-J-S	2-Jahres-Überlebensrate
CR	komplette Remission
med.	median
PFI	progressionsfreies Intervall
PR	partielle Remission
RD	Remissionsdauer
S	Überleben

nate. Deutlich schlechter schnitten die mit Cisplatin/Etoposid behandelten Patienten ab; von ihnen gelangten nur 12% in eine Remission, und ihre mediane Überlebensdauer war im Vergleich ca. 2 Monate kürzer. Für alle mit Taxol® behandelten Patienten zusammengenommen betrug die mediane Überlebenszeit 9,9 Monate und die 1-Jahres-Überlebensrate 39%; das Überleben war damit signifikant besser (p = 0,048) als in der Cisplatin/Etoposid-Gruppe (7,6 Monate bzw. 32%). Obwohl unter der Behandlung mit dem hochdosierten Taxol®-Regime vermehrt Myalgien und Neuropathien und mit dem zweiten Taxol®-Regime (ohne G-CSF) vermehrt Granulozytopenien auftraten, waren die Toxizitätsprofile der drei Kombinationsregime insgesamt doch recht ähnlich; auch gab es keine Unterschiede in der Lebensqualität der Patienten.

Bei der Aufschlüsselung der Studienergebnisse nach dem Tumorstadium stellte sich heraus, dass vor allem die Patienten des Stadiums IIIB von der Taxol®-Kombination profitierten. Im Vergleich mit Cisplatin/Etoposid verlängerte die Taxol®-Behandlung (beide Dosisgruppen zusammengefasst) die mediane Überlebensdauer dieser Patienten um mehr als 5 Monate (7,9 vs. 13,1 Monate) und erhöhte ihre 1-Jahres-Überlebensrate von 40% auf 55% (p = 0,152). Im Stadium IV war dieser Effekt deutlich geringer ausgeprägt.

Die Ergebnisse dieser Studie veranlassten die ECOG im Jahr 2000, ihre bisherige Referenztherapie Cisplatin/Etoposid aufzugeben und stattdessen Taxol®/Cisplatin als neuen Standard für randomisierte Studien einzuführen. Die exzellente Wirksamkeit im Stadium IIIB prädestiniert Taxol®/Platin-Kombinationen aber auch für den neoadjuvanten Einsatz beim lokal fortgeschrittenen NSCLC. Mit dieser Therapie lässt sich möglicherweise das kurative Potenzial der radikalen Tumorresektion, u.U. in Kombination mit einer Strahlentherapie, erhöhen.

Ähnlich günstige Ergebnisse mit Taxol®/Cisplatin wurden in einer Phase-III-Studie der EORTC im randomisierten Vergleich mit Cisplatin/Teniposid beobachtet [Giaccone et al. 1998]. Das Taxol®-Regime induzierte eine signifikant höhere Ansprechrate (44% vs. 30%). Die mediane Überlebensdauer sowie die Überlebensraten nach 1 und 2 Jahren waren zwar in beiden Gruppen ähnlich, doch profitierten die mit Taxol®/Cisplatin behandelten Patienten von der deutlich geringeren Toxizität dieses Regimes und einer besseren Lebensqualität. Aufgrund dieser Studie erhob die EORTC Taxol®/Cisplatin zum neuen Standard-Therapiearm für weitere vergleichende Studien. Darüber hinaus erklärte die EORTC (European Organization for Research and Treatment of Cancer) Taxol®/Cisplatin zur Palliativtherapie der Wahl.

Eine in Deutschland durchgeführte multizentrische randomisierte Phase-III-Studie [Gatzemeier et al. 1998] verglich an insgesamt 414 Patienten mit fortgeschrittenem NSCLC eine höher dosierte Cisplatin-

Monotherapie ($100 \, mg/m^2$) mit der Kombination von $80 \, mg/m^2$ Cisplatin und $175 \, mg/m^2$ Taxol®. Die Kombinationstherapie induzierte eine signifikant höhere Remissionsrate (26% vs. 17%, p = 0,028), und auch das mediane progressionsfreie Intervall war mit Taxol®/Cisplatin signifikant länger (4,1 vs. 2,7 Monate; p = 0,026), nicht jedoch die mediane Gesamtüberlebenszeit (8,1 vs. 8,6 Monate). Die beiden Therapieregime zeigten unterschiedliche Toxizitätsschwerpunkte (vermehrt Übelkeit/Erbrechen und Ototoxizität mit hochdosiertem Mono-Cisplatin, häufiger Neutropenie, periphere Neuropathie und Arthralgie/Myalgie mit Taxol®/Cisplatin). Insgesamt empfanden jedoch die mit Taxol®/Cisplatin behandelten Patienten eine bessere Lebensqualität.

> ❗ Die aktuellen Ergebnisse dieser drei groß angelegten Vergleichsstudien bilden in ihrer Gesamtheit eine sehr solide Datenbasis. Sie zeigt, dass die Kombinationschemotherapie mit Taxol® und Cisplatin beim fortgeschrittenen NSCLC eine hohe Wirksamkeit bei guter Verträglichkeit besitzt, die sich angesichts der schnellen Progredienz dieses Tumors positiv auf die Lebensqualität der Patienten und in begrenztem Maße auch auf ihre Lebenserwartung auswirkt.

Taxol®/Carboplatin

In einer randomisierten Studie hatte die EORTC bereits Ende der 1980er-Jahre festgestellt, dass die Kombination Carboplatin/Etoposid beim fortgeschrittenen NSCLC genauso wirksam, aber erheblich besser verträglich ist als Cisplatin/Etoposid. Carboplatin ist vor allem deutlich weniger neurotoxisch als Cisplatin. Von daher erschien es vernünftig, Taxol® auch mit Carboplatin zu kombinieren. Eine Übersicht der wichtigsten Phase-I- und Phase-II-Studien mit dieser Kombination finden Sie in Tab. **25**, die randomisierten Studien in Tab. **26**.

Eine große multizentrische Phase-II-Studie in den Vereinigten Staaten wurde mit der Kombination von $225 \, mg/m^2$ Taxol® (1-h-Infusion) und Carboplatin in der individuell ermittelten Dosierung von AUC = $6 \, mg \times ml^{-1} \times min$ durchgeführt [Hainsworth et al. 1997 a]. Von 94 Patienten mit fortgeschrittenem, chemotherapeutisch unvorbehandeltem NSCLC sprachen 38 (40%) an, 3 erreichten eine komplette Remission. Patienten des Stadiums IIIB und IV sprachen ähnlich gut an (36% vs. 44%). Die mediane Überlebensdauer im gesamten Patientenkollektiv betrug 8 Monate und die 1-Jahres-Überlebensrate 42%. Eine Leukopenie Grad 3/4 trat nur in 10% der Zyklen und eine Neuropathie Grad 3 bei 15% der Patienten auf. Damit war die Kombination mit 1-stündiger

Tab. **25** Phase-I- und -II-Studien mit Taxol®/Carboplatin beim fortgeschrittenen nichtkleinzelligen Bronchialkarzinom (NSCLC)

Schema	Zahl auswertbarer Patienten (Stadium, Vorbehandlung)	CR + PR [CR]	Remissionsdauer/ Überleben	Quelle
Taxol® 225 mg/m² (1 h) Carboplatin AUC 6 /3 Wo. × 8	94 (Stadium IIIB oder IV, unvorbehandelt)	40% [3%]	med. S: 8 Mon. 1-J-S: 42%	Hainsworth et al. 1997 a
Taxol® 200 mg/m² (3 h) Carboplatin AUC 5 /4 Wo.	20 (Stadium IIIB oder IV, unvorbehandelt)	50% [7%]	med. PFI: 5 Mon. med. S: 9,9 Mon. 1-J-S: 40%	Schütte et al. 1997
Taxol® 135–215 mg/m² (24 h) Carboplatin AUC 7,5 /3 Wo.	54	62% [9%]	1-J-S: 54%	Langer et al. 1995, 1997
Taxol® 175–280 mg/m² (1 h) MTD: 215 mg/m² Carboplatin AUC 7,5 /3 Wo.	22 (Stadium IIIB oder IV, keine CT-Vorbehandlung)	55% [4%]	1-J-S: 45%	
Wöchentliche Therapie Taxol® 90–150 mg/m² (1 h) (Phase-II-Dosis 135 mg/m²) Carboplatin AUC 2 (1 h)/Wo. × 6 Zyklusintervall 8 Wochen	15 (Stadium IV, unvorbehandelt)	60% [0%]	–	Ukena et al. 1997

1-J-S = 1-Jahres-Überlebensrate; CR = komplette Remission; CT = Chemotherapie; med. = median; MTD = maximal tolerierte Dosis; PFI = progressionsfreies Intervall; PR = partielle Remission; RD = Remissionsdauer; S = Überleben

Infusion beider Zytostatika nicht nur wirksam, sondern auch gut verträglich und einfach verabreichbar.

Mit 200 mg/m^2 Taxol$^®$ als 3-stündige Infusion in Kombination mit Carboplatin (AUC = 5) und Zykluswiederholung alle 4 Wochen waren die Behandlungsergebnisse in einer deutschen Studie ähnlich gut. 10 (50%) der 20 Patienten gelangten in eine Remission. Die mediane Überlebenszeit betrug 9,9 Monate und die 1-Jahres-Überlebensrate 40% [Schütte et al. 1997].

In einer nichtrandomisierten Dosiseskalationsstudie am Fox Chase Cancer Center in Philadelphia [Langer et al. 1995, 1997] erwies sich die 1-stündige Infusion von Taxol$^®$ genauso wirksam wie die 24-stündige Infusion, wenn beide zusammen mit einer Carboplatindosis von AUC = 7,5 mg × ml^{-1} × min verabreicht wurden. Mit einer Steigerung der Taxol$^®$-Dosis auf über 200 mg/m^2 wurden Remissionsraten von 55% bzw. 62% mit 1-Jahres-Überlebensraten von 45% bzw. 54% erzielt. Wie sich schon in früheren Studien andeutete, war die 1-stündige Infusion mit weniger Myelotoxizität, aber stärkerer neurologischer Toxizität verbunden.

Am Universitätsklinikum Homburg/Saar wurde eine Phase-I-Studie durchgeführt, um die maximal tolerierbare Dosis und die Wirksamkeit einer dosisintensiven **wöchentlichen Kombinationstherapie** mit Taxol$^®$ und Carboplatin zu ermitteln [Ukena et al. 1997]. Die Taxol$^®$-Dosis (als 1-stündige Infusion) wurde schrittweise von 90 bis 150 mg/m^2 erhöht, Carboplatin wurde jeweils im Anschluss an Taxol$^®$ in der individuellen Dosierung von AUC = 2 mg × ml^{-1} × min ebenfalls über 1 Stunde infundiert. Nach 6 wöchentlichen Dosen wurde eine Therapiepause von 2 Wochen eingelegt und danach ein zweiter Zyklus verabreicht. G-CSF kam nicht routinemäßig zum Einsatz. Als höchste Taxol$^®$-Dosis wurde 135 mg/m^2 toleriert; Neuropathie und febrile Neutropenie waren dosislimitierend. Eine relevante Thrombozytopenie wurde nicht beobachtet, was die „thrombozytenschonende" Wirkung von Taxol$^®$ in Kombination mit Carboplatin unterstreicht. Bemerkenswerterweise gelangten 9 von 15 Patienten (60%) mit unvorbehandeltem NSCLC des Stadiums IV in eine partielle Remission.

Die gleichmäßig guten Ergebnisse, die in den ersten Studien trotz der unterschiedlichen Schemata (Dosis, Infusionsdauer, Therapieintervall) mit Taxol$^®$/Carboplatin erzielt wurden, ließen auf ein hohes therapeutisches Potenzial dieser Kombination beim lokal fortgeschrittenen und metastasierten nichtkleinzelligen Bronchialkarzinom schließen. Dies veranlasste in der Folgezeit viele europäische und nordamerikanische Arbeitsgruppen, Taxol$^®$/Carboplatin in randomisierten Studien gegen andere Kombinationsregime zu prüfen (Tab. **26**).

Tab. **26** Randomisierte Studien mit Taxol®/Carboplatin beim palliativ unvorbehandelten nichtkleinzelligen Bronchialkarzinom (NSCLC)

Schema	Patientenzahl (Stadium)	CR + PR [CR]	Progressionsfreies Intervall (Median)	Überlebens- zeit (Median)	Studiengrup- pe/Quelle
Taxol® 225 mg/m² (3 h) Carboplatin AUC 6 /3 Wo.	206 (88 % Stadium IV)	25 % [1 %]	4 Mon.	8,6 Mon. 1-J-S: 38 % 2-J-S: 15 %	**SWOG** Kelly et al. 2001
versus					
Vinorelbin 25 mg/m²/Wo. Cisplatin 100 mg/m²/4 Wo.	202 (89 % Stadium IV)	28 % [0 %]	4 Mon.	8,1 Mon. 1-J-S: 36 % 2-J-S: 16 %	
Taxol®/Carboplatin war gleich wirksam wie Vinorelbin/Cisplatin, aber deutlich besser verträglich und leichter anwendbar.					
Taxol® 225 mg/m² (3 h) Carboplatin AUC 6 /3 Wo.	201 (82 % Stadium IV)	32 % [< 1 %]	5,5 Mon.	9,9 Mon. 1-J-S: 43 %	**ILCP** Scagliotti et al. 2002
versus					
Vinorelbin 25 mg/m²/Wo. × 8, dann /2 Wo. Cisplatin 100 mg/m²/4 Wo.	201 (81 % Stadium IV)	30 % [< 1 %]	4,6 Mon.	9,5 Mon. 1-J-S: 37 %	
versus					
Gemcitabin 1250 mg/m² d 1 + 8 Cisplatin 75 mg/m² d 2 /3 Wo.	205 (81 % Stadium IV)	30 % [0 %]	5,3 Mon.	9,8 Mon. 1-J-S: 37 %	
Keine signifikanten Wirksamkeitsunterschiede zwischen den drei Regimen, aber spezifische Toxizitätsprofile; Taxol®/ Carboplatin war am wenigsten emetogen.					

Fortsetzung Seite 115

Tab. 26 *(Fortsetzung)* Randomisierte Studien mit Taxol®/Carboplatin beim palliativ unvorbehandelten nichtkleinzelligen Bronchialkarzinom (NSCLC)

Schema	Patientenzahl (Stadium)	CR + PR [CR]	Progressionsfreies Intervall (Median)	Überlebenszeit (Median)	Studiengruppe/Quelle
Taxol® 200 mg/m² (3 h) Carboplatin AUC 6 /3 Wo.	252 (62% Stadium IV)	28% [2%]	6,3 Mon.	10,4 Mon. 1-J-S: 42% 2-J-S: 17%	**HeCOG** Kosmidis et al. 2002
versus					
Gemcitabin 1000 mg/m² d 1 + 8 Taxol® 200 mg/m² (3 h) /3 Wo.	257 (61% Stadium IV)	35% [5%]	6,1 Mon.	10,4 Mon. 1-J-S: 41% 2-J-S: 15%	
Vergleichbare Wirkung von Taxol®/Carboplatin mit dem platinfreien Regime, auch ähnliche Toxizität.					
Taxol® 225 mg/m² (3 h) Carboplatin AUC 6 /3 Wo.	290 (86% Stadium IV)	17% [< 1%]	3,1 Mon.	8,1 Mon. 1-J-S: 34% 2-J-S: 11%	**ECOG** Schiller et al. 2002
versus					
Taxol® 135 mg/m² (24 h) d 1 Cisplatin 75 mg/m² d 2 /3 Wo.	288 (89% Stadium IV)	21% [< 1%]	3,4 Mon.	7,8 Mon. 1-J-S: 31% 2-J-S: 10%	
versus					
Docetaxel 75 mg/m² Cisplatin 75 mg/m² /3 Wo.	289 (86% Stadium IV)	17% [< 1%]	3,7 Mon.	7,4 Mon. 1-J-S: 31% 2-J-S: 11%	
versus					
Gemcitabin 1000 mg/m² d 1 + 8 + 15 Cisplatin 100 mg/m² d 1 /4 Wo.	288 (86% Stadium IV)	22% [1%]	4,2 Mon.	8,1 Mon. 1-J-S: 36% 2-J-S: 13%	
Ganz ähnliche Wirkung aller vier Kombinationsregime, aber spezifische Toxizitätsunterschiede.					

Fortsetzung Seite 116

Tab. **26** *(Fortsetzung)*   Randomisierte Studien mit Taxol®/Carboplatin beim palliativ unvorbehandelten nichtkleinzelligen Bronchialkarzinom (NSCLC)

Schema	Patientenzahl (Stadium)	CR + PR [CR]	Progressionsfreies Intervall (Median)	Überlebenszeit (Median)	Studiengruppe/Quelle
Taxol® 100 mg/m² d 1 + 8 + 15 Carboplatin AUC 6 d 1 /4 Wo. × 4	132 (77 % Stadium IV)	32 %	6,9 Mon.	11,2 Mon. 1-J-S: 47 % 2-J-S: 16 %	Belani et al. 2003
versus					
Taxol® 100 mg/m² d 1 + 8 + 15 Carboplatin AUC 2 d 1 + 8 + 15 /4 Wo. × 4	130 (77 % Stadium IV)	24 %	4,8 Mon.	7,1 Mon. 1-J-S: 31 % 2-J-S: 10 %	
versus					
Taxol® 150 mg/m² in Zyklus 1 und 100 mg/m² in Zyklus 2 Carboplatin AUC 2 an 6 von 8 Wochen, 2 Zyklen	128 (78 % Stadium IV)	18 %	6,2 Mon.	9,2 Mon. 1-J-S: 41 % 2-J-S: 19 %	

Das erste dieser drei wöchentlichen Taxol®/Carboplatin-Regime wies nicht nur eine herausragende Wirksamkeit, sondern auch eine geringe Toxizität auf.

1-J-S = 1-Jahres-Überlebensrate; 2-J-S = 2-Jahres-Überlebensrate; CR = komplette Remission; PR = partielle Remission.

Die Southwest Oncology Group (**SWOG**) verglich an 408 Patienten, die sich überwiegend im metastasierten Stadium befanden, Taxol®/Carboplatin mit dem konventionellen Kombinationsregime Vinorelbin/Cisplatin [Kelly et al. 2001]. Dabei zeigte sich, dass Taxol®/Carboplatin genauso wirksam war wie das Referenzregime (Ansprechrate 25 % vs. 28 %, medianes progressionsfreies Intervall jeweils 4 Monate, medianes Überleben 8,6 vs. 8,1 Monate), aber wesentlich besser verträglich, einfacher anwendbar und insgesamt kostengünstiger. Vinorelbin/Cisplatin war nicht nur signifikant myelotoxischer (Leukopenie, Neutropenie), sondern auch wesentlich emetogener. Lediglich sensorische Neuropathien kamen unter Taxol®/Carboplatin häufiger vor. Die geringere Toxizität von Taxol®/Carboplatin äußerte sich u. a. in einer deutlich geringeren Therapieabbruchrate (14 % vs. 28 %) und weniger Dosisausfällen (10 % der Taxol®-Dosen vs. 35 % der Vinorelbindosen). Die SWOG machte aufgrund dieser Studie Taxol®/Carboplatin zu ihrem neuen Therapiestandard.

Eine italienische Studiengruppe (Italian Lung Cancer Project, **ILCP**) führte eine dreiarmige Phase-III-Studie durch, in der sie Taxol®/Carboplatin nicht nur mit Vinorelbin/Cisplatin, sondern auch mit Gemcitabin/Cisplatin verglich [Scagliotti et al. 2002]. Über 600 Patienten, ebenfalls zum größten Teil im Stadium IV, wurden in dieser Studie randomisiert. Auch hier fand sich kein signifikanter Wirkungsunterschied zwischen den Therapiearmen; die Ansprechrate lag jeweils um 30 %, das mediane progressionsfreie Intervall um 5 Monate und die mediane Überlebenszeit knapp unter 10 Monaten. Die Neutropenie war mit Vinorelbin/Cisplatin (65 % Grad 3/4), die Thrombozytopenie mit Gemcitabin/Cisplatin (37 % Grad 3/4) besonders ausgeprägt. Unter Behandlung mit Taxol®/Carboplatin traten nur leichte periphere Neuropathien auf (23 % Grad 1, 7 % Grad 2).

Die griechische **HeCOG** (Hellenic Cooperative Group) verglich Taxol®/Carboplatin mit der interessanten platinfreien Kombination Gemcitabin/Taxol® [Kosmidis et al. 2002]. Mehr als ein Drittel der Patienten befand sich noch im lokal fortgeschrittenen Stadium IIIB, entsprechend wurde in beiden Studienarmen ein langes progressionsfreies Intervall von über 6 Monaten und eine mediane Überlebenszeit von über 10 Monaten erzielt. Signifikante Wirkungs- und Toxizitätsunterschiede zwischen den beiden Kombinationsregimen waren nicht feststellbar. Beide Regime waren gut verträglich und Nebenwirkungen des Grades 3/4 mit Ausnahme von Alopezie selten.

In der neuesten Studie der **ECOG** [Schiller et al. 2002] wurden 1207 Patienten in vier Therapiearme randomisiert: Taxol®/Carboplatin, Taxol®/Cisplatin, Docetaxel/Cisplatin und Gemcitabin/Cisplatin. Auch in dieser Studie bestand kein signifikanter Wirkungsunterschied zwischen den modernen Platinkombinationen. Progressionsfreies Intervall und Überleben entsprachen weitgehend denen der SWOG-Studie. Taxol®/Carboplatin wies aber wiederum das günstigste Toxizitätsprofil auf. Das galt selbst für die Patienten mit einem schlechten Allgemeinzustand (ECOG Performance-Status 2), die mit Taxol®/Carboplatin die signifikant wenigsten Nebenwirkungen Grad 3/4 aufwiesen (p = 0,0032) [Sweeney et al. 2001]. Solche Patienten wurden anfangs trotz ihrer schlechten Prognose in die Studie aufgenommen, doch zeigte eine Zwischenauswertung, dass sie wegen ihrer schnellen Krankheitsprogression kaum von der Chemotherapie profitieren konnten (medianes Überleben 4,1 Monate bei allen 64 Patienten). Ein Protokollamendment schloss deshalb für den weiteren Verlauf der Studie Patienten mit derart ungünstigen Ausgangsbedingungen von der Teilnahme aus.

❗ Als die Ergebnisse dieser Studie vorlagen, entschied nach der SWOG auch die ECOG, Taxol®/Carboplatin aufgrund seiner überzeugenden Wirkungs-Nebenwirkungs-Relation und einfachen klinischen Handhabbarkeit in zukünftigen randomisierten Studien als ihr neues Referenzregime einzusetzen.

Gleichzeitig gingen und gehen die Bemühungen weiter, das Applikationsschema von Taxol®/Carboplatin zu optimieren. Hierfür erscheint die wöchentliche Gabe von Taxol® besonders Erfolg versprechend. Eine amerikanische Arbeitsgruppe an der Universität Pittsburgh konzipierte drei solcher Regime und verglich sie in einer randomisierten Phase-II-Studie miteinander [Belani et al. 2003] (Tab. **26**). Insgesamt wurden 370 Patienten in die Studie aufgenommen, von denen sich 77 % im Stadium IV befanden. Die Ergebnisse favorisierten ganz eindeutig ein Applikationsschema, bei dem Taxol® wöchentlich in einer Dosis von 100 mg/m^2 an 3 von 4 Wochen und Carboplatin AUC 6 an Tag 1 jedes vierwöchigen Zyklus eingesetzt wurde. Dieses Therapieschema führte zu einem langen progressionsfreien Intervall von median 6,9 Monaten und einer überragenden medianen Überlebenszeit von 11,2 Monaten. Nach 1 Jahr waren in diesem Studienarm noch 47 % und nach 2 Jahren noch 16 % der Patienten am Leben. Außerdem wurde dieses Therapieregime ausgezeichnet toleriert. Die nichthämatologische Toxizität war gering (22 % Neutropenie Grad 3/4 mit nur 2 % febrilen Neutropenien), und die nichthämatologische Toxizität erreichte nur selten Grad 3/4. Dieser Studie zufolge bieten eine wöchentliche Aufteilung der Carboplatindosis oder die Anwendung höherer wöchentlicher Taxol®-Dosen offenbar keine Vorteile. Doch wie ein randomisiertes Zusatzprotokoll dieser Studie zeigte, könnten Patienten, die sich nach 16-wöchiger Kombinationstherapie noch in Remission oder „stable disease" befinden, möglicherweise von einer Erhaltungstherapie mit Taxol® alleine profitieren.

Radio-/Chemotherapie

In mehreren onkologischen Forschungszentren wurden Taxol® oder Taxol®/Carboplatin mit einer Strahlentherapie kombiniert, um die strahlensensibilisierende Wirkung dieser Chemotherapie bei der Behandlung des lokoregionär fortgeschrittenen nichtkleinzelligen Bronchialkarzinoms auszunutzen. Einige der angewendeten Regime sind in Tab. 27 zusammengestellt. Die deutsche BROCAT-Gruppe (Bronchial Carcinoma Trial Group) prüfte im Rahmen einer groß angelegten Phase-III-Studie ein multimodales Therapiekonzept für Patienten im inoperablen Stadium IIIA/B. Patienten, die durch eine Induktionschemotherapie mit 2 Zyklen Taxol®/Carboplatin eine Remission oder Tumorstabilisierung erreichten, erhielten anschließend entweder nur eine Strahlentherapie (60 Gy) oder eine simultane Radiochemotherapie mit dem gleichen Bestrahlungsschema und wöchentlichen Dosen von 60 mg/m² Taxol®. Im Taxol®/Strahlentherapie-Arm wurde nicht nur eine höhere Gesamtansprechrate (52 % vs. 40 %) und CR-Rate (13,5 vs. 5,5 %) erzielt, sondern das progressionsfreie Intervall verdoppelte sich nahezu von 6,3 auf 11,3 Monate; dieser Unterschied war hochsignifikant (p = 0,0006). Auch die vorläufigen Überlebensdaten nach erst 9,9-monatigem Follow-up unterstreichen die hohe Wirksamkeit des neuen Therapiekonzepts (geschätzte mediane Überlebenszeit 20,2 Monate mit Taxol®/Strahlentherapie gegenüber 14,8 Monaten mit Strahlentherapie alleine). Die Toxizität der Strahlentherapie wurde durch die simultane Verabreichung von Taxol® nur leicht erhöht. Am ehesten nahm die Häufigkeit von Ösophagitiden zu.

❗ Nach diesen Ergebnissen scheint die simultane Radio-/Chemotherapie mit Taxol® tatsächlich die Prognose beim nichtmetastasierten NSCLC deutlich zu verbessern. Entsprechend erregten diese Daten bei ihrer Präsentation auf der ASCO-Tagung 2003 großes Aufsehen und werden nach Ansicht von Experten zu einem Paradigmenwechsel in der Therapie der Stadien IIIA und IIIB dieses Tumors führen.

Tab. 27 Radio-/Chemotherapie mit Taxol® ± Carboplatin beim lokal fortgeschrittenen, unvorbehandelten nichtkleinzelligen Bronchialkarzinom (NSCLC)

Schema	Zahl auswertbarer Patienten (Stadium)	CR + PR [CR]	Progressionsfreies Überleben/Gesamtüberleben	Quelle
Taxol® (3 h)/Wo. × 6 **+ simultane RT:** 5 × 2 Gy/Wo. × 6 Wo. (60 Gy)	29 (36 % Stadium IIIA, 64 % Stadium IIIB)	86 % [7 %]	1-J-S: 61 % 2-J-S: 35 %	Glantz et al. 1996
Taxol® 45 mg/m² (3 h) Carboplatin 100 mg/m²/Wo. **+ simultane RT:** 5 × 1,8 Gy/Wo. × 6 – 7 Wo. (Gesamtdosis 60 – 65 Gy)	38 (16 Stadium IIIA, 22 Stadium IIIB)	k.A.	1-J-S: 63 % 2-J-S: 54 % 3-J-S: 54 %	Belani et al. 1997
Induktion d 1 + 22: Taxol® 175 – 225 (3 h) d 1 + 22 Carboplatin AUC 7,5 d 1 + 22 *d 43 + 64:* Taxol® 67,5 – 175 mg/m² (3 h) Carboplatin AUC 3,75 – 5 **+ simultane RT:** 5 × 2 Gy/Wo. × 6 Wo. (60 Gy)	32 (22 % bulky IIIA, 78 % IIIB)	*Induktion:* 39 % *CT + RT:* 73 %	1-J-S (21 Pat.): 62 %	Hudes et al. 1997

Fortsetzung Seite 121

Tab. 27 *(Fortsetzung)* Radio-/Chemotherapie mit Taxol® ± Carboplatin beim lokal fortgeschrittenen, unvorbehandelten nicht-kleinzelligen Bronchialkarzinom (NSCLC)

Schema	Zahl auswertbarer Patienten (Stadium)	CR + PR [CR]	Progressionsfreies Überleben/Gesamtüberleben	Quelle
				Huber et al. 2003
Induktion: Taxol® 200 mg/m^2 Carboplatin AUC 6 /3 Wo. ×2 *danach bei CR/PR/SD:* **RT alleine** (60 Gy)	Insgesamt: 303 (Stadium IIIA/B)	40% [5,5%]	med. PFI: 6,3 Mon.* med. S: 14,8 Mon.	
versus Taxol® 60 mg/m^2/Wo. **+ simultane RT** (60 Gy)		52% [13,5%]	med. PFI: 11,3 Mon.* med. S.: 20,2 Mon.	

* p = 0,0006
1-J-S = 1-Jahres-Überlebensrate; 2-J-S = 2-Jahres-Überlebensrate; 3-J-S = 3-Jahres-Überlebensrate; CR = komplette Remission;
CT = Chemotherapie; Gy = Gray; PFI = progressionsfreies Intervall; PR = partielle Remission; RD = Remissionsdauer; RT = Strahlentherapie;
S = Überleben.

5.5 Kleinzelliges Bronchialkarzinom (SCLC)

STATUS QUO Die äußerst schlechte Prognose dieses Tumors hat seine Ursache vor allem in dem aggressiven Wachstum und der frühzeitigen Tendenz zur Metastasierung. Zum Zeitpunkt der Diagnosestellung liegen bereits bei mehr als 90% der Patienten mediastinale Lymphknotenmetastasen vor, mehr als zwei Drittel haben Fernmetastasen.

Das kleinzellige Bronchialkarzinom spricht anfangs sehr gut auf eine Chemotherapie an. Die Remissionsraten können mit dem Standardregime CEV bis zu 90% erreichen, und je nach Stadium gelangen sogar 10–50% der Patienten in eine komplette Remission. Meist entwickelt sich aber rasch eine sekundäre Resistenz; entsprechend ist die Rezidivrate hoch. So beträgt etwa mit dem Kombinationsregime Cisplatin/Etoposid und thorakaler Strahlentherapie die mediane Überlebenszeit im Stadium „limited disease" 14–18 Monate und im fortgeschrittenen Stadium 8–12 Monate.

Wegen der hohen Metastasierungswahrscheinlichkeit und der guten Chemosensitivität ist die Chemotherapie Grundbestandteil jedes Behandlungsplans. Lediglich beim seltenen Zufallsbefund eines Stadiums I ohne Lymphknotenbefall ist die operative Entfernung des Tumors mit anschließender adjuvanter Chemotherapie Erfolg versprechend (Heilungsrate ca. 60%). Patienten im Stadium „limited disease" erhalten in der Regel außer einer Chemotherapie auch eine Bestrahlung, da dieser kombinierte Ansatz die Lebenserwartung nachgewiesenermaßen verbessert. Bei Patienten mit ausgedehntem Tumorbefall („extensive disease") beschränkt man sich im Allgemeinen auf eine Kombinationschemotherapie. Alternierende oder dosisintensive Chemotherapieregime sind mit einer höheren Toxizität, aber kaum mit einem Überlebensvorteil verbunden.

Monotherapie mit Taxol®

In zwei von der Eastern Cooperative Oncology Group (ECOG) [Ettinger et al. 1995] und der North Central Cancer Treatment Group (NCCTG) [Kirschling et al. 1994; Jett et al. 1995] durchgeführten Monotherapiestudien wurde die Aktivität von Taxol® beim kleinzelligen Bronchialkarzinom im Stadium „extensive disease" geprüft (Tab. 28). In beiden Studien wurde Taxol® in der Dosierung von 250 mg/m^2 als 24-stündige Infusion eingesetzt, in der NCCTG-Studie erhielten die Patienten zusätzlich G-CSF. Die Ansprechraten betrugen 34% bzw. 41%, wobei allerdings viele weitere Patienten deutliche Tumorrückbildungen zeigten, die nur knapp die Kriterien für eine partielle Remission verfehlten.

Tab. **28** Monotherapie-Studien mit Taxol® beim nicht vorbehandelten kleinzelligen Bronchialkarzinom (SCLC) im Stadium „extensive disease"

Schema	Zahl auswertbarer Patienten (Stadium, Vorbehandlung)	CR + PR [CR]	Remissionsdauer/ Überleben	Studiengruppe/ Quelle
Taxol® 250 mg/m² (24 h) /3 Wo. nach CR Schädel-RT bei Versagen Salvage-CT	32 („extensive disease", keine Vorbehandlung)	34 %[a] [0%]	med. RD: 12 Wo. med. S: 43 Wo.	**ECOG** Ettinger et al. 1995
Taxol® 250 mg/m² (24 h) + G-CSF/3 Wo. bei Versagen Salvage-CT	37 („extensive disease", keine Vorbehandlung)	41 %[b] [0%]	med S.: 29 Wo.	**NCCTG** Kirschling et al. 1994; Jett et al. 1995

[a] Bei weiteren 3 Patienten kam es zu einer Tumorregression > 50 %, die vorgeschriebene Nachuntersuchung 4 Wochen später wurde aber nicht vorgenommen („unbestätigte Remission").
[b] Einschließlich 10 „major responses" betrug die Gesamtansprechrate 68 %.

CT   Chemotherapie
med.   median
RD   Remissionsdauer
RT   Strahlentherapie
S   Überlebenszeit

Bezieht man diese Therapieerfolge mit ein, steigen die Ansprechraten auf 44 bzw. 68 %.

In der ECOG-Studie betrug die mediane Remissionsdauer 12 (5 bis 33) Wochen; auch dies ist ein Mindestwert, denn Patienten, die sich nach 4 Therapiezyklen noch in einer partiellen Remission befanden, wurden auf ein Salvageregime (Cisplatin/Etoposid) umgestellt. Die mediane Überlebensdauer von 43 Wochen in der ECOG-Studie entspricht etwa den Ergebnissen mit anderen wirksamen Monozytostatika und Kombinationsregimen beim kleinzelligen Bronchialkarzinom.

> ❗ Ansprechraten und Überlebenszeiten in den Monotherapiestudien lassen darauf schließen, dass Taxol® zu den wirksamsten Zytostatika beim kleinzelligen Bronchialkarzinom gehört.

Kombinationschemotherapie

Wie die Ergebnisse aus Phase-I- und -II-Studien sehr eindrucksvoll belegen, sind Taxol®/Platin-Kombinationsregime mit oder ohne Etoposid beim kleinzelligen Bronchialkarzinom hochwirksam und induzieren unabhängig vom Stadium Remissionsraten bis über 90 % (Tab. **29**). Durch eine Erhöhung der Dosis von Taxol® (und auch Platin) lässt sich die Wirksamkeit offenbar steigern, insbesondere werden im Stadium „limited disease" mehr komplette Remissionen induziert (bis 71 %).

Bei dieser Tumorentität mit relativ schneller Proliferationsrate wird jedoch auch durch das bisherige Standardregime CEV (Carboplatin, Etoposid, Vincristin) eine hohe Remissionsrate erzielt. Die Remissionen sind hierbei allerdings meist von kurzer Dauer, so dass sich die Überlebenszeit der Patienten im Vergleich mit den Erfahrungen bei ausschließlicher supportiver Therapie nicht wesentlich verlängert.

Angesichts der positiven Erfahrungen mit Taxol® beim SCLC in Phase-I/II-Studien war unbedingt eine randomisierte Vergleichsstudie erforderlich, um zu prüfen, ob sich aus der Hinzunahme von Taxol® bzw. aus dem Ersatz eines anderen Zytostatikums des CEV-Regimes durch Taxol® ein Behandlungsvorteil ergibt. Seit kurzem liegen nun die Ergebnisse einer ersten in Deutschland durchgeführten multizentrischen Phase-III-Studie vor, in dem das CEV-Regime mit TEC (Taxol® + Etoposid + Carboplatin) verglichen wurde [Reck et al. 2003] (Tab. **29**).

Von 614 randomisierten Patienten waren 608 auswertbar, von denen sich jeweils die Hälfte im Stadium LD/ED I und im Stadium ED II befanden. Die Ansprechraten unterschieden sich in beiden Therapiearmen nicht nennenswert (72 % mit TEC vs. 69 % mit CEV), doch das neue Taxol®-Regime führte zu einer signifikanten Verlängerung von progres-

Tab. **29** Kombinationschemotherapie mit Taxol® beim fortgeschrittenen kleinzelligen Bronchialkarzinom (SCLC)

Schema	Zahl auswertbarer Patienten (Stadium, Vorbehandlung)	CR + PR [CR]	Remissionsdauer/ Überleben	Quelle
Taxol® 135 mg/m² (1 h) d 1 Carboplatin AUC 5 d 1 Etoposid 50/100 mg p.o. alternierend d 1–10/3 Wo. **+ RT** im Stadium LD (45 Gy/25 Fx)	35 (20 ED, 15 LD, keine Vorbehandlung)	83 % [29 %] ED: 65 % [20 %] LD: 93 % [40 %]	ED: med. S 7 Mon. LD: med. S 17 Mon.	Greco u. Hainsworth 1996 b
Taxol® 200 mg/m² (1 h) d 1 Carboplatin AUC 6 d 1 Etoposid 50 bzw. 100 mg p.o. alternierend d 1–10/3 Wo. **+ RT** im Stadium LD (45 Gy/25 Fx)	79 (ED oder LD, keine Vorbehandlung)	91 % [47 %] ED: 84 % LD: [71 %]	ED: med. S 10 Mon. LD: med. S > 15 Mon.	Hainsworth et al. 1997 b
Dosissteigerung erhöhte die CR-Rate im Stadium LD (und die Myelotoxizität); dennoch gut verträgliches Regime, außer Leukopenie keine schwere Toxizität.				
Taxol® 175 mg/m² (1 h) d 1 Carboplatin AUC 5 d 1 Etoposid 100 mg/m² p.o. d 2–8 /3 Wo.	84 (36 % ED I, 64 % LD)	82 % [18 %]	med. S: 19 Mon.	Reck et al. 1999
Sehr wirksame Kombination mit geringer Toxizität und subjektiv guter Verträglichkeit.				
Taxol® 130 mg/m² (3 h) d 1 Cisplatin 75 mg/m² d 2 Etoposid 80 mg p.o. d 2–4 /3 Wo. × 6	26 (ED)	96 % [19 %]	med. PFI: 8 Mon. med. S: 15,5 Mon.	Glisson et al. 1997
Hohe Gesamtansprechrate und lange Überlebensdauer im Stadium ED; außer Neutropenie keine schwere Toxizität.				

Fortsetzung Seite 126

Tab. 29 *(Fortsetzung)* Kombinationschemotherapie mit Taxol® beim fortgeschrittenen kleinzelligen Bronchialkarzinom (SCLC)

Schema	Zahl auswertbarer Patienten (Stadium, Vorbehandlung)	CR + PR [CR]	Remissionsdauer/ Überleben	Quelle
Taxol® 175 mg/m² (3 h) d 1 Cisplatin 80 mg/m² d 1 Etoposid 80 mg i.v. d 1 + 160 mg/m² p.o. d 2 + 3; + G-CSF /3 Wo.	89 (ED, keine Vorbehandlung)	zu früh	zu früh	Bunn et al. 1999
Wirksamkeitsdaten liegen noch nicht vor. Die Toxizität ist beträchtlich.				
Taxol® 200 mg/m² d 1 Carboplatin AUC 6 d 1 /3 Wo. × 6	69 (36 % ED I, 64 % ED II)	61 % [7 %]	med. S: 11,8 Mon. (Schätzwert)	Deppermann et al. 1999
Gut verträgliches Kombinationsregime, angesichts der weit fortgeschrittenen Erkrankung vielversprechende Überlebensdauer.				
Taxol® 135 mg/m² Cisplatin 75 mg/m² /3 Wo. × 6	23 (ED, keine Vorbehandlung)	71 %	med. PFI: 5 Mon. med. S: 8 Mon. 1-J-S: 24 %	Nair et al. 1997
Taxol® 175 mg/m² Cisplatin 75 mg/m² /3 Wo. × 6	48 (ED, keine Vorbehandlung)	89 %	med. PFI: 5,5 Mon. med. S: 9 Mon. 1-J-S: 38 %	
Dosis-Wirkungs-Effekt mit höherer Ansprechrate und längerem Überleben in der Gruppe mit höherer Taxol®-Dosierung.				

Fortsetzung Seite 127

Tab. 29 (*Fortsetzung*) Kombinationschemotherapie mit Taxol® beim fortgeschrittenen kleinzelligen Bronchialkarzinom (SCLC)

Schema	Zahl auswertbarer Patienten (Stadium, Vorbehandlung)	CR + PR [CR]	Remissionsdauer/ Überleben	Quelle
TEC Taxol® 175 mg/m² (3 h) d 4 Etoposid 125 mg/m² i.v. (St. I–IIIB) bzw. 102 mg/m² (St. IV) d 1–3 Carboplatin AUC 5 d 4 /3 Wo. × 6	301 (49% Stad. LD/ED I [ECOG I–IIIB], 51% Stad. ED II [ECOG IV])	72% [18%]	med. PFS: 8,1 Mon. med. S: 12,7 Mon. 1-J-S: 51% 2-J-S: 20% 3-J-S: 17%	Reck et al. 2003
versus				
CEV Carboplatin AUC 5 d 1 Etoposid 159 mg/m² i.v. (St. I–IIIB) bzw. 125 mg/m² (St. IV) d 1–3 Vincristin 2 mg d 1 + 8 /3 Wo. × 6	307 (50% Stad. LD/ED I [ECOG I–IIIB], 50% Stad. ED II [ECOG IV])	69% [15%]	med. PFS: 7,5 Mon. med. S: 11,7 Mon. 1-J-S: 48% 2-J-S: 16% 3-J-S: 9%	

Signifikant längeres progressionsfreies und Gesamtüberleben mit dem Taxol®-Regime.

1-J-S = 1-Jahres-Überlebensrate; ED = „extensive disease"; Fx = Fraktion; Gy = Gray; LD = „limited disease"; med. = median; PFI = progressionsfreies Intervall; PFS = progressionsfreies Überleben; p.o. = peroral; RT = Strahlentherapie; S = Überleben.

sionsfreiem und Gesamtüberleben. Von der Behandlung profitierten Patienten mit LD in gleicher Weise wie jene in weiter fortgeschrittenen Stadien. Das Progressions- und Sterberisiko, ausgedrückt in Form der entsprechenden Hazard-Ratios, war für CEV-behandelte Patienten 1,21- bzw. 1,22-mal höher als für die mit TEC behandelten Patienten (p = 0,033 bzw. p = 0,024). Nach 3 Jahren waren im CEV-Arm noch 9 % der Patienten am Leben, im TEC-Arm dagegen 17 %. Zudem war die hämatologische Toxizität im TEC-Arm geringer, mit signifikant weniger schweren Anämien und Thrombozytopenien. Die nichthämatologische Toxizität stellte in beiden Therapiearmen kein Problem dar. Aufgrund dieser Ergebnisse ist das Kombinationsregime Taxol®, Etoposid, Carboplatin als eine bevorzugte Therapieoption für SCLC-Patienten anzusehen.

5.6   Pleurales Mesotheliom und maligner Pleuraerguss

STATUS QUO   Mesotheliome der Pleura sind seltene Tumoren, deren Inzidenz allerdings durch die Asbestexposition vergangener Jahrzehnte im Ansteigen begriffen ist. Die Behandlungsergebnisse sind im fortgeschrittenen Stadium sehr unbefriedigend, lediglich bei der prognostisch günstigeren epithelialen Histologie lässt sich durch ein multimodales Therapiekonzept mit Operation, Chemotherapie und Strahlentherapie ein längerfristiges Überleben erreichen.

Zu den wirksamsten Zytostatika gehören Doxorubicin und Cisplatin, doch vermögen sie auch in Kombination kaum Ansprechraten von mehr als 20 % zu induzieren. Maligne Pleuraergüsse sind am häufigsten – zu etwa einem Drittel – die Folge eines fortgeschrittenen Bronchialkarzinoms; es folgen metastasiertes Mammakarzinom und Lymphome. Die Chance einer Rückbildung durch Chemotherapie hängt somit wesentlich von der Art des Primärtumors ab.

In einer Phase-II-Studie wurden 15 Patienten mit malignem Mesotheliom einer **Monotherapie** mit 250 mg/m^2 Taxol® als 24-stündige intravenöse Infusion unterzogen; 2 von ihnen (13 %) gelangten in eine partielle Remission, und in 5 Fällen kam es zur Tumorstabilisierung [Vogelzang et al. 1994]. Damit scheint Taxol® bei diesem chemoresistenten Tumor kaum wirksamer zu sein als andere Zytostatika. 100 mg/m^2 Cisplatin in **Kombination** mit 200 mg/m^2 Taxol® (3-h-Infusion) und Zykluswiederholung alle 3 Wochen führte nicht zu besseren Ergebnissen (1 partielle Remission und 11-mal Tumorstillstand bei 17 Patienten) [Caliandro et al. 1997], womit sich leider die Erfolg versprechenden Resultate mit Taxol®/Cisplatin an Tiermodellen dieses Tumors bislang nicht bestätigen ließen.

Dagegen lassen die Befunde einer Phase-I-Studie darauf schließen, dass sich Taxol® hervorragend für die **intrapleurale Therapie** karzinomatöser Absiedelungen im Pleuraspalt eignet. Bei Patienten mit malignem Pleuraerguss, zumeist im Gefolge eines Bronchialkarzinoms, wurde Taxol® in 500 ml isotonischer Kochsalzlösung in den Pleuraspalt instilliert und dort nach Möglichkeit 96 Stunden belassen. Die Patienten tolerierten Einzeldosen bis zu 175 oder 225 mg/m^2 ohne wesentliche lokale oder systemische Toxizität. Die pharmakokinetischen Messungen ergaben, dass die Wirkstoffexposition im Pleuraspalt, gemessen anhand der Fläche unter der Konzentrations-Zeit-Kurve (AUC), die entsprechende Plasmaexposition um das 370fache überstieg. Dies ist auf die außerordentlich geringe Clearance aus der Pleuraflüssigkeit zurückzuführen; noch 48–96 Stunden nach der Instillation wurden dort therapeutische Wirkspiegel gemessen. Bei 4 von 15 Patienten war nach einer einzigen Instillation eine langfristige Antitumorwirkung nachweisbar, die sich darin äußerte, dass bei der röntgenologischen Nachuntersuchung 1 Monat später kein rezidivierender Pleuraerguss nachweisbar war [Perng et al. 1997].

Diese positiven Ergebnisse konnten inzwischen durch eine Phase-II-Studie der gleichen Arbeitsgruppe bestätigt werden. Die aufgenommenen Patienten, bei denen der Pleuraerguss ausnahmslos die Folge eines nichtkleinzelligen Bronchialkarzinoms war, erhielten Taxol® in einer Dosis von 125 mg/m^2 in den Pleuraspalt infundiert. Bei 14 Patienten war das Therapieergebnis nach 4 Wochen auswertbar, wobei in 4 Fällen (29%) eine komplette Remission des Ergusses und in weiteren 9 Fällen eine partielle Rückbildung festgestellt wurde (Gesamtansprechrate 93%) [Perng et al. 1998].

5.7 Tumoren des Kopf-Hals-Bereichs

STATUS QUO Unter der Bezeichnung Tumoren des Kopf-Hals-Bereichs wird eine heterogene Gruppe von Malignomen der oberen Atem- und Verdauungswege (Mundhöhle, Speicheldrüsen, Nasennebenhöhlen, Oro-, Naso- und Hypopharynx, Kehlkopf) zusammengefasst; den größten Anteil nehmen mit 40% die Kehlkopfkarzinome ein. In der überwiegenden Mehrzahl handelt es sich um Plattenepithelkarzinome.

Die Kopf-Hals-Tumoren lassen sich in einem frühen Stadium durch chirurgische Resektion und/oder Bestrahlung sehr erfolgreich behandeln. Infolge ihrer ausgeprägten Tendenz zu lokalem Wachstum und Infiltration der Nachbarorgane und Lymphknoten sind aber leider zum Zeitpunkt der Diagnosestellung schon viele dieser Tumoren lokal weit fortgeschritten. In diesem Stadium sind aggressive chirurgische und strahlentherapeutische Ansätze weit weniger erfolgreich. Vor allem Lokalrezidive stellen ein Problem dar, aber auch Fernmetastasen treten bei 10 bis 30 % der Patienten auf. Aus diesem Grund wird in den letzten Jahren vermehrt versucht, durch eine zusätzliche Chemotherapie die Behandlungsergebnisse zu verbessern, d. h. die lokale und systemische Rezidivrate zu verringern und die Überlebenszeit zu verlängern. Die präoperative (neoadjuvante) Chemotherapie soll darüber hinaus die Operabilität verbessern und verstümmelnde chirurgische Eingriffe – ein gravierendes soziales Stigma für die betroffenen Patienten – vermeiden helfen.

Mit Cisplatin und Carboplatin sowie mit 5-Fluorouracil in verschiedenen Kombinationen wurden bislang die besten Erfolge in der neoadjuvanten Therapie erzielt, mit hohen CR-Raten (35 – 40 %) und tendenziell besserem Überleben. Ein zweiter Therapieansatz ist die kombinierte (sequenzielle oder simultane) Radio-/Chemotherapie im lokal fortgeschrittenen Stadium, mit der sich ebenfalls recht vielversprechende Ergebnisse erzielen ließen. Eine weitere Vervollkommnung der multimodalen Therapie bleibt aber angesichts der immer noch hohen Rezidivraten ein dringendes Anliegen.

Monotherapie mit Taxol®

Die hohe Monoaktivität von Taxol® zeigte sich erstmals in einer Phase-II-Studie der ECOG Anfang der 1990er-Jahre, in der Patienten mit rezidivierten, metastasierten oder lokal fortgeschrittenen Kopf-Hals-Tumoren mit einer 24-Stunden-Infusion von 250 mg/m² Taxol® plus G-CSF behandelt wurden [Forastiere et al. 1994]. Die Behandlung wurde alle 3 Wochen wiederholt. Alle Patienten hatten einen guten Allgemeinzustand, und die Rezidivpatienten waren chemotherapeutisch nicht vorbehandelt. Fast ausnahmslos hatten die Patienten aber eine Operation und/oder eine Bestrahlung hinter sich, in einigen Fällen war auch im Rahmen der kurativ intendierten Primärtherapie eine Induktionschemotherapie oder eine simultane Radio-/Chemotherapie vorgenommen worden. Histologisch handelte es sich durchweg um Plattenepithelkarzinome. Von den 30 auswertbaren Patienten gelangten 4 in eine komplette und 8 in eine partielle Remission (objektive Gesamtansprechrate 40 %), bei weiteren 9 Patienten kam es zum Stillstand des Tumorwachstums. Unter den Respondern befanden sich 6 Patienten mit vorausgegangener Strahlentherapie im lokoregionär fortgeschrittenen Stadium und 6 Patienten im metastasierten Stadium. Die mediane Remissionsdauer betrug 4,5 Monate (2,1 bis 19,3 Monate). Die Toxizität bestand vor allem in einer Myelosuppression; eine Neutropenie Grad 3/4 trat bei 91 % der Patienten auf, hielt aber im Durchschnitt nur 2 Tage an. Eine periphere Neuropathie, Arthralgien und Myalgien stellten sich bei 39 % der Patienten ein, waren aber gewöhnlich nur leicht bis mittelschwer.

In weiteren Studien wurden mittlerweile diese guten Ergebnisse bestätigt. Mit 250 mg/m^2 Taxol® als 24-Stunden-Infusion betrug die Ansprechrate 36% [Smith et al. 1995], mit einem intensivierten Schema, bei dem Taxol® als 1-h-Infusion wöchentlich über 6 Wochen verabreicht wurde, 38% [Löffler et al. 1995]. Einen guten Eindruck von der Monoaktivität von Taxol® bei fortgeschrittenen, operablen Kopf-Hals-Tumoren gibt aber vor allem eine Phase-II-Studie an 45 neu diagnostizierten Patienten ohne jegliche Vorbehandlung [Grecula et al. 2000]. Taxol® wurde als Induktionstherapie insgesamt dreimal in einer Dosierung von 250 mg/m^2 als 24-h-Infusion alle 3 Wochen mit G-CSF verabreicht. 38 Patienten schlossen die Chemotherapie planmäßig ab, 41 wurden anschließend operiert, und 37 beendeten auch vorschriftsgemäß die postoperative Strahlentherapie mit 55,8 Gy. Die objektive Ansprechrate mit Taxol® betrug 50% mit 10% kompletten Remissionen. Die hämatologische Toxizität war allerdings beträchtlich, Neutropenie und Thrombozytopenie Grad 3/4 trat bei 78% bzw. 27% der Patienten auf, und 2 Patienten verstarben an einer Sepsis. Die 4-Jahres-Überlebensrate betrug 44%.

Hervorragende Ergebnisse wurden auch in zwei kleineren Phase-II-Studien mit Taxol® bei rezidivierten Kopf-Hals-Tumoren erzielt. 14 Patienten (11 mit Rezidiv, 3 mit Metastasen), von denen 10 bereits chemotherapeutisch vorbehandelt waren, erhielten Taxol® in der niedrigen Dosierung von 135 mg/m^2 als 3-stündige Infusion alle 3 Wochen. Von den 11 auswertbaren Patienten erreichten 1 Patient (9%) eine komplette Remission, 5 (45%) eine partielle Remission und 2 (18%) einen Tumorstillstand. Die Toxizität war gering, so dass Dosismodifikationen nicht erforderlich waren [McWilliams et al. 1998]. In der anderen Studie wurde Taxol® in einer Dosierung von 200 mg/m^2 als 1-stündige Infusion alle 3 Wochen an 19 Patienten mit Kopf-Hals-Tumoren verabreicht, die alle nach einer vorausgegangenen Chemotherapie mit 5-Fluorouracil/Cisplatin und einer Strahlentherapie ein Rezidiv erlitten hatten. Das Therapieergebnis war bei 17 Patienten auswertbar. Neben 1 kompletten Remission (6%) gab es 5 (29%) partielle Remissionen (Gesamtansprechrate 35%) sowie 4 Tumorstabilisierungen. Die Remissionen hielten zwischen 2 und 19 Monaten an [Mickiewicz et al. 1998].

Kombinationschemotherapie

Die hohe Monoaktivität von Taxol® veranlasste viele Forschergruppen, Taxol® bei der Behandlung fortgeschrittener Kopf-Hals-Tumoren mit anderen Zytostatika zu kombinieren. Eine Auswahl von Phase-I/II-Studien ist in Tab. **30** aufgeführt.

Tab. **30**   Ergebnisse von Phase-I/II-Studien mit verschiedenen Taxol®-Kombinationsregimen bei Tumoren des Kopf-Hals-Bereichs [mod. nach Cortés-Funes u. Aisner 1997]

Schema	Zahl auswertbarer Patienten (Stadium, Vorbehandlung)	CR + PR [CR]	Quelle*
Taxol® 175 – 300 mg/m² (3 h) d 1 (+ G-CSF ab > 200 mg/m²) Cisplatin 75 mg/m² d 2 /3 Wo.	27 (lokal fortgeschritten, unvorbehandelt)	77% [37%]	Hitt et al. 1997
Taxol® 135 – 250 mg/m² Cisplatin 75 – 100 mg/m²	12	25% [0%]	Hanauske et al. 1995
Taxol® 135 – 175 mg/m² Cisplatin 60 mg/m² Ifosfamid 1 g/m²	35	54% [14%]	Shin et al. 1996
Taxol® 170 mg/m² (24 h) d 1 Ifosfamid 1,67 g/m²/d civ d 2 – 4 + G-CSF	11 (rez., met.)	45% (0%)	Forastiere u. Urba 1995
Taxol® 135 – 230 mg/m² (3 h) Carboplatin AUC 4 – 4,5 ± G-CSF	5 (rez., met.)	60%	Creaven et al. 1995
Taxol® 135 – 175 mg/m² Carboplatin AUC 7,5	zu früh	zu früh	Dunphy et al. 1996
Taxol® 200 mg/m² (3 h) Carboplatin AUC 7 /3 Wo.	23 (rez., massiv vorbehandelt)	36% [18%]	Stathopoulos et al. 1997

* Die Literaturstellen befinden sich, sofern nicht im Text zitiert, in der Übersichtsarbeit von Cortés-Funes u. Aisner 1997, der diese Tabelle entnommen wurde.

civ = kontinuierliche i.v. Infusion; CR = komplette Remission; met. = metastasiert; PR = partielle Remission; rez. = rezidiviert.

In zwei Phase-I-Studien am Johns Hopkins Cancer Center in Baltimore ermittelte man als geeignete Phase-II-Dosis für die Kombination Taxol®/Cisplatin 250 mg/m² Taxol® und 75 mg/m² Cisplatin mit G-CSF-Unterstützung. Eine dosislimitierende neurologische Toxizität trat erst bei einer Dosierung von 300 mg/m² Taxol® und 100 mg/m² Cisplatin auf. In der Phase-I/II-Studie einer spanischen Arbeitsgruppe erhielten Patienten mit unvorbehandelten, lokal fortgeschrittenen, inoperablen Kopf-Hals-Tumoren steigende Dosen von Taxol® als 3-h-Infusion in Kombination mit einer festen Cisplatindosis von 75 mg/m² und G-CSF [Hitt et al. 1997] (Tab. **30**). Von 27 auswertbaren Patienten gelangten 10 in eine komplette und 11 in eine partielle Remission (Gesamtansprechrate 77%). Weder die Taxol®-Dosis noch die Tumorlokalisation hatten einen erkennbaren Einfluss auf die Ansprechrate. Selbst unter der höchsten Taxol®-Dosis von 300 mg/m² trat keine dosislimitierende Toxizität auf. Von den 21 Respondern wurden 10 anschließend einer radikalen Strahlentherapie und 9 einer Operation plus Strahlentherapie unterzogen. Nach einer medianen Beobachtungszeit von 15 Monaten waren 16 dieser Patienten noch tumorfrei.

Inzwischen liegen auch die Ergebnisse einer randomisierten Phase-II-Studie vor, in der die ECOG zwei Dosierungsschemata der Kombination Taxol® + Cisplatin als Induktionstherapie prüfte [Forastiere et al. 2001]. In die Studie wurden 210 Patienten mit lokal fortgeschrittenen, rezidivierten oder metastasierten Kopf-Hals-Tumoren eingebracht. Sie erhielten entweder Taxol® 200 mg/m² (24-h-Infusion) mit Cisplatin 75 mg/m² und G-CSF-Unterstützung oder Taxol® 135 mg/m² (24 h) mit der gleichen Cisplatindosis ohne G-CSF. Die Therapie wurde alle 3 Wochen wiederholt, maximal wurden 12 Zyklen verabreicht. Ein signifikanter Wirkungsunterschied zwischen den beiden Regimen bestand nicht (Ansprechrate 35% mit dem hochdosierten vs. 36% mit dem niedrigdosierten Schema; medianes Überleben 7,6 vs. 6,8 Monate, medianes ereignisfreies Überleben 4,1 vs. 4,0 Monate). Ein Handicap beider Regime war die hohe hämatologische Toxizität.

Dagegen kombinierte eine spanische Arbeitsgruppe erfolgreich Taxol® mit Cisplatin/5-Fluorouracil, einem der Standardregime bei Kopf-Hals-Tumoren [Hitt et al. 2002]. Nach anfänglich zu hoher Toxizität wurde die 5-FU-Dosis von 750 mg/m² auf 500 mg/m² reduziert. Hochwirksam und vergleichsweise gut verträglich war dann die Induktionstherapie mit Taxol® 175 mg/m² als 3-h-Infusion an Tag 1, Cisplatin 100 mg/m² an Tag 2 und 5-Fluorouracil 500 mg/m² als 5-tägige kontinuierliche Infusion von Tag 2 bis 6. Die Therapie wurde alle 3 Wochen wiederholt (maximal 3 Zyklen). Von den 70 behandelten Patienten (alle im Stadium III oder IV und ohne vorausgegangene Therapie) gelangten 59% in eine komplette und 29% in eine partielle Remission (Gesamtansprechrate 88%). Die CR-Rate bei den Primärtumoren betrug 74% und bei den zervikalen Lymphknoten 62%.

Von den 56 mit der reduzierten 5-Fluorouracildosis behandelten Patienten entwickelten nur 29% eine Neutropenie Grad 3/4, und 9 Patienten (16%) mussten wegen Nebenwirkungen hospitalisiert werden. Lediglich in zwei Fällen (4%) konnten die geplanten 3 Zyklen nicht zu Ende geführt werden. Nach Abschluss der Induktionschemotherapie erhielten 65 der 70 Patienten eine Strahlentherapie, zumeist in Kombination mit Taxol®, teilweise nach Operation des Primärtumors und/ oder „neck dissection". Nach einer medianen Beobachtungszeit von 51 Monaten waren noch 59% der Patienten rezidivfrei. Die projizierte rezidivfreie und Gesamtüberlebensrate nach 5 Jahren beträgt 56% und 44%. Mit diesem Ergebnis gehört die Kombination Taxol®/Cisplatin/5-Fluorouracil zweifellos zu den bestwirksamen Chemotherapieregimen bei Kopf-Hals-Tumoren. In einer randomisierten Phase-III-Studie wird die Dreierkombination zur Zeit mit Cisplatin/5-Fluorouracil verglichen.

In mehreren Phase-I/II-Studien wurde Mitte der 1990er-Jahre die maximal tolerierbare Dosis von Taxol® in Kombination mit Carboplatin ermittelt (Tab. 30). Auf der Grundlage dieser Erfahrungen mit dieser Kombination führte die Hellenic Cooperative Oncology Group in Griechenland eine Phase-II-Studie durch [Stathopoulos et al. 1997], in der massiv vorbehandelte Patienten mit rezidivierten Plattenepithelkarzinomen des Kopf-Hals-Bereichs eine Behandlung mit 200 mg/m^2 Taxol® als 3-stündige Infusion und Carboplatin in einer individuellen Dosierung von AUC = 7 mg × ml^{-1} × min erhielten (Zyklusintervall 3 Wochen). Von 23 auswertbaren Patienten gelangten 4 (17%) in eine komplette und 5 (22%) in eine partielle Remission; insgesamt sprachen also 39% der Patienten an. Die Toxizität war vertretbar. Bei 4 Patienten trat eine Neutropenie Grad 3 auf, 79% der Patienten mit mehr als 2 Zyklen der Chemotherapie entwickelten Zeichen einer Neurotoxizität.

Radio-/Chemotherapie

Ein weiteres, derzeit von verschiedenen Arbeitsgruppen intensiv bearbeitetes Forschungsfeld betrifft die simultane Chemo- und Strahlentherapie von lokal fortgeschrittenen Kopf-Hals-Tumoren.

In einer Pilotstudie an der Universitäts-Strahlenklinik Erlangen-Nürnberg wurde eine akzelerierte Strahlentherapie, bestehend aus zwei 14-tägigen Behandlungsblöcken (täglich 2 × 1,5 Gy an 5 Tagen pro Woche) mit dazwischenliegender 9-tägiger Therapiepause, durch eine simultane Chemotherapie mit **Mono-Taxol**® 30 mg/m^2/Tag, verabreicht als 3-stündige Infusion an den Tagen 1–5 und 29–33, ergänzt. 10 Patienten mit lokal fortgeschrittenen, chemotherapeutisch unvorbehandelten Kopf-Hals-Tumoren des Stadiums IV waren auswertbar. Alle sprachen auf die Behandlung an (8 komplette und 2 partielle Remissionen) [Plasswilm et al. 1996].

An den Universitäts-Strahlenkliniken Tübingen und Göttingen wurde in einer Phase-I-Studie die maximal tolerierbare Dosis (MTD) von Taxol® bei wöchentlicher Applikation als 1-stündige Infusion in Verbindung mit einer simultanen Strahlentherapie (2×2 Gy/Tag an 5 Tagen pro Woche, Gesamtdosis 60–70 Gy) ermittelt [Hoffmann et al. 1997]. In dieser Studie, an der 18 Patienten mit inoperablen oder unvollständig resezierten Kopf-Hals-Tumoren teilnahmen, wurde die MTD schon bei einer wöchentlichen Dosis von 30 mg/m^2 erreicht; als dosislimitierend erwies sich die Mukositis, während die hämatologischen und sonstigen nichthämatologischen Nebenwirkungen durchweg leichterer Art waren. Aufgrund vorliegender In-vitro-Ergebnisse erscheint es durchaus möglich, dass es bereits in diesem niedrigen Dosisbereich zu einer Verstärkung der therapeutischen Strahlenwirkung kommt.

In einer Studie an der Universität Würzburg erhielten 50 Patienten mit primär resezierbarem fortgeschrittenen Larynx- oder Hypopharynxkarzinom zunächst zwei Zyklen einer Induktionschemotherapie mit 200 mg/m^2 **Taxol®** und 100 mg/m^2 **Cisplatin** im Abstand von 3 Wochen [Pfreundner et al. 2003]. Patienten, die sich 2 Wochen nach Abschluss der Chemotherapie in einer partiellen oder kompletten Remission befanden, wurden einer CT-gestützten 3D-Strahlentherapie unterzogen (69,9 Gy in Fraktionen zu 1,8 Gy innerhalb von 5½ Wochen auf den Primärtumor, 50,4 Gy auf das Lymphabflussgebiet). Die Ansprechrate auf die Induktionschemotherapie betrug 88 % (inkl. 10 % CR). Bei 84 % der Patienten konnte der Kehlkopf erhalten werden. Innerhalb einer medianen Nachbeobachtungszeit von 25 Monaten trat nur bei 4 Patienten (8 %) ein Rezidiv auf. Die Gesamtüberlebensrate wurde zu 72 % nach 2 Jahren und 66 % nach 3 Jahren ermittelt, wobei die meisten Todesfälle nicht in Zusammenhang mit der Krebserkrankung standen.

Besondere Hoffnung wird auch auf die Synergie von **Taxol® und Carboplatin** gesetzt, da beide Zytostatika strahlensensibilisierende Eigenschaften aufweisen. In einer an mehreren amerikanischen Zentren durchgeführten Pilotstudie erhielten die Patienten parallel zu einer 6- bis 7-wöchigen Strahlentherapie mit konventioneller Fraktionierung (1 Fraktion täglich) jede Woche 40 mg/m^2 Taxol® über 3 Stunden und unmittelbar danach 100 mg/m^2 Carboplatin. Von den 11 bisher ausgewerteten Patienten erreichten 2 eine komplette und 6 eine partielle Remission (vorläufige Ansprechrate 73 %). Die Toxizität war insgesamt akzeptabel und beherrschbar (vorwiegend Mukositis, Neutropenie und Gewichtsverlust) [Conley et al. 1997].

In einer multizentrischen Phase-II-Studie in den USA [Hainsworth et al. 2002] erhielten 123 unvorbehandelte Patienten mit lokal fortgeschrittenen Plattenepithelkarzinomen des Kopf-Hals-Bereichs zunächst eine 6-wöchige Induktionschemotherapie mit Taxol® 200 mg/m^2 (1-h-Infusion) an den Tagen 1 und 22, Carboplatin AUC 6 ebenfalls an den Tagen 1 und 22 sowie 5-Fluorouracil 225 mg/m^2/Tag als kontinuierliche Infusion an den Tagen 1–43. Nach 1-wöchiger Therapiepause schloss sich eine simultane Radio-/Chemotherapie mit 1,8 Gy an 5 Wochentagen bis zu einer Gesamtdosis von 68,4 Gy und 6 wöchentlichen Dosen von 50 mg/m^2 Taxol® als 1-stündige Infusion und Carboplatin AUC 1 an. Von 116 auswertbaren Patienten erreichten 60% eine klinische Vollremission. Nach einem medianen Follow-up von 24 Monaten betrugen die projizierten 2- und 3-Jahres-Überlebensraten 66% bzw. 51%. Die Haupttoxizität während der Radio-/Chemotherapie bestand erwartungsgemäß in einer Mukositis (Grad 3/4 bei 75% der Patienten). Die einzige Spätkomplikation war indes eine Xerostomie (38% der Patienten nach 1 Jahr).

An der Universität von Chicago wurde in einer Phase-I-Studie die Wirksamkeit und Praktikabilität einer simultanen Radio-/Chemotherapie mit **Taxol®, 5-Fluorouracil und Hydroxyurea** (+ G-CSF) bei Patienten mit rezidivierten oder aus anderen Gründen als prognostisch sehr ungünstig einzustufenden Kopf-Hals-Tumoren untersucht [Haraf et al. 1997; Brockstein et al. 1998 a, 1998 b]. In jedem zweiwöchigen Zyklus bis zum Abschluss der Strahlentherapie wurde 5-Fluorouracil als 5-tägige kontinuierliche Infusion, Taxol® entweder ebenfalls als 5-tägige kontinuierliche Infusion oder als einstündige Infusion an Tag 1, und Hydroxyharnstoff alle 12 Stunden für die Dauer von 5 Tagen verabreicht; an jedem Behandlungstag erfolgte auch eine Bestrahlung mit 1 × 2 oder 2 × 1,5 Gy. Die Ergebnisse wiesen eine hohe Aktivität bei akzeptabler Toxizität aus. Mit dem *kontinuierlichen Infusionsregime* von Taxol® wurden 55 Patienten behandelt, und 70% gelangten in eine komplette Remission [Brockstein et al. 1998 a]. Mit Taxol® als *einstündiger Infusion* wurde die optimale Phase-II-Dosis wie folgt ermittelt: Taxol® 100 mg/m^2 Tag 1, 5-Fluorouracil 600 mg/m^2/Tag als Dauerinfusion Tag 1–5 und Hydroxyurea 2 × 500 mg/Tag (insgesamt 11 Dosen) an den Tagen 0–5. Als optimales Strahlentherapieschema erwies sich die Verabreichung von 2 × 1,5 Gy an jedem Behandlungstag. Mit diesem Radio-/Chemotherapie-Regime gelangten 17 von 22 Patienten (77%) in eine klinische Vollremission bzw. 17 von 21 auswertbaren Patienten (81%) in eine pathologisch gesicherte CR [Brockstein et al. 1998 b].

Erfolg versprechende Ergebnisse wurden auch mit der Kombination **Taxol® + 5-Fluorouracil** und simultaner Strahlentherapie erzielt [Schroeder et al. 1996]. 21 Patienten mit primär inoperablen Plattenepithelkarzinomen des Kopf-Hals-Bereichs (Stadium III oder IV) erhielten an den Tagen 1 und 29 jeweils 175 mg/m^2 Taxol® als 3-stündige Infusion, gefolgt von einer kontinuierlichen Infusion von täglich 750 mg/m^2 5-Fluorouracil über 5 Tage. Strahlendosen von täglich 2 Gy wurden an den Tagen 1–26 verabreicht. Am 56. Tag wurden die Patienten operiert und erhielten anschließend 2 weitere Zyklen Taxol®/5-Fluorouracil mit simultaner Bestrahlung (20–30 Gy). Bei 20 operierten Patienten war in 11 Fällen kein vitales Tumorgewebe im Bereich von Primärtumor und Lymphknoten mehr nachzuweisen. 18 von insgesamt 21 Patienten sind nach 2 bis 21 Monaten tumorfrei.

❗ Taxol® besitzt bei Tumoren des Kopf-Hals-Bereichs eine hohe Monoaktivität, die zu einer Integration dieser Substanz in Polychemotherapieregime und multimodale Therapiekonzepte genutzt wurde. Aufgrund der Synergieeffekte ist die Kombination von Taxol®/Carboplatin mit einer Strahlentherapie besonders vielversprechend.

5.8 Urothelkarzinom

STATUS QUO Das Urothelkarzinom stellt mit mehr als 90% die histologisch häufigste Variante des Harnblasenkarzinoms in Mitteleuropa dar. Das Urothelkarzinom gilt heute als prinzipiell chemotherapiesensible Erkrankung, und eine Anzahl verschiedener Substanzen haben sowohl in der Mono- als auch in der Kombinationstherapie ihre Aktivität belegen können. Während bei Einsatz von Monotherapeutika die Ansprechrate bei 20–30% liegt, können Kombinationschemotherapien durchaus Ansprechraten von 40 bis maximal 70% erzielen. Tab. **31** gibt eine Übersicht über die Aktivitäten einzelner Substanzen in der Monotherapie. Zu den klassischen Substanzen in der Behandlung des Urothelkarzinoms zählen Methotrexat, Cisplatin, Cyclophosphamid, Doxorubicin und Vinblastin. In den letzten Jahren wurden insbesondere die Aktivität des Nukleosidanalogons Gemcitabin und der Taxane Taxol® und Docetaxel untersucht. Diese Substanzen gehören mit Monoaktivitäten von 25–40% zu den effektivsten Zytostatika, die heute beim Blasenkarzinom zur Verfügung stehen.

Die Kombinationen Methotrexat + Vinblastin + Doxorubicin + Cisplatin (MVAC) oder Cisplatin + Methotrexat + Vinblastin ohne Doxorubicin (CMV) stellten über viele Jahre akzeptierte Standard-Therapieregime für die Behandlung des metastasierten Blasenkarzinoms dar. MVAC erzielte Remissionsraten von 40–60% mit einer mittleren Überlebenszeit von ca. 12 Monaten (Verbesserung um ca. 6 Monate gegenüber nicht behandelten Patienten), allerdings nur mit geringer Langzeitüberle-

Tab. **31**   Monoaktivität verschiedener Zytostatika beim metastasierten Urothelkarzinom [nach Kollmannsberger et al. 2002]

Substanz	Ansprechrate	Bereich
Taxol®	42 %	18 – 42 %
Docetaxel	31 %	31 %
Methotrexat	30 %	23 – 63 %
Gemcitabin	25 %	22 – 28 %
Cisplatin	21 %	12 – 40 %
Ifosfamid	21 %	9 – 40 %
Cyclophosphamid	20 %	0 – 50 %
Doxorubicin	19 %	11 – 25 %
5-Fluorouracil	15 %	11 – 20 %
Carboplatin	14 %	0 – 29 %
Vinblastin	14 %	3 – 25 %

bensrate von 3 – 5 % nach 5 Jahren. Mit dem Versuch einer Verbesserung dieser Ergebnisse wurde die Kombination Gemcitabin + Cisplatin im Rahmen einer multizentrischen, multinationalen Phase-III-Studie gegen MVAC geprüft, ohne dass sich allerdings signifikante Vorteile hinsichtlich Remissionsrate, progressionsfreiem Intervall und Gesamtüberleben ergaben. Die Ergebnisse haben aber trotzdem zu einer Veränderung des therapeutischen Verhaltens geführt, da bis auf die hohe Rate an Neutro- und Thrombopenie mit Gemcitabin/Cisplatin die für den Patienten subjektiv beeinträchtigenden und gefährdenden Toxizitäten wie neutropenisches Fieber, Sepsis, Blutungen, Mukositis, Übelkeit und Gewichtsabnahme zugunsten von Gemcitabin/Cisplatin sprachen. In der klinischen Praxis stellt die Kombination von Gemcitabin und Cisplatin daher eine Alternative zum MVAC-Regime dar und wird heute umfassend eingesetzt.

MVAC und CMV wurden auch in der neoadjuvanten und adjuvanten Situation geprüft. Die neoadjuvante Behandlung hat sich bis heute aber nicht etablieren können. Wahrscheinlich profitieren nur solche Patienten von einer neoadjuvanten Therapie, die sehr gut auf die Chemotherapie ansprechen, d. h. vor allem bei pathologisch kompletter Remission. Auch die Frage der adjuvanten Behandlung nach Zystektomie ist nicht endgültig geklärt. Die meisten durchgeführten randomisierten Studien hatten weniger als 50 Patienten pro Therapiearm und ergaben entweder keine Unterschiede oder wurden wegen dramatischer Vorteile zugunsten der adjuvanten Therapie frühzeitig abgebrochen. Auch wenn die Daten im Sinne einer Metaanalyse tendenziell zugunsten der adjuvanten Therapie sprechen, steht eine definitive Studie, die dieses Vorgehen eindeutig bestätigt, bisher aus. Randomisierte Studien zum Einsatz neuerer Therapieregime unter Einschluss von Taxol® oder Gemcitabin liegen bisher für die adjuvante und die neoadjuvante Situation nicht vor.

Monotherapie mit Taxol®

Bereits 1994 wurde in einer Phase-II-Studie bei unvorbehandelten Patienten die Monoaktivität von Taxol® erkannt. In einer Dosierung von 250 mg/m^2 gefolgt von G-CSF wurde bei Patienten mit vorwiegend lymphogener Metastasierung eine Ansprechrate von 42% inklusive 27% kompletter Remissionen berichtet [Roth et al. 1994]. Die Hauptnebenwirkungen waren Myelosuppression (21% Grad 3/4 Granulozytopenie); Neuropathie Grad 3 trat bei 11% der Patienten auf. In einer weiteren Studie wurde bei 5 von 9 Patienten, die teilweise schon eine Chemotherapie erhalten hatten oder an einer Niereninsuffizienz litten, eine partielle Remission erreicht [Dreicer et al. 1996]. Die Second-line-Therapie mit wöchentlichen Taxol®-Infusionen führte bei 3 (10%) von 31 Patienten zu einer partiellen Remission [Vaughn et al. 2002 a].

Vor diesem Hintergrund stellt Taxol® nicht nur eine neue aktive Substanz dar, die in der Monotherapie bei vorbehandelten Patienten eingesetzt werden kann, sondern deren Stellenwert auch im Rahmen weiterer Studien in der Kombinationstherapie untersucht werden sollte.

Taxol®/Platin-Kombinationen

Die klinische Problematik beim Urothelkarzinom ist dadurch charakterisiert, dass viele Patienten bei Diagnosestellung über 60 Jahre alt sind und häufig alters- oder krankheitsbedingte Einschränkungen der Nierenfunktion bestehen. Auch wenn MVAC über viele Jahre als „Goldstandard" für die Chemotherapie des metastasierten Urothelkarzinoms galt, waren Myelosuppression und Mukositis ausgeprägt und führten zu Dosismodifikationen bei mehr als 50% der Patienten. Vor diesem Hintergrund war es notwendig, neuere, weniger toxische Chemotherapiekombinationen für Patienten mit metastasiertem Urothelkarzinom zu entwickeln.

Aufgrund seiner hepatischen Elimination stellt Taxol® ein geeignetes Medikament für Patienten mit eingeschränkter Nierenfunktion dar, da Dosisanpassungen in der Regel nicht notwendig sind. Die Dosierung von Carboplatin kann im Gegensatz zu Cisplatin der Kreatininclearance

Tab. **32** Ergebnisse der Monotherapie mit Taxol® beim fortgeschrittenen Urothelkarzinom

Schema	Zahl auswertbarer Patienten (Stadium, Vorbehandlung)	CR + PR [CR]	Remissionsdauer/ Überleben	Quelle
Taxol® 250 mg/m² (24 h) + G-CSF /3 Wo.	26 (fortgeschritten, 14 mit multiplen Metastasen, keine CT-Vorbehandlung)	42% [27%]	med. RD: 11 Mon. med. S: 8,4 Mon.	Roth et al. 1994, Roth 1995
Taxol® 175 – 250 mg/m² (24 h) /3 Wo.	9 (fortgeschritten, 6 mit Niereninsuffizienz, 3 mit CT-Vorbehandlung)	56% [0%]	–	Dreicer et al. 1996
Taxol® 80 mg/m² wöchentlich	31 (fortgeschritten, alle mit 1 CT-Vorbehandlung)	10% [0%]	med. PFI: 2,2 Mon. med. S: 7,2 Mon.	Vaughn et al. 2002 a

CR komplette Remission
CT Chemotherapie
med. median
PFI progressionsfreies Intervall
PR partielle Remission
RD Remissionsdauer
S Überlebenszeit

Tab. 33 Taxol® in Kombination mit Cisplatin oder Carboplatin bei Patienten mit lokal fortgeschrittenem oder metastasiertem Urothelkarzinom

Regime	Patientenzahl	CR + PR	Überlebenszeit (Median)	Quelle
Taxol®/Cisplatin	20	75%	k.A.	Murphy et al. 1996
Taxol®/Cisplatin	29	72%	13 Mon.	Burch et al. 2000
Taxol®/Cisplatin	52	50%	11 Mon.	Dreicer et al. 2000
Taxol®/Carboplatin	23	44%	k.A.	Bauer et al. 1998
Taxol®/Carboplatin	33	52%	8,7 Mon.	Vaughn et al. 1998
Taxol®/Carboplatin	38	37%	k.A.	Droz et al. 1998
Taxol®/Carboplatin	35	52%	9,5 Mon.	Redman et al. 1998
Taxol®/Carboplatin	20	65%	9,1 Mon.	Zielinski et al. 1998
Taxol®/Carboplatin	29	14%	k.A.	Small et al. 2000
Taxol®/Carboplatin	32	72%	6,3 Mon.	Pycha et al. 1999
Taxol®/Carboplatin	37*	24%	7,1 Mon.	Vaughn et al. 2002 b

* ausschließlich Patienten mit eingeschränkter Kreatininclearance.
CR = komplette Remission; PR = partielle Remission.

angepasst und daher auch Patienten mit eingeschränkter Nierenfunktion verabreicht werden. Dieses Prinzip wurde für die Kombination Taxol®/Carboplatin bei 37 Patienten mit deutlich eingeschränkter Nierenfunktion untersucht [Vaughn et al. 1998; Kollmannsberger et al. 2002]. Solche Patienten würden in der Regel einer Chemotherapie mit Cisplatinkombinationen nicht zugänglich sein. Immerhin wurde in diesem Patientenkollektiv eine Ansprechrate von 24% erzielt.

Tab. 33 fasst die verschiedenen Phase-II-Studien, die mit der Kombination Taxol®/Carboplatin und Taxol®/Cisplatin durchgeführt wurden, zusammen. Die verfügbaren Phase-II-Daten zur Kombination Taxol®/Carboplatin zeigen bei insgesamt etwa 200 Patienten eine Ansprechrate um 40% mit bis zu 10% kompletten Remissionen. Zwischen den einzelnen Studien gab es erhebliche Unterschiede in den Remissionsraten, die am ehesten durch die unterschiedlichen Prognosefaktoren in den verschiedenen Patientenkollektiven zu erklären sind. In der Summe scheinen die medianen Überlebenszeiten, die um die 9 Monate variierten, etwas kürzer zu sein als mit der klassischen MVAC-Kombination.

In einer randomisierten Studie wurde die Kombination Taxol®/Carboplatin direkt mit MVAC verglichen [Dreicer et al. 2003]. Aufgrund der langsamen Rekrutierung wurde die Studie allerdings im Jahre 2001 nach Einschluss von nur 85 Patienten geschlossen. Die Analyse, die auf dem ASCO-Kongress 2003 vorgestellt wurde, ergab Vorteile für MVAC bei der Remissionsrate (40% versus 28%) und der progressionsfreien und Gesamtüberlebenszeit. Zugunsten von Taxol®/Carboplatin sprach aber die bessere Verträglichkeit.

Demgegenüber scheint die Kombination aus Taxol®/Cisplatin bei allerdings geringerer Patienten-/Studienzahl durchaus Remissionsraten von 50% und mehr zu induzieren [Dreicer et al. 2000]. In den vorliegenden Studien betrug die mediane Überlebenszeit mit Taxol®/Cisplatin um 12 Monate, so dass es durchaus möglich ist, dass sich mit dieser Kombination dem MVAC-Regime vergleichbare Ergebnisse erzielen lassen (Tab. 33). Ein randomisierter Vergleich liegt allerdings nicht vor. Auch sind bei Einsatz von Cisplatin wiederum eine gute Nierenfunktion und ein ausreichender Allgemeinzustand der Patienten notwendige Therapievoraussetzungen.

Kombinationschemotherapie mit Taxol®/Gemcitabin

Angesichts der guten Ergebnisse mit Gemcitabin und Taxol® in der Monotherapie und in Kombination mit Platinderivaten bei gleichzeitig unterschiedlichem, relativ günstigem Toxizitätsprofil beider Substanzen lag es nahe, diese Substanzen miteinander zu kombinieren. Die Ergebnisse von Zweierkombinationen mit Gemcitabin und Taxol® sowie von Dreierkombinationen unter Hinzunahme einer Platinkomponente sind in Tab. 34 dargestellt.

Die bisher vorliegenden Phase-II-Studien einschließlich der Daten vom ASCO 2003 bestätigen Remissionsraten von 40% bis über 60% in der First-line-Therapie bei medianen Überlebenszeiten von deutlich über 10 Monaten [Kaufman et al. 2002; Li et al. 2003; Meluch et al. 2001]. Damit könnte die Kombination aus Gemcitabin und Taxol® eine Alternative für Patienten sein, die keine platinhaltige Chemotherapie erhalten können und trotzdem mit einer sehr wirksamen Kombination behandelt werden sollen. Die Toxizität von Taxol®/Gemcitabin war insgesamt moderat, die Applikationen erfolgten im Wesentlichen auf wöchentlicher Basis. In einigen Studien mit Gemcitabin-Kombinationen wurden in letzter Zeit vermehrt pulmonale Toxizitäten berichtet; bei Dosisreduktion schien diese Nebenwirkung aber seltener zu sein.

Eine attraktive Weiterentwicklung der Zweierkombination Taxol®/Gemcitabin könnte die Hinzunahme einer Platinkomponente, entweder Cisplatin oder Carboplatin, sein [Bellmunt et al. 2000; Hussain et

Tab. **34**   Phase-II-Studien mit Taxol®/Gemcitabin-Kombinationen beim fortge-schrittenen Urothelkarzinom

Regime	Patien-tenzahl	CR + PR	Über-lebenszeit (Median)	Quelle
Taxol®/Gemcitabin	26	60%	14,4 Mon.	Meluch et al. 2001
Taxol®/Gemcitabin	55	37%	9,5 Mon.	Kaufman et al. 2002
Taxol®/Gemcitabin	33	67%	14,2 Mon.	Li et al. 2003
Taxol®/Gemcitabin/ Cisplatin	58	77%	14,0 Mon.	Bellmunt et al. 2000
Taxol®/Gemcitabin/ Cisplatin	45	60%	14,5 Mon.	Von der Maase et al. 2003
Taxol®/Gemcitabin/ Carboplatin	49	68%	14,7 Mon.	Hussain et al. 2001
Taxol®/Gemcitabin/ Carboplatin	41	49%	11,3 Mon.	Thompson et al. 2003

CR = komplette Remission; PR = partielle Remission.

al. 2001; Thompson et al. 2003; Von der Maase et al. 2003]. Auch zu die-sen Dreifachkombinationen sind bereits mehrere Phase-II-Studien durchgeführt worden (Tab. **34**). Mit der Kombination Taxol® 80 mg/m^2 Tag 1+8, Cisplatin 70 mg/m^2 Tag 1 und Gemcitabin 1000 mg/m^2 Tag 1+8 alle 3 Wochen ergab sich bei 58 Patienten eine Ansprechrate von 78% mit 28% kompletten Remissionen [Bellmunt et al. 2000]. Die me-diane Überlebenszeit betrug 19 Monate. Dieses Regime stellt den experimentellen Arm einer mittlerweile gestarteten randomisierten Phase-III-Studie der EORTC dar. Hier wird die Kombination Cisplatin/Gemcita-bin mit Taxol®/Cisplatin/Gemcitabin verglichen. Geplant sind 610 Pa-tienten, das Ziel ist primär ein Vergleich des Gesamtüberlebens in den Studienarmen sowie sekundär der Ansprechraten und der Remissions-dauer. Diese Studie ist für alle Patienten im Stadium IV, die eine cispla-tinhaltige Therapie beim Urothelkarzinom erhalten können, offen [de Wit 2003].

Auch mit der Dreierkombination Taxol® + Gemcitabin + Carboplatin konnten gute Ergebnisse erzielt werden [Hussain et al 2001, Thompson et al. 2003] (Tab. **34**). Die Remissionsraten lagen zwischen 50% und 70%. Ob ein solches Dreifach-Kombinationsregime unter Einschluss

von Cisplatin oder Carboplatin einer Zweierkombination mit Taxol®
und Gemcitabin wirklich überlegen ist, kann ohne Ergebnisse aus randomisierten Studien nicht definitiv entschieden werden.

Second-line-Kombinationschemotherapie mit Taxol®

Angesichts der zunehmenden Verfügbarkeit alternativer Chemothera-
pieregime beim Urothelkarzinom, der Behandelbarkeit auch von Pa-
tienten in reduziertem Allgemeinzustand und der Vielzahl neuerer
Substanzen wird für Patienten mit Progression nach einer primären
Chemotherapie zunehmend auch eine Second-line-Therapie eingesetzt.
Tab. 35 fasst die Ergebnisse Taxol®-basierter Kombinationsregime in der
Second-line-Therapie zusammen.

In der Regel waren die Patienten in diesen Studien mit cisplatinhaltiger First-line-Therapie, z. B. MVAC oder Gemcitabin/Cisplatin vorbehandelt. Die Ergebnisse zeigen, dass in der Rezidivsituation platinfreie
Kombinationen wie Taxol®/Ifosfamid, Taxol®/Methotrexat oder Taxol®/
Gemcitabin möglich sind. Es wurden Ansprechraten von teilweise deutlich über 20% erzielt, auch wenn die Remissionsdauer bei Second-line-
Therapie mit durchschnittlich 3 Monaten relativ kurz ist.

Eine Second-line-Chemotherapie sollte heute beim Urothelkarzinom
in Erwägung gezogen werden, wenn ein Patient auf die erste Chemotherapie angesprochen hat. Dabei sollten neue und möglichst nicht kreuz-
resistente Zytostatika eingesetzt werden. Mit der zunehmenden Ver-
wendung von Gemcitabin und/oder Taxol® in der Primärtherapie muss
die Rezidivtherapie dann entsprechend modifiziert werden. So kann
nach gemcitabinhaltiger Primärtherapie in der Second-line-Therapie
Taxol® plus Methotrexat oder Taxol® plus Ifosfamid eingesetzt werden.

Tab. 35 Auswahl von Studien zur Second-line-Therapie des metastasierten
Urothelkarzinoms mit Taxol®-Kombinationen

Regime	Patientenzahl	CR + PR	Quelle
Taxol®/Ifosfamid	13	15%	Sweeney et al. 1999
Taxol®/Gemcitabin	15	47%	Meluch et al. 2001
Taxol®/Gemcitabin	40	60%	Sternberg et al. 2001
Taxol®/Methotrexat	20	32%	Bellmunt et al. 2002

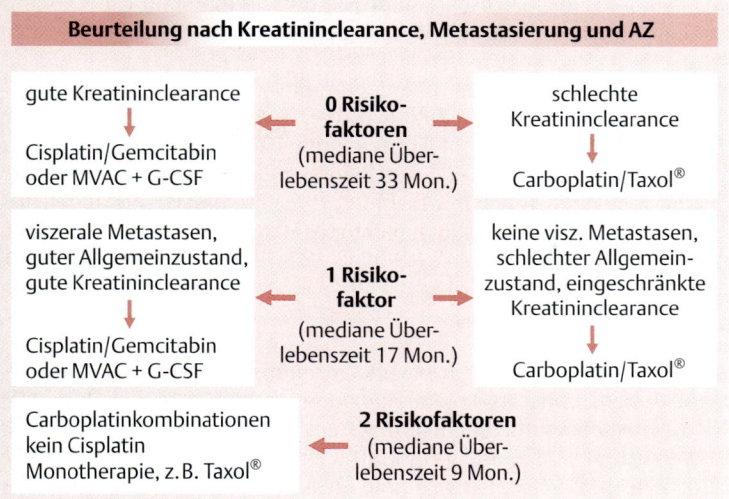

Beurteilung nach Kreatininclearance, Metastasierung und AZ

gute Kreatininclearance
↓
Cisplatin/Gemcitabin
oder MVAC + G-CSF

0 Risiko-faktoren
(mediane Über-lebenszeit 33 Mon.)

schlechte
Kreatininclearance
↓
Carboplatin/Taxol®

viszerale Metastasen,
guter Allgemeinzustand,
gute Kreatininclearance
↓
Cisplatin/Gemcitabin
oder MVAC + G-CSF

1 Risiko-faktor
(mediane Über-lebenszeit 17 Mon.)

keine visz. Metastasen,
schlechter Allgemein-zustand, eingeschränkte
Kreatininclearance
↓
Carboplatin/Taxol®

Carboplatinkombinationen
kein Cisplatin
Monotherapie, z.B. Taxol®

2 Risikofaktoren
(mediane Über-lebenszeit 9 Mon.)

Abb. **15** Behandlungsstrategie beim metastasierten Urothelkarzinom [nach Bajorin, ASCO 2003].

Therapeutischer Algorithmus und Ausblick

In den letzten zwei Jahrzehnten konnte die Therapie des metastasierten Blasenkarzinoms schrittweise verbessert werden. Mit den Substanzen Taxol® und Gemcitabin stehen nun neue therapeutische Möglichkeiten sowohl in der Primär- als auch in der Rezidivtherapie zur Verfügung. Studien in metastasierten Stadien haben klar belegt, dass sowohl für den Einsatz von MVAC als auch für neuere Kombinationen mit Taxol®, Cisplatin und Gemcitabin klinische Prognosefaktoren entscheidend für das Gesamtüberleben sind. In multivariaten Modellen sind ein schlechter Performance-Status und viszerale Metastasierung unabhängig voneinander prognostisch ungünstige Variablen. So liegen die medianen Überlebenszeiten für Patienten ohne, mit einem und zwei dieser Risikofaktoren bei 33, 17 und 9 Monaten [Bellmunt et al. 2002 b, Kollmannsberger et al. 2002]. Abb. **15** zeigt einen von Autoren des Memorial Sloan Kettering Cancer Centers (MSKCC) aufgrund dieser Prognoseklassifikation vorgeschlagenen Therapiealgorithmus für das fortgeschrittene Urothelkarzinom. Patienten, die aufgrund ihres Allgemeinzustandes und ihrer Nierenfunktion eine cisplatinhaltige Therapie bekommen können, sollten diese auch erhalten. Für Patienten mit schlechten Prognosefaktoren und eingeschränkter Nierenfunktion stellt die Therapie mit Carboplatin und Taxol® einen sinnvollen Ansatz dar.

❗ Durch die Ergänzung der Chemotherapie mit biologischen Therapieprinzipien wie z. B. Trastuzumab bei HER2-Überexpression lassen sich möglicherweise in Zukunft weitere Fortschritte in der Therapie des Urothelkarzinoms erzielen. Erste Ergebnisse mit einer Kombination von Trastuzumab mit Taxol®, Carboplatin und Gemcitabin [Hussain et al. 2003] geben zu berechtigter Hoffnung Anlass.

5.9 Prostatakarzinom

STATUS QUO Das fortgeschrittene und gegenüber hormonellen Therapiemaßnahmen refraktäre Prostatakarzinom verhält sich gegenüber fast allen Zytostatika äußerst chemoresistent. Bis vor kurzem besaßen nur Estramustinphosphat und Vinblastin eine reproduzierbare klinische Wirksamkeit. Da Taxol® in vitro die invasive Wachstumstendenz einer menschlichen Prostatakarzinom-Zelllinie hemmte und auch das Wachstum und die Metastasierungsneigung von Prostatakarzinom-Xenografttumoren inhibierte, erschien die klinische Prüfung von Taxol® lohnenswert.

In einer von der ECOG initiierten Phase-II-Studie wurden 23 Patienten mit hormonrefraktärem und in zwei Dimensionen messbarem Prostatakarzinom mit **Taxol**® in einer Dosierung von 135 – 170 mg/m^2, verabreicht als 24-stündige Infusion, behandelt [Roth et al. 1993]. Es wurden maximal 6 Zyklen in 3-wöchigen Abständen verabreicht. Leider gelangte nur ein einziger Patient (4,3 %) in eine partielle Remission, die 9 Monate anhielt. Bei vier weiteren Patienten mit röntgenologisch stabiler Erkrankung wurde der Serumspiegel des prostataspezifischen Antigens (PSA) geringfügig um 16 – 24 % gesenkt. Dieses Schema besaß somit nur eine geringe Aktivität. Wesentlich wirksamer erwies sich eine wöchentliche Therapie mit 150 mg/m^2 Taxol® an 6 von 8 Wochen [Trivedi et al. 2000]. Von 17 behandelten Patienten mit metastasiertem hormonrefraktären Prostatakarzinom und messbarer Erkrankung gelangte einer in eine CR, weitere 3 erreichten eine PR. Bei 7 Patienten kam es zu einer PSA-Senkung um ≥ 50 %. Angesichts der hohen Dosis trat bei 6 Patienten eine periphere Neuropathie Grad 3 auf, dagegen war die hämatologische Toxizität in den meisten Fällen gering.

Die Kombination von **Taxol® und Estramustinphosphat** erschien ein klinisch untersuchenswertes Regime, denn Estramustinphosphat und sein Metabolit Estramustin binden sich spezifisch an die Mikrotubuliassoziierten Proteine (MAP) und an Tubulin selbst und besitzen eine antimitotische Wirkung. Aufgrund dieses Wirkmechanismus und aufgrund experimenteller Befunde ist eine klinisch nutzbare pharmakodynamische Interaktion mit Taxol® möglich.

In einer Phase-I/II-Studie wurde deshalb an 24 Patienten mit hormonrefraktärem Prostatakarzinom ein Kombinationsregime geprüft, bei dem Taxol® als 96-stündige Infusion mit täglichen oralen Dosen von 600 mg/m² Estramustinphosphat kombiniert wurde [Hudes et al. 1995]. Die Taxol®-Infusion wurde alle 3 Wochen wiederholt. Die Taxol®-Dosis wurde im Phase-I-Abschnitt zunächst von 80 auf 140 mg/m² gesteigert, und als Phase-II-Dosis wurde 120 mg/m² gewählt. Der Therapieerfolg war bei 23 Patienten auswertbar. Von den 7 Patienten mit messbarem Tumorbefall gelangten 3 (43%) in eine partielle Remission, verbunden mit einer PSA-Abnahme um 47–92%; bei einem weiteren Patienten verkleinerte sich die Lymphknotengröße im kleinen Becken um 47%. 16 Patienten hatten isolierte Knochenmetastasen, so dass ihr Behandlungsergebnis anhand des PSA-Spiegels beurteilt wurde. Bei 11 dieser Patienten (69%) fiel der PSA-Spiegel um mindestens 50% ab (in 6 Fällen sogar um mindestens 80%). Im gesamten Patientengut war bei 15 der 23 Patienten (65%) ein mindestens 6 Wochen anhaltender PSA-Abfall um ≥ 50% und bei 8 Patienten (35%) ein mindestens 6-wöchiger PSA-Rückgang um ≥ 80% zu verzeichnen. Die Toxizität war gering. Nur einer der 21 Patienten, die mit 120 mg/m² Taxol® behandelt wurden, entwickelte eine Leukopenie Grad 4. Andere Toxizitäten spielten keine wesentliche Rolle.

In neueren Studien wurde Estramustinphosphat mit wöchentlichem Taxol® kombiniert. Eine Phase-I-Studie zeigte, dass sich die wöchentliche Taxol®-Dosis als 1-h-Infusion (× 6 alle 8 Wochen) in Verbindung mit Estramustinphosphat bis knapp über 100 mg/m² steigern lässt [Haas et al. 2001]. Die Haupttoxizität in Gestalt thrombotischer Komplikationen ging von dem Kombinationspartner aus, der bei den meisten Patienten täglich in einer Dosis von 600 mg/m² oral verabreicht wurde. Die Wirksamkeit dieses Kombinationsregimes entsprach in etwa dem des zuvor besprochenen 3-wöchentlichen Schemas, mit 6 partiellen Remissionen bei 13 Patienten mit messbaren Weichteilmetastasen und einem PSA-Rückgang um ≥ 50% bei 9 (37,5%) von 24 Patienten mit erhöhten PSA-Ausgangswerten.

Auf der Basis dieser Phase-I-Ergebnisse wurde anschließend an 66 Patienten eine Phase-II-Studie mit einem modifizierten Schema durchgeführt [Vaughn et al. 2004]. Dabei wurde Taxol® in einer Dosis von 90 mg/m² an 3 von 4 Wochen verabreicht und Estramustinphosphat diskontinuierlich gegeben (3 × 140 mg/m²/Tag p.o. an drei Tagen pro Woche, d. h. jeweils am Tag der Taxol®-Infusion sowie am Tag vor und nach der Infusion). Dieses Schema wurde gut toleriert und führte zu einer objektiven Remissionsrate von 15 % und bei 42 % der Patienten zu einer PSA-Remission. Das mediane progressionsfreie Intervall betrug klinisch 6,3 Monate und auf PSA-Basis 11,4 Monate, das mediane Gesamtüberleben erreichte 15,6 Monate.

Eine weitere Phase-II-Studie setzte ein ganz ähnliches Schema ein, allerdings in deutlich höherer Dosierung (wöchentliche Taxol®-Dosen von 150 mg/m^2 an 3 von 4 Wochen und Estramustin 3 × 240 mg/m^2 p.o. an den Tagen vor, während und nach den Taxol®-Infusionen) [Vaishampayan et al. 2002]. 28 Patienten wurden in die Studie einbezogen. Die Hauptnebenwirkungen waren eine Neuropathie Grad 3 bei 6 Patienten und Neutropenie Grad 3/4 bei 4 Patienten. 5 von 13 Patienten mit messbarer Erkrankung erreichten eine PR, die PSA-Remissionsrate betrug 62 %. Das mediane progressionsfreie Intervall wurde mit 4,6 Monaten und die mediane Gesamtüberlebenszeit mit 13 Monaten angegeben.

Diesen Ergebnissen zufolge ist die klinische Aktivität von Taxol® plus Estramustinphosphat beim hormonrefraktären Prostatakarzinom deutlich höher als die der Einzelkomponenten, während die Toxizität im Vergleich zur Monotherapie nicht wesentlich verstärkt wird. Möglicherweise lässt sich die Wirksamkeit durch Hinzunahme einer dritten Substanz sogar noch steigern. Darauf deuten zumindest die Ergebnisse einer Phase-I/II-Studie mit der Dreierkombination Taxol® (wöchentliche 1-h-Infusionen), Estramustinphosphat und Carboplatin hin [Kelly et al. 2001]. In dieser Studie betrug die objektive Ansprechrate 45 % (2 CR + 13 PR bei 33 Patienten mit messbarer Erkrankung) und die PSA-Remissionsrate 67 %. Die mediane Überlebenszeit erreichte 19,9 Monate.

5.10   Keimzelltumoren

STATUS QUO   Obwohl die malignen Keimzelltumoren des Hodens nur 1 – 2 % aller Tumorerkrankungen bei Männern ausmachen, sind sie aus zwei Gründen von besonderer Bedeutung: Zum einen steigt die Inzidenz in den westlichen Ländern kontinuierlich an und hat mittlerweile 9 pro 100 000 erreicht, so dass es sich um den häufigsten Tumor des Mannes in der Altersgruppe von 15 – 35 Jahren handelt. Auf der anderen Seite sind die malignen Keimzelltumoren des Hodens heute unter Einsatz einer adäquaten cisplatinbasierten Chemotherapie auch im metastasierten Stadium in bis zu 90 % aller Fälle heilbar. Indes bedarf es besonderer Anstrengungen zur Verbesserung der Therapieergebnisse bei Patienten mit rezidivierter cisplatinrefraktärer Erkrankung. In dieser therapeutischen Situation wurde in den letzten Jahren zunehmend die Aktivität neuer Zytostatika wie Gemcitabin, Oxaliplatin und Taxol® geprüft.

Für Patienten mit **metastasierten Keimzelltumoren** besteht nach Ablatio testis grundsätzlich die Indikation zu einer primären cisplatin-basierten Chemotherapie. Bei Patienten mit abdominellen Lymphknotenmetastasen < 5 cm (Stadium IIA und IIB nach der Lugano-Klassifikation) wird kontrovers diskutiert, ob primär eine nervenschonende Lymphadenektomie oder – was sich zunehmend durchsetzt – eine initiale Chemotherapie, ggf. gefolgt von sekundärer Lymphadenektomie, zur Anwendung kommen sollte. Unstrittig ist, dass für alle Patienten mit abdomineller Metastasierung > 5 cm sowie mit Metastasen außerhalb des abdominellen Lymphknotengebietes eine primäre Chemotherapie gefolgt von sekundärer Resektion verbliebener Tumorreste nach Markernormalisierung angezeigt ist. Finden sich noch Herde von vitalem unreifem Keimzelltumor, ist in der Regel die zusätzliche Applikation von 2 weiteren Zyklen des primär angewandten Therapieregimes empfehlenswert.

Das Ausmaß der Chemotherapie richtet sich nach der Prognose gemäß der Klassifikation der International Germ Cell Cancer Collaborative Group (IGCCCG). Patienten mit guter Prognose, die ca. 60 % des Patientengutes mit metastasierter Erkrankung ausmachen, erhalten in der Regel 3 Zyklen PEB (Cisplatin, Etoposid, Bleomycin) und erreichen eine 5-Jahres-Überlebensrate von über 90 %. Bei Patienten mit intermediärer Prognose, die ca. 25 % des Krankheitskollektivs ausmachen, wird mit 4 Zyklen PEB eine 5-Jahres-Überlebensrate von 75 % erzielt. Die Patientengruppe mit der schlechtesten Prognose umfasst 15 % der Patienten und erzielt mit der Standardtherapie (4 Zyklen PEB) eine Überlebensrate von 45 % nach 5 Jahren. Für diese Patientengruppe sind in den letzten Jahren verschiedene Strategien zur Verbesserung der Therapieergebnisse geprüft worden. Solche Patienten sollten unbedingt in entsprechende klinische Studien eingebracht werden.

Die Therapie der metastasierten Seminome erfolgt nach den gleichen Prinzipien wie die der Nichtseminome. Grundsätzlich haben die metastasierten Seminome eine bessere Prognose, weshalb diese Patienten nur in die Gruppen „gute" und „intermediäre" Prognose nach IGCCCG eingeteilt werden. Damit gelten 3–4 Zyklen cisplatinhaltige Chemotherapie (mit oder ohne Bleomycin) als Standardbehandlung, mit der Heilungsraten von über 90 % im metastasierten Stadium erzielt werden. Die Indikation zur Resektion von Resttumorherden nach Chemotherapie wird bei Patienten mit Seminomen wesentlich zurückhaltender gestellt, insbesondere da sich in Herden < 3 cm Größe in den allermeisten Fällen (> 96 %) nur nekrotisches Gewebe findet.

Kommt es nach cisplatinhaltiger Primärtherapie zu einem **Rezidiv**, ist die Prognose deutlich schlechter. In dieser Situation erzielt eine standarddosierte Salvagetherapie je nach Risikofaktoren bei 15–40 %

der Patienten anhaltende Remissionen. Studien deuten auf eine Verbesserung der Überlebensrate um 10–15% durch eine Intensivierung der Rezidivtherapie unter Einschluss von autologer peripherer Blutstammzelltransplantation (PBSCT) hin. In der Regel basieren die Hochdosis-Regime auf Carboplatin/Etoposid und ggf. einer dritten alkylierenden Substanz wie z. B. Cyclophosphamid, Thiotepa oder Ifosfamid. Ein Standardtherapieregime gibt es nicht. Eine Optimierung von Hochdosis-Therapieregimen in der Rezidivsituation ist ganz besonders für Patienten mit ungünstigen Prognosekriterien und bei mehrfachem Rezidiv sinnvoll. Zukünftig könnte für Patienten in der Rezidivsituation eine risikoadaptierte Strategie entwickelt werden, die abhängig von Prognosekriterien eine standarddosierte Therapie unter Einschluss neuer Substanzen (z. B. Taxol®) oder eine HD-Chemotherapie mit autologer PBSCT beinhaltet. Patienten mit **refraktärer Erkrankung**, d. h. mit Progression unter der ersten cisplatinhaltigen Chemotherapie oder Rezidiv nach adäquater Primär- *und* Rezidivtherapie haben eine nahezu infauste Prognose. In solchen Fällen ist das therapeutische Konzept in der Regel palliativ und gleichzeitig ein Feld für die Evaluation neuer Substanzen

Eine Vielzahl von Substanzen sind in der Refraktärsituation getestet worden, jedoch nur wenige, darunter Taxol®, Oxaliplatin und Gemcitabin haben sich als aktiv erwiesen. Taxol® gilt bei Keimzelltumoren als eine der am besten untersuchten Substanzen in der Refraktärsituation und wurde aufgrund seiner nachgewiesenen Aktivität auch in der Rezidiv- und der Primärtherapie evaluiert.

Monotherapie mit Taxol®

In vier Phase-I/II-Studien wurde die Monoaktivität von Taxol® bei intensiv vorbehandelten und refraktären Patienten geprüft (Tab. **36**).

Es wurden verschiedene Dosierungen eingesetzt, die als 24-h- und in neuerer Zeit vor allem als 3-h-Infusion vorwiegend im ambulanten Bereich appliziert wurden. Die Einzelstudien umfassten zwischen 10 und 31 Patienten. In allen Studien konnte die Aktivität von Taxol® bei cisplatinrefraktärer Erkrankung bestätigt werden, die Remissionsraten lagen zwischen 11% und 30%. Im Durchschnitt scheint etwa jeder fünfte Refraktärpatient auf die Monotherapie mit Taxol® anzusprechen. Damit handelt es sich um eine durchaus sinnvolle palliative Therapieoption für diese Patienten. Die Therapie mit Taxol® war auch bei den Patienten durchführbar, die zuvor eine Hochdosis-Chemotherapie mit autologer Stammzelltransplantation erhalten hatten. Hauptnebenwirkung der Therapie mit Taxol® bei intensiv vorbehandelten Patienten ist die Neurotoxizität.

Tab. **36** Ergebnisse der Monotherapie mit Taxol® bei rezidivierten und/oder cisplatinrefraktären Keimzelltumoren

Schema	Zahl auswertbarer Patienten	CR + PR [CR]	Quelle
Taxol® 135 – 310 mg/m² (3 – 6 h) /3 Wo.	10	30 % [0 %]	Bokemeyer et al. 1994
Taxol® 250 mg/m² (24 h) + G-CSF /3 Wo.	31	26 % [10 %]	Motzer et al. 1994
Taxol® 225 mg/m² (3 h)	24	25 % [8 %]	Bokemeyer et al. 1996 a
Taxol® 175 mg/m² (24 h)	18	11 % [0 %]	Sandler et al. 1998

CR komplette Remission
PR partielle Remission

Die Wirksamkeit von Taxol® wird auch durch Daten einer internationalen multivariaten Analyse zu Therapiemöglichkeiten von Patienten mit Rezidiv nach Hochdosis-Chemotherapie gestützt. Signifikante Überlebensverlängerungen für dieses Patientenkollektiv fanden sich nur bei Einsatz von Taxol® oder Ifosfamid als Monotherapie sowie für Taxol®- und ifosfamidhaltige Kombinationen [Pont et al. 1997].

Kombinationschemotherapie mit Taxol®

Experimentelle Befunde und die Aktivität von Taxol® bei cisplatinrefraktären Patienten waren der Anlass, Taxol® in der Refraktärsituation, aber auch in der Rezidiv- und der Primärtherapie mit Standardregimen zu kombinieren, um die Therapieergebnisse weiter zu verbessern. Tab. **37** fasst die Ergebnisse der inzwischen zahlreich publizierten Studien zusammen.

In der **Refraktärsituation** wurde die Kombination von Taxol® 110 mg/m² mit Gemcitabin 1000 mg/m² an den Tagen 1, 8 und 15 eines vierwöchigen Zyklus von einer amerikanischen Arbeitsgruppe an 28 auswertbaren Patienten geprüft [Hinton et al. 2002]. 6 Patienten (21 %) sprachen auf die Therapie an, und in zwei Fällen kam es zur langfristigen Tumorfreiheit für 15 + und 25 + Monate. Bei Patienten ohne Hochdosis-Vorbehandlung, die teilweise noch cisplatinsensitiv waren, wurde die Dreifachkombination aus Taxol®, Cisplatin und Gemcitabin bei 22 Patienten von einer italienischen Arbeitsgruppe eingesetzt [Pizzoca-

Tab. 37   Ergebnisse der Kombinationschemotherapie mit Taxol® bei Keimzelltumoren

Schema	Zahl auswertbarer Patienten	CR + PR	Quelle
Primärtherapie			
TIP×4 Taxol®/Ifosfamid/Cisplatin	29 (fortgeschrittene Metastasierung)	75%	Cebotaru et al. 2001
T-HD-PEI×4 mit PBSCT Taxol® + HD-(Cisplatin/Etoposid/Ifosfamid)	37 (ausschließlich „poor prognosis" nach IGCCCG)	78%	Hartmann et al. 2001
T-PEB×4 Taxol®/Cisplatin/Etoposid/Bleomycin	14 („intermediate prognosis" nach IGCCCG)	93%	de Wit et al. 1999
Rezidivtherapie			
TIP×4 Taxol®/Ifosfamid/Cisplatin	46 (gute Prognose; 16 mit Spätrezidiv)	70%	Donadio et al. 2003
TIP×4 Taxol®/Ifosfamid/Cisplatin	30 (Rezidivpatienten mit guter Prognose)	80%	Motzer et al. 2000 b
TI×2 → HD-CE×3 mit PBSCT Taxol®/Ifosfamid → + HD-(Carboplatin/Etoposid)	37 (Rezidivpatienten mit schlechter Prognose)	57%	Motzer et al. 2000 a
TIP×3 → HD-TEC mit PBSCT Taxol®/Ifosfamid/Cisplatin → HD-(Thiotepa/Etoposid/Carboplatin)	80 (einschließlich refraktärer Patienten)	69% (Ansprechrate auf TIP-Induktion)	Rick et al. 2001

Fortsetzung Seite 153

Tab. **37** *(Fortsetzung)* Ergebnisse der Kombinationschemotherapie mit Taxol® bei Keimzelltumoren

Schema	Zahl auswertbarer Patienten	CR + PR	Quelle
HD-TEC/TIC HD-(Thiotepa/Etoposid/Carboplatin)/ (Thiotepa/Ifosfamid/Carboplatin)	28	37 %*	Doroshow et al. 2002
TIP Taxol®/Ifosfamid/Cisplatin	8 (3 als Primärtherapie, 2 mit Spätrezidiven, 3 refraktär)	62 %	Kawai et al. 2003
Refraktärtherapie			
TPG × 4 Taxol®/Cisplatin/Gemcitabin	22 (Drittlinientherapie)	45 %	Pizzocaro et al. 2001
TG Taxol®/Gemcitabin	28 (Rezidive nach HD-CT)	23 %	Hinton et al. 2002
ET × 2 → HD-CT × 1 + HD-ICE × 2 Epirubicin/Taxol® → HD-(Cyclophosphamid/Thiotepa) + HD-(Ifosfamid/Carboplatin/Etoposid)	45 (meist als Drittlinientherapie ohne vorherige HD-CT)	27 %	Lotz et al. 2002

* Angabe bezieht sich auf dauerhafte Remissionen nach > 6 Monaten.
CR = komplette Remission; HD = Hochdosis; HD-CT = Hochdosis-Chemotherapie; PBSCT = periphere Blutstammzelltransplantation;
PR = partielle Remission.

ro et al. 2001]. Hier ergab sich in 45 % eine Tumorrückbildung, die in vier Fällen lange anhielt. Im Wesentlichen wurde dieses Therapieregime als Drittlinientherapie eingesetzt. Eine Induktionstherapie mit zwei Zyklen der Kombination Epirubicin/Taxol® gefolgt von 3-maliger Hochdosistherapie wurde von einer französischen Arbeitsgruppe untersucht. Bei 45 refraktären Patienten ließ sich eine 1-Jahres-Überlebensrate von 35 % erzielen [Lotz et al. 2002].

Nach den positiven Ergebnissen mit Gemcitabin + Oxaliplatin bei refraktären Patienten hat die deutsche Arbeitsgruppe Hodentumoren beschlossen, diese Zweierkombination mit Taxol® zu ergänzen (POG). Zunächst soll überprüft werden, ob die Dreierkombination in der Refraktärsituation sicher eingesetzt werden kann, zum anderen wird eine Remissionsrate von ≥ 40 % angestrebt (Studienleitung UK Tübingen).

Ergebnisse liegen mittlerweile auch zur **Rezidivtherapie** unter Einschluss von Taxol® mit oder ohne nachfolgende Hochdosis-Chemotherapie + PBSCT vor. Diese Studien belegen, dass Taxol®/Ifosfamid-basierte Rezidivtherapieregime eine hohe Aktivität bei akzeptablem Nebenwirkungsprofil besitzen. Grundsätzlich kann man sagen, dass mit einer Induktionstherapie auf Basis von Taxol®/Ifosfamid, in einigen Fällen mit Cisplatin gefolgt von Carboplatin/Etoposid-basierter Hochdosis-Chemotherapie mit PBSCT, eine Ansprechrate von 50–80 % erzielbar ist. Nach Daten der amerikanischen Arbeitsgruppe am MSKCC kann bei Patienten mit guten Prognosefaktoren im Rezidiv (CR unter Primärtherapie, testikulärer Primärtumor) mit vier konventionellen Zyklen Taxol®/Ifosfamid/Cisplatin (TIP) in 70–80 % ein Ansprechen erzielt werden [Motzer et al. 2000 b; Donadio et al. 2003]; in einer dieser Studien waren 36 von 46 behandelten Patienten nach median 52 Monaten noch am Leben [Donadio et al. 2003]. Für Patienten mit ungünstigen Kriterien im Rezidiv wurde eine Induktionstherapie mit 2 Zyklen Taxol®/Ifosfamid gewählt, gefolgt von 3 sequenziellen Hochdosis-Carboplatin/Etoposid-Zyklen. Auch hier lag die Ansprechrate bei 57 % mit über 40 % anhaltenden Remissionen [Motzer et al. 2000 a]. Eine weitere Untersuchung hatte die Induktionstherapie mit 3 Zyklen TIP gewählt und bei Patienten, die auf diese Therapie ansprachen, eine Hochdosis-Konsolidierung mit Thiotepa, Etoposid und Carboplatin angeschlossen. Von den 80 Patienten erzielten 55 mit der Induktionstherapie eine Remission [Rick et al. 2001].

Inzwischen liegen auch Untersuchungen zum Einsatz Taxol®-haltiger Kombinationen in der **Primärtherapie** bei Patienten mit intermediären oder ungünstigen Prognosefaktoren vor. Die EORTC hat zunächst die Kombinierbarkeit von Taxol® in Standarddosis mit dem Standard-PEB-Regime überprüft [de Wit et al. 1999]. Aufgrund der hohen Aktivität dieser Viererkombination wurde für Patienten mit intermediärer

Prognose nach IGCCCG eine randomisierte Phase-II-Studie begonnen, die 4 Zyklen PEB mit 4 Zyklen PEB + Taxol® vergleicht. Die Ergebnisse der ersten 80 Patienten waren so vielversprechend, dass die Studie nun in der Phase III fortgeführt wird. Mittlerweile wurden knapp 200 der geplanten 450 Patienten rekrutiert.

Eine kleinere Phase-II-Studie hatte die Dreierkombination TIP als Primärtherapie bei „Hochrisiko-Patienten" eingesetzt [Cebotaru et al. 2001]. Die Remissionsrate betrug 75 % (8 CR + 5 PR bei 18 Patienten). Die Definition von „Hochrisiko" entsprach in dieser nur als Abstract vorliegenden Untersuchung nicht den IGCCCG-Kriterien, so dass die Ergebnisse im internationalen Vergleich nur eingeschränkt interpretiert werden können. Ein weiteres Konzept war die Addition von Taxol® in drei Dosisstufen im Rahmen der primären sequenziellen Hochdosistherapie mit Cisplatin, Etoposid und Ifosfamid (HD-PEI) + PBSCT. In einer Pilotphase mit über 70 Patienten konnte gezeigt werden, dass Taxol® in einer Dosis von 225 mg/m^2 als 3-h-Infusion mit dem HD-PEI-Schema über drei Zyklen kombinierbar ist und bei fast 80 % der „poor prognosis"-Patienten nach IGCCCG eine Remission erzielt [Hartmann et al. 2001]. Bei Bestätigung an größerer Fallzahl könnte so eine Verbesserung gegenüber der Standardtherapie mit 4 Zyklen PEB von mehr als 20 % erzielt werden.

> ❗ Insgesamt zeigen die vorliegenden Daten zur Therapie von Keimzelltumoren vor allem in der Refraktär- und Rezidivsituation eine weitgehend etablierte Indikation für den Einsatz von Taxol®. Für die konventionelle Rezidivtherapie erscheint der Einsatz einer Taxol®-basierten Therapiestrategie immer dann sinnvoll, wenn bereits eine Vorbehandlung auf Cisplatinbasis mit etablierten Substanzen wie Etoposid, Ifosfamid und Bleomycin erfolgt ist und der Wechsel auf ein Therapiekonzept mit alternativen aktiven zytostatischen Substanzen erwogen wird. Insbesondere für die Patienten im ersten Rezidiv, für die eine konventionelle Therapie geplant ist, scheint das TIP-Regime (Taxol®, Ifosfamid, Cisplatin) günstige Ergebnisse zu erzielen. Ein randomisierter Vergleich in dieser Patientengruppe ist in den USA geplant. Die Beurteilung des Stellenwertes von Taxol® in der Primärtherapie ist gegenwärtig nicht möglich, auch wenn die vorliegenden Daten in Richtung einer potenziellen Verbesserung der Ergebnisse in der „Intermediär"-Situation hindeuten.

5.11 Zervixkarzinom

STATUS QUO Die Karzinome von Endometrium und Gebärmutterhals gehören zusammen mit dem Ovarialkarzinom zu den häufigsten malignen Erkrankungen der weiblichen Geschlechtsorgane. Für beide Tumoren hat sich die chirurgische Heilungsrate durch eine verbesserte Frühdiagnostik erheblich erhöhen lassen, aber vielleicht haben diese Erfolge auch mit dazu beigetragen, dass die Effektivität der systemischen Therapie im fortgeschrittenen Stadium oder bei Tumorrezidiven bei weitem noch nicht das Niveau erreicht hat wie etwa beim Ovarialkarzinom. Vor allem trägt die Chemotherapie bislang kaum zu einer Überlebensverlängerung bei.

Beim Zervixkarzinom weisen ca. 20 Zytostatika eine mäßige Aktivität auf, wobei allerdings Ansprechraten von 20–25% kaum überschritten werden. Cisplatin ist die am weitaus besten untersuchte Substanz, im Durchschnitt aller Studien induzierte sie 23% Remissionen.

Monotherapie mit Taxol®

In einer Phase-II-Studie der GOG [McGuire et al. 1996 b] zeigte Taxol® in einer Dosierung von 170 mg/m^2 alle 3 Wochen eine signifikante Monoaktivität (Tab. **38**). Von 52 Patientinnen mit fortgeschrittenem oder rezidiviertem Plattenepithelkarzinom der Cervix uteri (fast alle mit Strahlentherapie vorbehandelt) sprachen insgesamt 9 (17%) an (2 CR + 7 PR). Noch günstiger sind die Ergebnisse einer multizentrischen Studie (u.a. am M.D. Anderson Cancer Center in Houston), in der die Gesamtansprechrate in einem ähnlichen Patientenkollektiv 28% betrug [Kudelka et al. 1996, 1997]. Obwohl fast alle Patientinnen strahlentherapeutisch vorbehandelt waren, tolerierten sie die hohe Taxol®-Dosis sehr gut; die Granulozytopenie war nur kurz und kumulierte im Laufe der Behandlung nicht. Eine weitere Phase-II-Studie der GOG [Curtin et al. 2001 a] ergab, dass Taxol® auch bei den seltenen Nicht-Plattenepithelkarzinomen der Zervix (ca. 10–20% aller Zervixkarzinome) wirksam ist. Von 42 auswertbaren Patientinnen, die fast alle bereits eine Strahlentherapie mit oder ohne Chemotherapie erhalten hatten, erreichten 4 eine CR und 9 eine PR (Gesamtansprechrate 31%). Die mediane Remissionsdauer erreichte beachtliche 4,8 Monate. An relevanten Nebenwirkungen traten fast ausschließlich Neutropenien auf (Grad 3/4 bei 50% der Patientinnen). Nach diesen Ergebnissen muss man Taxol® zu den wirksamsten Zytostatika beim fortgeschrittenen Zervixkarzinom zählen.

Tab. 38 Ergebnisse mit einer Taxol®-Monotherapie beim fortgeschrittenen oder rezidivierten Zervixkarzinom

Schema	Zahl auswertbarer Patientinnen (Stadium, Vorbehandlung)	CR + PR [CR]	Remissionsdauer/ Überleben	Quelle
Taxol® 135/170* mg/m² (24 h) /3 Wo.	52 (PEK, fortgeschritten oder rezidiviert, 43 RT, keine CT)	17% [4%]	med. RD: 3,4 Mon.	McGuire et al. 1996 b
Taxol® 250 mg/m² (3 h) + G-CSF/3 Wo.	32 (PEK, fortgeschritten oder rezidiviert, viele RT, einige CT zur Strahlensensibilisierung)	28% [3%]	med. RD: 2 Mon. med. S: 7 Mon.	Kudelka et al. 1996 Kudelka et al. 1997
Taxol® 170 mg/m² (24 h), 135 mg/m² nach RT /3 Wo.	42 (Nicht-PEK, fortgeschritten, 38 RT, 5 CT, 9 Radiosensitizer)	31% [10%]	med. RD: 4,8 Mon.	Curtin et al. 2001a

* Patientinnen mit pelviner Vorbestrahlung erhielten die niedrigere Dosis von 135 mg/m².

CR komplette Remission
CT Chemotherapie
med. median
PEK Plattenepithelkarzinom
PR partielle Remission
RD Remissionsdauer
RT Strahlentherapie
S Überlebenszeit

Tab. **39** Ergebnisse mit Taxol®/Cisplatin-Kombination beim lokal fortgeschrittenen, rezidivierten oder metastasierten Zervixkarzinom

Schema	Zahl auswertbarer Patientinnen (Stadium, Vorbehandlung)	CR + PR [CR]	Remissionsdauer/ Überleben (Median)	Quelle
Taxol® 135 – 170 mg/m² (24 h) Cisplatin 75 mg/m² /3 Wo.	41 (fortgeschritten oder rezidiviert, keine CT)	46 % [12 %]	PFI: 5,4 + Monate S: 10 + Monate	Rose et al. 1999
Taxol® 175 mg/m² (3 h) Cisplatin 60 mg/m² /3 Wo. × 4 (danach **RT**)	24 (lokal fortgeschritten [IIIB])	50 % [0 %]	2-J-S 44 % (Schätzwert)	Costa et al. 1997
Taxol® 175 mg/m² (3 h) d 1 Ifosfamid 1500 mg/m² d 1 Cisplatin 75 mg/m² d 2 /3 Wo. × 6 + G-CSF	57 (metastasiert oder rezidiviert, 78 % RT, 3 % CT)	46 % [19 %]	RD: 11,5 Mon. PFI: 8,3 Mon. S: 18,6 Mon.	Dimopoulos et al. 2002
Neoadjuvant Taxol® 175 mg/m² (3 h) Epirubicin 100 mg/m² Cisplatin 100 mg/m² /3 Wo. × 2 – 3	42 (Stadium FIGO Ib₂ – IVa, 50 % IIb, keine Vorbehandlung)	79 % [19 %]	DFS nach radikaler Op: 47 Mon.	D'Agostino et al. 2002

2-J-S = 2-Jahres-Überlebensrate; CR = komplette Remission; CT = Chemotherapie; DFS = krankheitsfreies Überleben; Op = Operation; PFI = progressionsfreies Intervall; PR = partielle Remission; RD = Remissionsdauer; RT = Strahlentherapie; S = Überleben.

Kombinationschemotherapie

In den bislang publizierten Studien wurde Taxol® entweder mit Cisplatin alleine oder mit einem dritten Zytostatikum kombiniert (Tab. **39**). In einer Phase-II-Studie der GOG wurde Taxol® + Cisplatin als First-line-Therapie bei 47 Patientinnen mit rezidiviertem oder primär fortgeschrittenem Zervixkarzinom eingesetzt [Rose et al. 1999]. Die Ansprechrate bei 41 auswertbaren Patientinnen betrug 46 % (CR-Rate 12 %) und die mediane Überlebenszeit mehr als 10 Monate. Eine ähnlich gute Wirksamkeit wurde auch in einer brasilianischen Studie festgestellt, in der Taxol® + Cisplatin im lokal fortgeschrittenen Stadium in neoadjuvanter Indikation vor der anschließenden Bestrahlung eingesetzt wurde [Costa et al. 1997]. Von den 24 auswertbaren Patientinnen erreichten 12 (50 %) eine partielle Remission. Nach der Strahlentherapie befanden sich 55 % in CR und 22 % in PR. Die anhand der Überlebenskurve geschätzte 2-Jahres-Überlebensrate betrug 44 %.

In einer Phase-II-Studie der Hellenic Cooperative Group wurden mit der Dreierkombination Taxol®/Ifosfamid/Cisplatin 57 Patientinnen mit metastasiertem oder rezidiviertem Zervixkarzinom behandelt [Dimopoulos et al. 2002]. Die meisten hatten zuvor bereits eine Strahlentherapie erhalten. Die Ansprechrate betrug 46 % mit 19 % kompletten Remissionen. Die mediane Remissionsdauer betrug 11,5 Monate, die mediane Überlebenszeit 18,6 Monate. Die Behandlung wurde relativ gut toleriert; an Toxizität Grad 3/4 traten Granulozytopenie (26 %), Anämie (13 %), Thrombozytopenie (7 %) und Neurotoxizität (3 %) auf. Am meisten profitierten Patientinnen mit gutem Allgemeinzustand, Rezidiven außerhalb des Bestrahlungsfeldes und Nicht-Plattenepithelkarzinomen von der Chemotherapie.

An einem italienischen Zentrum wurden 2 – 3 Zyklen der Kombination Taxol®/Epirubicin/Cisplatin als neoadjuvante Therapie bei 42 Patientinnen mit neu diagnostiziertem lokal fortgeschrittenen Zervixkarzinom eingesetzt [D'Agostino et al. 2002]. Die Therapie erwies sich als sicher und gut wirksam. Die Gesamtansprechrate betrug 79 %, wobei 8 Patientinnen (19 %) in eine komplette Remission gelangten. Insgesamt konnten 32 Patientinnen (76 %) radikal operiert werden, von denen nach einer medianen Beobachtungszeit von 17 Monaten erst 5 ein Rezidiv erlitten (geschätztes medianes rezidivfreies Überleben 47 Monate).

5.12 Endometriumkarzinom

STATUS QUO Das Endometriumkarzinom tritt mit einem Häufigkeitsgipfel in den 5 bis 10 Jahren nach der Menopause auf. Das besonders aggressive serös-papilläre Karzinom folgt einem ähnlichen Metastasie-

Tab. **40** Ergebnisse von Phase-II-Studien mit Taxol® in Monotherapie beim fortgeschrittenen Endometriumkarzinom

Schema	Zahl auswertbarer Patientinnen (Stadium, Vorbehandlung)	CR + PR [CR]	Remissionsdauer/ Überleben (Median)	Quelle
Taxol® 250 mg/m² (24 h) + G-CSF/3 Wo.	28 (fortgeschritten oder metastasiert, keine CT-Vorbehandlung)	36% [14%]	RD: 3,5 Mon. S: 9,5 Mon.	Ball et al. 1996
Taxol® 200 mg/m² (3 h) bzw. 175 mg/m² nach pelviner RT /3 Wo.	44 (alle CT-Vorbehandlung, 20 RT)	27% [7%]	RD: 4,2 Mon. S: 10,3 Mon.	Lincoln et al. 2003

CR   komplette Remission
CT   Chemotherapie
med.   median
PR   partielle Remission
RD   Remissionsdauer
S   Überlebenszeit

rungsmuster wie das Ovarialkarzinom und wird entsprechend chirurgisch und chemotherapeutisch behandelt. In den meisten Fällen wächst das Endometriumkarzinom jedoch entweder exophytisch in die Uteruslichtung oder endophytisch in das Myometrium ein, wobei es relativ selten und spät zu einer lymphogenen und hämatogenen Metastasierung kommt. Beim fortgeschrittenen Endometriumkarzinom gehören Anthrazykline (Doxorubicin, Epirubicin), Platinderivate (Cisplatin, Carboplatin) und 5-Fluorouracil neben Tamoxifen und Medroxyprogesteronacetat zu den wirksamsten Pharmaka; sie alle induzieren Ansprechraten zwischen 20 und 30%.

Monotherapie mit Taxol®

Großes Interesse fanden daher die Ergebnisse einer Phase-II-Studie, die die Gynecologic Oncology Group (GOG) mit Taxol® 250 mg/m² als 24-h-Infusion bei chemotherapeutisch unvorbehandelten Patientinnen mit fortgeschrittenem oder metastasiertem Endometriumkarzinom durchführte [Ball et al. 1996] (Tab. **40**). Von den 28 auswertbaren Patientinnen erreichten 4 (14%) eine komplette und 6 (21%) eine partielle Remission (Gesamtansprechrate 36%). Die Remissionen hielten median 3,5 Monate an, und die mediane Überlebensdauer aller Patientinnen betrug 9,5 Monate. In einer neueren GOG-Studie wurde Taxol® auch als Second-line-Therapie (zumeist nach Vorbehandlung mit einem Doxorubicin-Regime) eingesetzt, allerdings als 3-stündige Infusion und mit einer geringeren Dosis von 200 mg/m² bzw. 175 mg/m² bei Patientinnen mit pelviner Vorbestrahlung [Lincoln et al. 2003]. Mit einer Ansprechrate von 27% (7% CR) und einer medianen Überlebenszeit von 10,3 Monaten war die Aktivität auch in dieser Situation beachtlich.

Kombinationschemotherapie

Wegen der nicht vollständigen Kreuzresistenz von Taxol® und Cisplatin bei anderen Tumoren und der Aktivität beider Zytostatika beim Endometriumkarzinom erschien es sinnvoll, die Kombination Taxol®/Cisplatin auch bei dieser Indikation zu prüfen. In einer Phase-II-Studie wurden an griechischen Zentren insgesamt 24 konsekutive Patientinnen mit fortgeschrittenem oder rezidiviertem Endometriumkarzinom mit Taxol® 175 mg/m² als 3-stündige Infusion und Cisplatin 75 mg/m² alle 3 Wochen mit G-CSF-Unterstützung behandelt [Dimopoulos et al. 2000]. 16 Patientinnen (67%) sprachen auf die Kombination an, davon 7 (29%) mit einer kompletten Remission. Die mediane Remissionsdauer betrug 7 Monate, das mediane progressionsfreie Intervall 8,4 Monate und die mediane Überlebenszeit 17,6 Monate. Bei 44% der Patientinnen traten Anzeichen einer Neurotoxizität auf, die allerdings nur in 9% der Fälle Grad 3 erreichte.

Eine amerikanische Phase-II-Studie prüfte die Wirksamkeit und Verträglichkeit der Kombination Taxol®/Carboplatin alleine oder mit anschließender Strahlentherapie an 63 Patientinnen mit primär fortgeschrittenem oder rezidiviertem Endometriumkarzinom [Hoskins et al. 2001]. Taxol® wurde in einer Dosierung von 175 mg/m^2 über 3 Stunden und Carboplatin in einer Dosierung von AUC 5 bis 7 mit Zykluswiederholung alle 4 Wochen für maximal 6 Zyklen verabreicht. Patientinnen mit primär fortgeschrittener Erkrankung, deren Tumor einer Bestrahlung zugänglich war, erhielten nur 3 Zyklen der Chemotherapie und danach eine Strahlentherapie. Dieses Therapiekonzept erwies sich nicht nur als wirksam, es war auch mit einer geringen Toxizität, vor allem hämatologischer Art, verbunden. Die Ansprechrate betrug bei 46 auswertbaren Patientinnen insgesamt 61% (67% bei primär fortgeschrittener und 55% bei rezidivierter Erkrankung); drei Viertel der Remissionen waren partiell. Rezidivrate und Überleben hingen vom histologischen Typ und der klinischen Situation ab.

5.13   Uterussarkome

STATUS QUO Sarkome des Uterus sind äußerst seltene und aggressive maligne Tumoren. Sie können aus dem Endometrium (Karzinosarkom und Sarkom des endometrialen Stromas) oder aus dem Myometrium (Leiomyosarkom) entstehen. Leiomyosarkome sind nur für 1,3% und Karzinosarkome für 2 – 3% aller Malignome des Uterus verantwortlich. Nach lokaler Therapie sind Rezidive häufig, aber in den meisten Fällen liegt bei Diagnosestellung schon eine fortgeschrittene Erkrankung vor. In diesem Stadium ist die Chemotherapie relativ erfolglos, so dass neue, besser wirksame Therapieregime wünschenswert wären.

Monotherapie mit Taxol®

Von der GOG wurde in einer Phase-II-Studie die Wirksamkeit einer Monotherapie mit Taxol® an 53 Patientinnen mit rezidiviertem oder primär fortgeschrittenem Leiomyosarkom des Uterus untersucht [Gallup et al. 2003]. Taxol® wurde in einer Dosierung von 175 mg/m^2 bzw. nach vorausgegangener Strahlentherapie von 135 mg/m^2 als 3-h-Infusion alle 3 Wochen verabreicht. Zwar war die Toxizität der Therapie minimal, aber auch die Wirksamkeit gering. Von 48 auswertbaren Patientinnen (39 hatten bereits eine Chemotherapie erhalten) erreichten nur 4 (8,4%) eine komplette oder partielle Remission.

Eine zweite Studie der GOG prüfte die Aktivität von Taxol® an Patientinnen mit persistierendem oder rezidiviertem Karzinosarkom des Uterus nach erfolgloser Vorbehandlung [Curtin et al. 2001 b]. Von 44 Patientinnen hatten 15 bereits eine Strahlentherapie und 33 eine Chemotherapie hinter sich. Sie erhielten 3 Zyklen Taxol® 170 mg/m^2 (135 mg/m^2 nach Vorbestrahlung), zu Beginn der Studie als 24-stündige, später als 3-stündige Infusion alle 3 Wochen. Die Ansprechrate betrug 18%; 4 Patientinnen gelangten in eine komplette, weitere 4 in eine partielle Remission. Die mediane Remissionsdauer betrug 4,3 Monate. Derzeit vergleicht die GOG die Kombination Taxol® + Ifosfamid mit Ifosfamid alleine.

5.14 Andere Weichteilsarkome

STATUS QUO Weichteilsarkome sind seltene Erkrankungen des nichtossären Bindegewebes (nur ca. 1% aller malignen Tumoren). Die beiden wirksamsten Zytostatika Doxorubicin und Ifosfamid induzieren bei diesen mäßig chemosensiblen Tumoren Ansprechraten zwischen 15 und 40%. Weichteilsarkome stellen allerdings eine histologisch sehr heterogene Gruppe von Tumoren dar, wobei die einzelnen Entitäten teilweise recht unterschiedlich auf die verfügbaren Zytostatika ansprechen (siehe auch Kapitel 5.13). Dies erschwert die Beurteilung der Aktivität neuer Substanzen.

Eine mäßige Aktivität zeigte Taxol® in einer Phase-II-Studie, in der 48 Patienten mit inoperablen, rezidivierten oder metastasierten Weichteilsarkomen behandelt wurden [Balcerzak et al. 1995]. Taxol® wurde in dieser Studie in einer Dosierung von 250 mg/m^2 als 24-stündige Infusion mit G-CSF und Therapiewiederholung alle 3 Wochen eingesetzt. 1 Patient gelangte in eine komplette, 5 Patienten in eine partielle Remission. Die Gesamtremissionsrate von 12,5% in dieser Studie entspricht ungefähr der Monoaktivität von Dacarbazin, Cisplatin, Cyclophosphamid und 5-Fluorouracil.

Auch in einer anderen Phase-II-Studie mit 250 mg/m^2 Taxol® als 3-stündige Infusion alle 3 Wochen sprachen nur 2 von 28 Patienten (7%) mit einer partiellen Remission an [Casper et al. 1998]. Bei einem der Responder handelte es sich um einen Patienten mit einem Angiosarkom der Kopfhaut, bei dem sich für die Dauer von 6 Monaten sämtliche Hautläsionen zurückbildeten und der Lungenbefall besserte. Dies veranlasste die Autoren, in der Folgezeit eine Serie von 9 Patienten mit einem Angiosarkom von Kopfhaut bzw. Gesicht mit Taxol® in verschiedenen Schemata zu behandeln [Fata et al. 1999]. Obgleich die Patienten teilweise mit Chemotherapie oder Strahlentherapie vorbehandelt waren, erwies sich die Taxol®-Therapie als äußerst effektiv: 4 Patienten erreichten eine CR, 4 weitere Patienten eine PR und der letzte Patient eine „minor response". Die mediane Remissionsdauer betrug 5 (Spanne 2 – 13) Monate.

Zwei weitere Studien, in denen Taxol® bei fortgeschrittenen Weichteilsarkomen mit Doxorubicin [Sandler et al. 1998] bzw. Epirubicin [Pivot et al. 2002] kombiniert wurde, ließen keine verbesserte Wirkung gegenüber der alleinigen Anthrazyklintherapie erkennen.

5.15   Kaposi-Sarkom

STATUS QUO   Das Kaposi-Sarkom ist eine maligne Gefäßneubildung, die bis in die 1980er-Jahre zu den seltenen Erkrankungen zählte. Eine erhöhte, offensichtlich genetisch bedingte Prädisposition fiel z. B. bei der jüdischen Bevölkerung Osteuropas sowie in den Mittelmeerländern auf. Mit der zahlenmäßigen Zunahme immunsuppressiver Behandlungen im Rahmen von Organtransplantationen, vor allem aber mit der epidemischen Ausbreitung von AIDS hat diese Tumorerkrankung stark an Bedeutung zugenommen. Nachdem sich opportunistische Infektionen und andere Komplikationen immer besser behandeln lassen, nimmt bei HIV-infizierten Patienten die Mortalität infolge eines Kaposi-Sarkoms deutlich zu. Das HIV-assoziierte Kaposi-Sarkom kann bei kleineren Läsionen operativ oder mittels Bestrahlung behandelt werden. Die Indikation zur systemischen Chemotherapie stellt sich bei fortgeschrittenem Hautbefall oder viszeralem Befall. Vinca-Alkaloide, Etoposid, Doxorubicin, Bleomycin und Interferon-alpha induzieren in der Monotherapie Ansprechraten zwischen 25 und 80%. Es gibt auch eine Reihe sehr wirksamer Kombinationschemotherapieregime, z. B. ABV (Doxorubicin + Bleomycin + Vinblastin), die das Überleben gegenüber der Monotherapie verbessern, doch kommt es letztendlich bei allen Patienten zu einer Tumorprogression.

Monotherapie mit Taxol®

In einer Phase-II-Studie des National Cancer Institute (NCI) wurde Taxol® in einer Anfangsdosierung von 135 mg/m^2 als 3-stündige Infusion eingesetzt [Saville et al. 1995] (Tab. **41**). Je nach individueller Verträglichkeit war in den folgenden Zyklen eine Dosissteigerung um jeweils 20 mg/m^2 auf maximal 175 mg/m^2 möglich. Von den ersten 20 auswertbaren Patienten erreichten 13 (65%) eine partielle Remission. Unter den Respondern befanden sich alle 6 Patienten, die chemotherapeutisch vorbehandelt waren, sowie alle 5 mit einem Lungenbefall. Das mediane progressionsfreie Intervall betrug bei den Respondern 34 Wochen (10 Wochen ab Ende der Taxol®-Therapie).

Tab. 41 Ergebnisse einer Monotherapie mit Taxol® beim HIV-assoziierten Kaposi-Sarkom

Schema	Zahl auswertbarer Patienten (Stadium, Vorbehandlung)	CR + PR [CR]	Remissionsdauer/ Überleben	Quelle
Taxol® 135 – 175 mg/m² (3 h) /3 Wo.	20 (meist fortgeschritten, 6 mit 1 CT-Vorbehandlung)	65 % [0 %]	med. PFI: 30 Wo.	Saville et al. 1995
Taxol® 100 mg/m² (3 h) /2 Wo.	107 (fortgeschritten, ≥1 CT-Vorbehandlung)	56 % [4 %]	med. RD: 8,9 Mon. med. PFI: 12,9 Mon. med. S: > 23,3 Mon.	Tulpule et al. 2002

CR   komplette Remission
CT   Chemotherapie
med. median
PFI   progressionsfreies Intervall
PR   partielle Remission
RD   Remissionsdauer
S   Überlebenszeit

Das Toxizitätsprofil von Taxol® entsprach weitgehend dem in anderen Patientenkollektiven. Häufigste dosislimitierende Nebenwirkung war die Neutropenie. Allerdings zeigten sich auch andere Nebenwirkungen, z. B. verzögert einsetzende Exantheme, Niereninsuffizienz, Kardiomyopathie, verzögertes Fieber und Eosinophilie. Diese Nebenwirkungen sind zwar von HIV-Infektionen bekannt, doch lässt sich ein Zusammenhang mit Taxol® nicht gänzlich ausschließen.

Ähnlich eindrucksvoll waren die Behandlungsergebnisse in einer multizentrischen Studie in den USA mit einem anderen Taxol®-Schema [Tulpule et al. 2002] (Tab. **41**). An dieser Studie nahmen 107 Patienten mit fortgeschrittener Erkrankung (d. h. mit mindestens 25 mukokutanen Läsionen, Viszeralbefall oder Lymphödem) teil, bei denen mindestens eine systemische Chemotherapie – zumeist mit einem Anthrazyklin – erfolglos geblieben war. Mehr als ein Drittel der Patienten hatte sogar schon zwei oder mehr Chemotherapien erhalten. Die Patienten wurden im Rahmen der Studie mit Taxol® 100 mg/m^2 alle 2 Wochen als 3-stündige Infusion behandelt. Die Toxizität bestand im Wesentlichen aus Neutropenie (65 % Grad 3/4 mit 2 septischen Todesfällen). Andere schwere Nebenwirkungen waren selten.

Die Ansprechrate betrug 56 % einschließlich 4 kompletter Remissionen. Die mediane Remissionsdauer war mit 8,9 Monaten erstaunlich lang; mit liposomalem Doxorubicin beträgt sie beispielsweise nur 4,2 Monate. Das mediane progressionsfreie Intervall betrug 12,9 Monate, und die mediane Überlebensdauer war nach 23,3 Monaten noch nicht erreicht. Die Remissionsrate war für Patienten mit oder ohne gleichzeitige Proteasehemmer-Behandlung ähnlich, doch hatten diese HIV-Medikamente einen tendenziell günstigen Einfluss auf das progressionsfreie Intervall und das Gesamtüberleben.

Unter der Behandlung mit Taxol® war die Lebensqualität zu allen Zeitpunkten signifikant besser als vor der Therapie. Auch belastende Krankheitssymptome wie Lymphödem, der Gesichtsbefall und die Lungenbeteiligung bildeten sich signifikant zurück.

Diesen Ergebnissen zufolge ist Taxol® wohl das beim fortgeschrittenen HIV-assoziierten Kaposi-Sarkom am besten wirksame Zytostatikum. Es eröffnet selbst jenen Patienten, deren Tumorprogression durch eine konventionelle Chemotherapie nicht aufzuhalten war, neue Überlebensperspektiven und eine dauerhafte Besserung ihrer Symptomatik. Aus diesem Grunde erhielt Taxol® mittlerweile die Zulassung für die Behandlung des AIDS-assoziierten generalisierten Kaposi-Sarkoms nach vorausgegangener erfolgloser Behandlung mit liposomalem Anthrazyklin.

5.16 Ösophaguskarzinom

STATUS QUO Die Prognose des Ösophaguskarzinoms ist nach wie vor ungünstig. Der wichtigste Prognosefaktor ist das Tumorstadium und damit die Möglichkeit zur kompletten chirurgischen Resektion (R0-Resektion). Allerdings werden etwa 60–70% der Patienten in den fortgeschrittenen Stadien III und IV diagnostiziert, in denen eine kurative Resektion nur selten möglich ist. Dies liegt vor allem an der frühzeitigen Metastasierung des Ösophaguskarzinoms und den spät einsetzenden Krankheitssymptomen. So beträgt die 5-Jahres-Überlebensrate für Patienten, die kurativ resektabel sind, ca. 30%. Im Stadium III werden nur noch 5-Jahres-Überlebensraten von 10–15% erzielt, und im Stadium IV ist die Prognose infaust. Aufgrund dieser Behandlungsergebnisse ist die Evaluation neuer Therapiemöglichkeiten sowohl für die Palliation als auch für die multimodale Behandlung lokalisierter Stadien dringend geboten.

Weder die alleinige adjuvante Chemotherapie noch die alleinige adjuvante Strahlentherapie zeigten bisher nach kompletter Resektion einen Nutzen. Der Stellenwert der neoadjuvanten Chemotherapie bei potenziell resezierbaren Tumoren ist aufgrund der widersprüchlichen Ergebnisse zweier großer randomisierter Studien nicht eindeutig definiert. Gleiches gilt für die neoadjuvante Radiochemotherapie. Bei Patienten mit lokal fortgeschrittenen Tumoren existieren verständlicherweise keine randomisierten Studien mit einem rein chirurgischen Kontrollarm. Allerdings scheint zumindest bei Patienten mit lokal fortgeschrittenen Plattenepithelkarzinomen und Ansprechen auf eine Induktionstherapie eine definitive Radiochemotherapie einer Radiochemotherapie mit nachfolgender Resektion gleichwertig zu sein.

Wegen des raschen Spontanverlaufs und der damit verbundenen schnellen Verschlechterung des Allgemeinzustandes sollte eine Therapie im metastasierten Stadium bereits bei Diagnosestellung eingeleitet werden. Da die therapeutische Intention in einer Reduktion tumorassoziierter Symptome unter Erhaltung einer akzeptablen Lebensqualität besteht, sollten gut verträgliche und ambulant durchführbare Chemotherapieschemata eingesetzt werden. Als Monotherapie sind für eine Reihe von Zytostatika wie Cisplatin, Bleomycin, Doxorubicin, Mitomycin C, 5-Fluorouracil, Vindesin, Etoposid, Irinotecan und Vinorelbin Remissionsraten zwischen 10% und 30% beschrieben worden. In einer Reihe von Phase-II-Studien wurden verschiedene Kombinationschemotherapieregime, meist unter Einschluss von Cisplatin untersucht. Prinzipiell sind mit einer Kombinationstherapie im Vergleich zur Monotherapie höhere Remissionsraten bis 60% erreichbar. Inwieweit dies allerdings auch mit einer Verbesserung des Gesamtüberlebens einhergeht, ist bislang ungeklärt. Daten zu neuen Therapieoptionen wie monoklonalen Antikörpern, Angiogenese- oder EGFR-Inhibitoren liegen nur vereinzelt vor.

Monotherapie mit Taxol®

Taxol® stellt mittlerweile eine gut untersuchte Substanz bei Patienten mit metastasiertem Ösophaguskarzinom dar und ist in einer Reihe von Studien als Monotherapie, aber auch in Kombinationsregimen geprüft worden (Tab. **42**).

Im Rahmen einer großen Phase-II-Studie des National Cancer Institutes konnten Ajani et al. (1995) eine Ansprechrate von 31 % mit Taxol® 250 mg/m^2 als 24-h-Infusion alle 3 Wochen und G-CSF-Unterstützung erzielen. Das mediane Überleben war mit 10,2 Monaten äußerst vielversprechend. Plattenepithelkarzinome und Adenokarzinome wiesen dabei ähnliche Ansprechraten von 41 % bzw. 36 % auf, so dass Taxol® als eine der aktivsten Substanzen beim Plattenepithel- und Adenokarzinom des Ösophagus angesehen werden kann. Kelsen et al. (2000) konnten zeigen, dass auch mit der wöchentlichen 1-h-Infusion eine Ansprechrate von 15 % bei gleichzeitig geringerer Myelotoxizität gegenüber der 24-h-Infusion erreicht werden kann.

Kombinationschemotherapie

Aufgrund der synergistischen Wirkung von Taxol® und 5-FU bzw. Cisplatin und der Aktivität dieser drei Substanzen beim Ösophaguskarzinom wurden die Kombinationen Taxol®/Cisplatin bzw. Taxol®/5-FU/Cisplatin geprüft (Tab. **42**). In der Kombination von Taxol® mit Cisplatin konnten Ansprechraten zwischen 40 % und 52 % erzielt werden, wobei Adenokarzinome und Plattenepithelkarzinome gleichermaßen gut ansprachen. Darüber hinaus scheint durch die Kombination Taxol®/Cisplatin bei einem Großteil der Patienten (71 %) eine Verbesserung der tumorbedingten Symptomatik im Sinne eines „Clinical benefit" möglich [Petrasch et al. 1998]. Eine vielversprechende mediane Überlebenszeit von 11 Monaten wurde von Ilson et al. (1998) mit der Kombination Taxol® 175 mg/m^2 Tag 1 + 5-FU 1000 mg/m^2 als kontinuierliche Infusion Tag 1 – 5 + Cisplatin 20 mg/m^2 Tag 1 – 5 berichtet. Ähnlich gute Resultate ergab die Kombination Taxol®/Cisplatin/Etoposid [Lokich et al. 1999]. Aktuelle Studien testen Kombinationen aus Taxol® mit biologischen Substanzen wie z. B. Cyclin-D-Inhibitoren (Bryostatin-1). Erste Ergebnisse deuten auf eine gute Wirksamkeit hin [Ilson et al. 2001], weitere Ergebnisse müssen allerdings abgewartet werden.

Tab. 42 Ergebnisse mit Taxol® beim lokal fortgeschrittenen oder metastasierten Ösophaguskarzinom

Schema	Patientenzahl	CR + PR	Remissionsdauer/ Überleben	Quelle
Monotherapie				
Taxol® 250 mg/m² (24 h) + G-CSF	51 (33 Adeno, 18 PEK)	31 % (Adeno 36 %, PEK 41 %)	med. S: 10,2 Mon.	Ajani et al. 1995 a
Taxol® 80 mg/m² (1 h) wöchentlich	58	15 %	med. RD: 4,5 Mon. med. TTP 4,6 Mon. med. S: 6,4 Mon.	Kelsen et al. 2000
Palliative Kombinationschemotherapie				
Taxol® Cisplatin	20	49 % (Adeno 44 %, PEK 60 %)	med. RD: 4 +.	Kelsen et al. 1997
Taxol® Cisplatin	58	52 % (Adeno 53 %, PEK 50 %)	k. A.	Kok et al. 1998
Taxol® Cisplatin	20	40 %	med. S: 6 Mon.	Petrasch et al. 1998
Taxol® Cisplatin	22	50 %	k. A.	van der Gaast et al. 1999
Taxol® Cisplatin	51	43 %	med. S: 9 Mon.	Polee et al. 2002

Fortsetzung Seite 170

Tab. 42 *(Fortsetzung)* Ergebnisse mit Taxol® beim lokal fortgeschrittenen oder metastasierten Ösophaguskarzinom

Schema	Patientenzahl	CR + PR	Remissionsdauer/ Überleben	Quelle
Taxol® Cisplatin 5-Fluorouracil	60	48% (Adeno 46%, PEK 50%)	med. S: 10,8 Mon.	Ilson et al. 1998
Taxol® Cisplatin Etoposid	15	100%	med. S: 12,5 Mon.	Lokich et al. 1999
Taxol® Bryostatin-1	9 (Adeno)	57%	k.A.	Ilson 2001

Adeno = Adenokarzinom; civ = kontinuierliche i.v. Infusion; CR = komplette Remission; CT = Chemotherapie; Gy = Gray; med. = median; NED = „no evidence of disease" (kein nachweisbarer Tumorbefall); Op = Operation; pCR = pathologisch gesicherte komplette Remission; PEK = Plattenepithelkarzinom; PR = partielle Remission; RD = Remissionsdauer; RT = Strahlentherapie.

Aufgrund der guten Ergebnisse in der metastasierten Behandlungssituation wird Taxol® derzeit im Rahmen neoadjuvanter/adjuvanter Behandlungsstrategien geprüft. Luketich et al. (1998) berichteten im Rahmen einer Phase-II-Studie über eine 1-Jahres-Überlebensrate von 82% nach 2 Zyklen neoadjuvanter Chemotherapie gefolgt von Resektion und weiterer 2 adjuvanten Zyklen Chemotherapie mit Cisplatin/5-Fluorouracil und Taxol®. Ähnlich vielversprechende Ergebnisse zeigten sich in einer Studie von Ardalan et al. (2001) nach 2 Zyklen neoadjuvanter Chemotherapie mit Taxol®, FUDR, Folinsäure und Cisplatin gefolgt von Resektion und weiterer 2 adjuvanten Zyklen mit dem gleichen Regime. Laufende Phase-III-Studien untersuchen derzeit verschiedene neoadjuvante Taxol®-Chemotherapieregime.

Auch im Rahmen mehrerer neoadjuvanter Radio-/Chemotherapie-Studien wird Taxol® derzeit als Teil der Chemotherapie, aber auch als Radiosensitizer eingesetzt. Meluch et al. (2001) berichten über eine hohe Rate (41%) an pathologisch kompletten Remissionen nach Taxol®/Carboplatin/5-FU-haltiger präoperativer Radio-/Chemotherapie bei Patienten mit potenziell resezierbaren Tumoren. Ähnliche Ergebnisse wurden von Bains et al. (2002) publiziert.

! Aufgrund dieser Ergebnisse kann Taxol® derzeit als eine der wirksamsten Substanzen beim Ösophaguskarzinom gelten. Der endgültige Stellenwert von Taxol®, vor allem in der adjuvanten/neoadjuvanten Situation, wird in den laufenden Studien definiert werden.

5.17 Magenkarzinom

STATUS QUO Das Magenkarzinom nimmt in Deutschland bei Männern den 4. und bei Frauen den 3. Rang in der Häufigkeitsstatistik von Krebserkrankungen ein. Die Prognose von Patienten mit Magenkarzinom wird im Wesentlichen durch das Tumorstadium bzw. die Möglichkeit einer kompletten Tumorresektion bestimmt. Während in den Stadien I und II bei bis zu 80% der Patienten eine R0-Resektion möglich ist und 5-Jahres-Überlebensraten von 40–70% erreicht werden, können in den lokal fortgeschrittenen Stadien III und IV (M0) nur noch ca. 40% der Patienten komplett reseziert werden. Dadurch sinkt die Langzeitüberlebensrate auf 10–40%. Ist bei einem lokal fortgeschrittenen Tumor keine komplette Resektion möglich oder liegen gar Fernmetastasen vor, so beträgt die mediane Überlebenszeit ohne Chemotherapie 4–6 Monate. Die Tatsache, dass bei zwei Drittel der Patienten mit einem Magenkarzinom bereits bei Erstdiagnose ein lokal fortgeschrittenes Tumorstadium und/oder Fernmetastasen vorliegen, verdeutlicht die Notwendigkeit einer effektiven systemischen Therapie. Aufgrund des raschen Spontanverlaufs der Erkrankung sollte die Therapie unmittelbar nach Diagnosestellung eingeleitet werden.

Grundsätzlich besteht beim metastasierten Magenkarzinom die Indikation zu einer Chemotherapie, da sie im Vergleich zu alleiniger supportiver Therapie nachweislich eine Lebensverlängerung und eine Besserung der Symptomatik herbeiführt. Um den Patienten eine akzeptable Lebensqualität zu erhalten, sollten allerdings gut verträgliche und ambulant durchführbare Chemotherapieschemata eingesetzt werden. Für eine Reihe von Zytostatika wurden in der Monotherapie Remissionsraten bis 30% dokumentiert, z.B. mit 5-FU, Cisplatin, Carboplatin, Doxorubicin, Epirubicin, Mitomycin C, Etoposid, Irinotecan und Taxol®. Mit den wirksamsten Kombinationsregimen wurden in randomisierten Studien mediane Überlebenszeiten von etwa 9–11 Monaten erreicht.

Der Stellenwert einer adjuvanten Chemotherapie bzw. Radio-/Chemotherapie ist nicht eindeutig geklärt. Aufgrund der Ergebnisse der Intergroup-Studie 0116 [Macdonald et al. 2001] wird eine postoperative Radiochemotherapie in den USA als mögliches Standardvorgehen angesehen. Aufgrund der inadäquaten Resektion bei einem Teil der Patienten (> 50% wurden nicht systematisch lymphadenektomiert) werden diese Ergebnisse in Europa aber noch nicht als Standard akzeptiert. Mehrere Studien in Europa prüfen derzeit optimierte Radio-/Chemotherapieprotokolle, vor allem unter Einschluss aktueller Chemotherapieregime wie 5-FU/Cisplatin und neuer Substanzen. Eine randomisierte EORTC Studie – ähnlich der amerikanischen Studie, aber mit systematischer Lymphadenektomie – ist in Planung. Daten zu neuen Therapieoptionen wie EGFR-Inhibitoren oder Angiogenesehemmern sind bislang rar.

Monotherapie mit Taxol®

Taxol® stellt mittlerweile eine gut untersuchte Substanz bei Patienten mit metastasiertem Magenkarzinom dar. In-vitro-Untersuchungen an Magenkarzinomzelllinien zeigten nicht nur eine hohe wachstumshemmende Aktivität von Taxol®, sondern auch eine additive zytotoxische Wirkung für die Kombination mit 5-FU [Chang et al. 1996; Kano et al. 1996]. Darüber hinaus konnte für die Kombination Taxol®/Cisplatin eine hohe Antitumoraktivität in vitro gezeigt werden [Rowinsky et al. 1991].

Taxol® wurde in einer Reihe von Studien als Monotherapie bei Patienten mit metastasiertem Magenkarzinom geprüft (Tab. 43). Ajani et al. (1997) berichteten eine Ansprechrate von 17% bei 30 Patienten mit metastasiertem Magenkarzinom unter Therapie mit Taxol® in einer Do-

Tab. 43 Auswahl von Monotherapiestudien mit Taxol® beim fortgeschrittenen Magenkarzinom

Schema	Zahl auswertbarer Patienten (Stadium, Vorbehandlung)	CR + PR [CR]	Remissionsdauer	Quelle
Taxol® 210 mg/m² (3 h) /3 Wo.	14 (metastasiert, ≤ 1 CT-Vorbehandlung)	21 % [0 %]	RD: 10, 15, 18 + Wo.	Tamura et al. 1997
Taxol® 200 mg/m² (3 od. 24 h) /3 Wo.	30 (fortgeschritten, keine Vorbehandlung)	17 %* [0 %]	med. RD: 6,5 Mon.	Ajani et al. 1997
Taxol® 225 mg/m² (3 h) /3 Wo.	36 (fortgeschritten, alle Vorbehandlung mit PELF)	22 %	med. RD: 5 Mon. med. S: 8 Mon.	Cascinu et al. 1998
Taxol® 210 mg/m² (3 h) /3 Wo.	60 (fortgeschritten, 43 % palliative CT-Vorbehandlung)	23 % [0 %]	med. RD: 5,0 Mon.	Yamada et al. 2001

* Ansprechrate 8 % mit 3-h-Infusion und 23 % mit 24-h-Infusion.
CR = komplette Remission; CT = Chemotherapie; med. = median; PELF = Cisplatin + Etoposid + 5-Fluorouracil + Folinsäure; PR = partielle Remission; RD = Remissionsdauer; S = Überlebenszeit.

Tab. **44** Ergebnisse der Kombinationschemotherapie mit Taxol®/5-Fluorouracil ± Folinsäure beim fortgeschrittenen Magenkarzinom

Schema	Zahl auswertbarer Patienten (Stadium, Vorbehandlung)	CR + PR [CR]	Remissionsdauer/ Überleben	Quelle
Taxol® 175 mg/m² (3 h) d 1 5-Fluorouracil 2 g/m² (3 h) d 2 /3 Wo.	27 (fortgeschritten, keine CT-Vorbehandlung)	63 % [19 %]	med. S: 11 Mon. 1-J-S: 50 %	Murad et al. 1997
Taxol® 175 mg/m² (3 h) d 1 + 22 5-Fluorouracil 2 g/m² (24 h) d 1, 8, 15, 22, 29, 36 Folinsäure 500 mg/m² mit 5-FU	22 (metastasiert)	32 %	med. S: 11 Mon.	Bokemeyer et al. 1997
Taxol® 80 mg/m² d 1 + 8 + 15 5-Fluorouracil 2600 mg/m² (24 h) d 2 + 9 + 16 Folinsäure 300 mg/m² (2 h) d 2 + 9 + 16	26	46 %	med. S: 9 Mon.	Kuo et al. 2000

1-J-S = 1-Jahres-Überlebensrate; 5-FU = 5-Fluorouracil; civ = kontinuierliche i.v. Infusion; CR = komplette Remission; CT = Chemotherapie; med. = median; PR = partielle Remission; S = Überlebenszeit.

sierung von 200 mg/m^2 über 3 bzw. 24 Stunden. Ähnliche Ergebnisse erzielten Tamura et al. (1997) mit einer Ansprechrate von 21%. Darüber hinaus hat sich Taxol® als Monotherapie in der Rezidivtherapie bei Patienten, die mit Platin/5-FU vorbehandelt waren, mit Ansprechraten von über 20% als wirksam erwiesen [Cascini et al. 1998; Yamada et al. 2001]. Dies ist umso interessanter, als in dieser therapeutisch äußerst ungünstigen Situation bislang nur sehr wenige Therapieoptionen zur Verfügung stehen.

Kombinationschemotherapie

In der Kombination mit 5-Fluorouracil wurden im Rahmen von drei Phase-II-Studien Ansprechraten von 32%, 63% und 46% mit einem medianen Gesamtüberleben von 11, 11 und 9 Monaten erzielt [Bokemeyer et al. 1997; Murad et al. 1997; Kuo et al. 2000] (Tab. **44**). Eine Neutropenie Grad 3 bei 8–18% der Patienten war die ausgeprägteste Nebenwirkung des insgesamt gut tolerierten Regimes. Eine Kombination bestehend aus Taxol® 225 mg/m^2 + 5-FU 500 mg/m^2 wöchentlich kann auch bei vorbehandelten Patienten eingesetzt werden [Cascinu et al. 1997].

In einer multizentrischen Phase-II-Studie wurde die Kombination Taxol®/Folinsäure/5-FU um Cisplatin erweitert, um so eine weitere aktive Substanz zu integrieren und das Kombinationsregime zu optimieren [Kollmannsberger et al. 2000] (Tab. **45**). Dieses Behandlungsregime zeigte sich insgesamt gut verträglich und konnte ambulant durchgeführt werden. Die häufigsten Nebenwirkungen Grad 3/4 waren Neutropenie (15%), Übelkeit/Erbrechen (11%) und Alopezie (70%). Ein Ansprechen wurde bei 51% der Patienten beobachtet, bei 13% sogar eine komplette Remission. Diese guten Ergebnisse spiegeln sich in einer medianen Überlebenszeit von 14 Monaten (Spanne 1–60+) wider.

Sowohl die hohe Ansprechrate als auch die akzeptable Toxizität der Kombination Taxol®/Cisplatin/5-FU wurden in drei weiteren Studien bestätigt [Kim et al. 1997; Chun et al. 2000; Honecker et al. 2002] (Tab. **45**).

Darüber hinaus scheint Taxol® in Kombination mit Strahlentherapie eine hohe lokoregionäre Aktivität beim Magenkarzinom zu besitzen [Safran et al. 2000]. Diese vielversprechenden Ergebnisse haben dazu geführt, dass Taxol®-haltige Kombinationen ± Radiatio derzeit in mehreren Phase-II-Studien (z. B. RTOG-G-0114) als adjuvante oder neoadjuvante Therapie untersucht werden.

❗ Taxol® stellt beim Magenkarzinom zweifellos eine sehr wirksame Substanz dar, die in klinischen Studien als Monotherapie und in Kombinationsregimen, aber auch als Zweitlinientherapie erfolgreich eingesetzt wurde.

Tab. 45 Ergebnisse der Kombinationschemotherapie mit Taxol®/Cisplatin/5-Fluorouracil ± Folinsäure beim fortgeschrittenen Magenkarzinom

Schema	Zahl auswertbarer Patienten (Stadium, Vorbehandlung)	CR + PR [CR]	Remissionsdauer/ Überleben	Quelle
Taxol® 175 mg/m² (3 h) d 1 Cisplatin 20 mg/m² d 1–5 5-Fluorouracil 750 mg/m² civ d 1–5 /4 Wo.	34 (inoperabel; 5 rezidiviert, 2 CT-Vorbehandlung)	50 % [6 %]	med. RD: 3 Mon. med. S: 8 Mon.	Kim et al. 1997
Taxol® 175 mg/m² (3 h) d 1 + 22 Cisplatin 50 mg/m² d 8 + 29 5-Fluorouracil 2000 mg/m² (24 h) d 1, 8, 15, 22, 29, 36 Folinsäure 500 mg/m² mit 5-FU	45 (fortgeschritten)	51 % [13 %]	med. S: 14 Mon.	Kollmannsberger et al. 2000
Taxol® 25–30 mg/m² civ d 1–4 Cisplatin 75–100 mg/m² (1 h) d 1 5-FU 600–700 mg/m² civ d 1–4	43	70 % [0 %]	med. S: 7,5 Mon.	Chun et al. 2000
Taxol® 80 mg/m² (1 h) d 1, 8, 15, 22, 29, 36 Cisplatin 50 mg/m² (1 h) d 8 + 29 5-Fluorouracil 2000 mg/m² (24 h) Folinsäure 500 mg/m² (2 h)	27	45 % [14 %]	med. S: 11 Mon.	Honecker et al. 2002

5-FU = 5-Fluorouracil; civ = kontinuierliche i.v. Infusion; CR = komplette Remission; CT = Chemotherapie; med. = median; PR = partielle Remission; RD = Remissionsdauer; S = Überlebenszeit.

5.18 Kolorektales Karzinom

Beim kolorektalen Karzinom, einem relativ chemoresistenten Tumor, wurde Taxol® bisher in einer einzigen Phase-II-Studie untersucht. Mit einem 96-stündigen Infusionsschema (120 mg/m^2/96 h alle 3 Wochen) wurde bei 10 unvorbehandelten Patienten mit metastasiertem kolorektalen Karzinom keine Remission beobachtet. Lediglich bei 2 Patienten kam es zu einer Tumorstabilisierung [Vaughn et al. 1995].

5.19 Malignes Melanom

STATUS QUO   Maligne Melanome machen einen Anteil von etwa 2 – 5 % aller bösartigen Tumoren aus. Die Inzidenz nimmt vor allem in Ländern mit intensiver Sonneneinstrahlung deutlich zu. Im lokal begrenzten Stadium lassen sich maligne Melanome der Haut operativ entfernen, wobei aber nur bei ganz oberflächlichem, intraepidermalem Wachstum eine Heilung erzielt werden kann. Mit der Tiefenausdehnung des Tumors nimmt das Metastasierungsrisiko rapide zu. Nach erfolgter Metastasierung ist die Prognose infaust. Bei Befall viszeraler Organe bleibt den Patienten im Durchschnitt nur noch eine Lebenserwartung von etwa 4 Monaten.

Die Strahlentherapie als prä- oder postoperative Maßnahme vermag die Langzeitprognose nicht zu beeinflussen, und auch die Ergebnisse der systemischen Chemotherapie sind eher enttäuschend. Im metastasierten Stadium lassen sich durch einzelne oder Kombinationen von Zytostatika Remissionsraten von nicht mehr als 25 % erzielen.

Monotherapie mit Taxol®

In einer frühen Phase-I-Studie, die bereits Ende der 1980er-Jahre am Albert Einstein Cancer Center in New York durchgeführt wurde, fiel auf, dass ab einer Dosierung von 200 mg/m^2 Taxol® (verabreicht als 24-stündige Infusion alle 3 Wochen) auch Patienten mit metastasiertem Melanom ansprachen. Daraufhin wurden insgesamt 12 Patienten mit diesem Tumor behandelt. Von ihnen gelangten 4 (33 %), darunter auch einer mit chemo- und strahlentherapeutischer Vorbehandlung, in eine partielle Remission [Wiernik et al. 1987] (Tab. **46**).

Diese Publikation erregte damals großes Aufsehen und veranlasste weitere Zentren, die Wirksamkeit von Taxol® beim metastasierten Melanom zu untersuchen.

In einer Phase-II-Studie am M.D. Anderson Cancer Center wurde Taxol® in der Dosierung von 250 mg/m^2 als 24-stündige Infusion verabreicht [Legha et al. 1990]. Es erreichten 3 von 25 Patienten (12 %) eine

Tab. 46 Ergebnisse einer Monotherapie mit Taxol® beim metastasierten Melanom

Schema	Zahl auswertbarer Patienten (Stadium, Vorbehandlung)	CR + PR [CR]	Remissions-dauer/Überleben	Quelle
Taxol® 200 – 275 mg/m² (24 h) /3 Wo.	12 (metastasiert, teilweise RT/CT-Vorb.)	33% [0%]	RD: 13 – >22 Wo.	Wiernik et al. 1987
Taxol® 250 mg/m² (24 h) /3 Wo.	25 (metastasiert, keine CT-Vorbehandlung)	12%* [0%]	med. RD: 11 Mon.** (6 – 17 Mon.)	Legha et al. 1990
Taxol® 250 mg/m² (24 h) /3 Wo.	28 (metastasiert, keine CT-Vorbehandlung)	14% [11%]	RD: 3, 5, 25 +, 38 + Mon.	Einzig et al. 1991

* zusätzlich 4 (16%) dauerhafte Tumorrückbildungen <50% (MR); ** einschließlich der Patienten mit MR
CR = komplette Remission; CT = Chemotherapie; med. = median; PR = partielle Remission; RD = Remissionsdauer; RT = Strahlentherapie; Vorb. = Vorbehandlung.

lang andauernde partielle Remission von 8, 12 und 17 Monaten. Bei 4 weiteren Patienten (16%) kam es ebenfalls zu Tumorrückbildungen, die zwar die Kriterien für eine partielle Remission verfehlten, aber genauso dauerhaft waren (6 bis 11 Monate). Selbst die in 4 Fällen beobachtete Tumorstabilisierung hielt 3 bis 10 Monate an.

Wenig später wurden die Ergebnisse der Folgestudie am Albert Einstein College publiziert. In dieser Phase-II-Studie wurde mit dem gleichen Monotherapieschema wie bei Legha et al. eine Ansprechrate von 14% erzielt. Von 28 auswertbaren Patienten gelangten 3 in eine komplette und einer in eine partielle Remission. Wiederum fiel die Dauerhaftigkeit einiger Remissionen auf. Zwei der kompletten Responder waren nach 25 bzw. 38 Monaten immer noch rezidivfrei. Zusätzlich zu den formellen Remissionen kam es bei 3 weiteren Patienten zu geringeren Tumorrückbildungen und in 2 Fällen zu einem Tumorstillstand von 2 – 4 Monaten Dauer.

Kombinationschemotherapie

Erfolg versprechend sind die Ergebnisse einer Kombinationschemotherapie mit Taxol® und **Vinorelbin** bei unvorbehandelten Patienten mit metastasiertem Melanom [Retsas et al. 1996]. 8 Patienten erhielten zuerst 30 mg/m^2 Vinorelbin (maximal 50 mg/m^2) und 24 Stunden später 120 mg/m^2 Taxol® (maximal 240 mg/m^2) als 3-stündige Infusion, während 7 Patienten in umgekehrter Reihenfolge mit den beiden Zytostatika behandelt wurden. 3 Patienten (20%) erreichten eine Remission (1 CR + 2 PR), alle mit der Sequenz Vinorelbin-Taxol®. Die komplette Remission hielt 13 Monate an, die beiden partiellen Remissionen 6 bzw. 7 Monate.

Die Kombinationstherapie mit Taxol® 175 mg/m^2 als 3-h-Infusion und **Carboplatin** AUC 7,5 mit Zykluswiederholung alle 3 Wochen führte bei 3 (20%) von 15 unvorbehandelten Patienten mit metastasiertem Melanom zu einer partiellen Remission [Hodi et al. 2002]. Bei 7 weiteren Patienten kam es zum Stillstand des Tumorwachstums. Die mediane Überlebenszeit für alle Patienten betrug 9 Monate. Haupttoxizität war die Myelosuppression; sie erreichte bei 11 der 15 Patienten Grad 3/4.

In einer Phase-II-Studie an der Universität Philadelphia [Nathan et al. 2000] erhielten 21 Patienten mit mukokutan metastasiertem Melanom eine Second-line-Therapie mit 3-stündigen Infusionen von 225 mg/m^2 Taxol® alle 3 Wochen in Kombination mit **Tamoxifen**, das als Hemmstoff einer Zytostatikaresistenz von MDR-Typ gilt. Tamoxifen wurde täglich in einer Dosierung von 40 mg oral verabreicht, wobei die Behandlung mindestens 3 Tage vor der ersten Taxol®-Infusion begonnen wurde. Alle Patienten hatten vor Beginn der Studie eine Therapie mit der Kombination Dacarbazin, Carmustin, Cisplatin und Tamoxifen erhalten. 5 der 21 Patienten gelangten mit Taxol®/Tamoxifen in eine Remission (1 CR + 4 PR); das ist eine beachtliche Ansprechrate von 24%. Bei 2 weiteren Patienten kam es zu einem Tumorstillstand. Die mediane Überlebenszeit betrug für das gesamte Patientenkollektiv 38 Wochen und für die 5 Responder 51 Wochen. Die einzige CR (Rückbildung multipler Lungenherde) hielt 10,9 Monate an, und dieser Patient war nach über 36 Monaten noch am Leben. Die Therapie wurde ausgezeichnet toleriert und wies nur eine geringe hämatologische Toxizität auf.

❗ Der Umstand, dass Taxol® beim metastasierten Melanom derart dauerhafte Remissionen zu induzieren vermag, gibt Anlass zu Hoffnung. Weitere Studien mit Taxol®-haltigen Kombinationsregimen sind unbedingt angezeigt, um das Potenzial dieser Substanz auszuloten und mögliche Synergieeffekte mit anderen Wirkstoffen zu nutzen.

5.20 Maligne Lymphome

STATUS QUO In der Krebstodesfallstatistik nehmen maligne Lymphome den 7. Platz ein, wobei vor allem relativ junge Erwachsene betroffen sind. Drei Viertel dieser Erkrankungen sind so genannte Non-Hodgkin-Lymphome (NHL), in den übrigen Fällen handelt es sich um einen Morbus Hodgkin. Da die Therapie streng stadienabhängig ist, muss ihr eine sehr aufwändige Diagnostik vorausgehen.

Die Behandlung der Non-Hodgkin-Lymphome richtet sich nach histologischem Typ und Ausbreitungsstadium. Im fortgeschrittenen Stadium bietet die Chemotherapie nur bei den hochmalignen („high-grade") Formen eine grundsätzliche Heilungschance. Die langsam progredienten, niedrigmalignen („low-grade") Formen sprechen schlecht auf eine chemotherapeutische Behandlung an. Viele der wirksamsten Kombinationsregime zur Behandlung von NHL enthalten Cyclophosphamid, Vincristin, Prednisolon oder Doxorubicin.

Seit der Entdeckung von Doxorubicin in den 1970er-Jahren wurden nur wenige neue, gegen NHL wirksame Zytostatika gefunden. Kombinationsregime mit Etoposid und Cisplatin zeigten zwar eine mäßige Aktivität, konnten aber die Überlebensprognose nicht verbessern. Die Suche nach neuen Wirkstoffen mit alternativen Wirkmechanismen bleibt daher ein wichtiges Ziel, um die Heilungsrate zu erhöhen oder den Patienten eine Erfolg versprechende Salvagetherapie anbieten zu können.

Monotherapie mit Taxol®

Eine Übersicht der Monotherapiestudien mit Taxol® gibt Tab. **47**. Das National Cancer Institute der Vereinigten Staaten behandelte zwischen 1992 und 1994 in einer Phase-II-Studie 31 Patienten mit rezidivierten, als unheilbar eingestuften Non-Hodgkin-Lymphomen niedrigen, mittleren und hohen Malignitätsgrades mit 96-stündigen Infusionen von Taxol®, zumeist in Verbindung mit G-CSF [Wilson et al. 1995]. Die Patienten hatten zuvor bereits median 3 (1 – 8) Chemotherapien und median 8 verschiedene Antitumorwirkstoffe erhalten. Die Anfangsdosierung von Taxol® betrug 140 mg/m² und konnte um 25 % erhöht werden, wenn die 3-wöchentlichen Therapiezyklen gut toleriert wurden.

Von 29 auswertbaren Patienten erreichten in dieser Studie 5 (17 %) eine partielle Remission. Ein Zusammenhang zwischen Ansprechrate und Zahl der Vorbehandlungen oder Resistenzstatus (sensitiv vs. refraktär) war nicht erkennbar. Die Remissionsdauer lag zwischen 2 und 9 Monaten, die mediane Überlebensdauer im gesamten Patientenkollektiv betrug 7,5 Monate. Obwohl die Patienten keine antiallergische Prophylaxe erhielten, kam es in 99 Therapiezyklen zu keiner einzigen Überempfindlichkeitsreaktion. Neutropenisches Fieber trat nur in 4 % der Zyklen auf.

Die Wirksamkeit von Taxol® wurde von den Autoren selbst unter Berücksichtigung der massiven Vorbehandlung der Patienten als gering eingestuft. Allerdings zogen viele Patienten in Form einer deutlichen symptomatischen Besserung Nutzen aus der Behandlung.

Wesentlich bessere Ergebnisse mit Taxol® in einem prognostisch ebenso ungünstigen Patientenkollektiv wurden in einer Phase-II-Studie am M. D. Anderson Cancer Center der Universität von Texas erzielt [Younes et al. 1997 a]. In dieser Studie wurden 200 mg/m² Taxol® als 3-stündige Infusion verabreicht. Von den 96 auswertbaren Patienten mit NHL waren 45 primär refraktär, hatten also nie zuvor eine CR erreicht, während 51 Patienten rezidiviert waren (median 2 vorausgegangene Chemotherapien im gesamten Patientenkollektiv). Je etwa zur Hälfte lag eine Histologie niedrigen und mittleren Malignitätsgrades vor.

24 Patienten (25 %) sprachen auf Taxol® an, 10 mit einer kompletten und 14 mit einer partiellen Remission. Die größte Tumorrückbildung war bei den meisten Patienten schon nach 2 Therapiezyklen erreicht. Die Remissionsrate war bei NHL mittleren Malignitätsgrades höher (30 %) als bei niedrigmalignen NHL (22 %) und bei rezidivierten Patienten höher (37 %) als bei primär refraktären Patienten (11 %). Die mediane Dauer der kompletten Remissionen betrug 10 Monate. Die Dauer der partiellen Remissionen konnte nicht ermittelt werden, da viele dieser Patienten eine weitere Salvagetherapie erhielten.

Tab. **47** Monotherapiestudien mit Taxol® bei rezidivierten oder refraktären Non-Hodgkin-Lymphomen

Schema	Zahl auswertbarer Patienten (Stadium, Vorbehandlung)	CR + PR [CR]	Remissionsdauer/ Überleben	Quelle
Taxol® 140 mg/m² (96 h) /3 Wo.	29 (alle Malignitätsgrade, ≥1 [median 3] CT-Vorbehandlungen)	17% [0%]	RD: 2 – 9 Mon. med. S: 7,5 Mon.	Wilson et al. 1995
Taxol® 200 mg/m² (3 h)	96 (meist niedrige oder mittlere Malignität, ≥1 [median 2] CT-Vorbehandlungen)	25% [10%]	med. RD (CR): 10 Mon.	Younes et al. 1997 a
Taxol® 250 mg/m² (3 h) /3 Wo. ×6	40 (hohe und mittlere Malignität, refraktär oder rezidiviert)	15% [5%]	med. PFI: 3,2 Mon.	Casasnovas et al. 2000

CR = komplette Remission; CT = Chemotherapie; med. = median; PFI = progressionsfreies Intervall; PR = partielle Remission; RD = Remissionsdauer; S = Überlebenszeit.

In einer neueren französischen Studie wurden 42 Patienten mit refraktären oder rezidivierten aggressiven Lymphomen verschiedener Histologie mit Taxol® behandelt [Casasnovas et al. 2000]. Trotz der hohen Dosierung von 250 mg/m^2 als 3-stündige Infusion alle 3 Wochen war der therapeutische Effekt gering. Lediglich 6 Patienten (15%; 2 CR + 4 PR) sprachen für eine begrenzte Zeit an (medianes progressionsfreies Intervall 3,2 Monate). Ob ein Patient auf Taxol® ansprach, hing nicht mit der Art und Zahl der vorausgegangenen Chemotherapien, sondern ausschließlich damit zusammen, ob er zuvor in eine Remission gelangt war und wie lange diese angedauert hatte.

Kombinationschemotherapie

Aufgrund seiner Monoaktivität wurde Taxol® am M. D. Anderson Cancer Center zur Behandlung von Patienten mit rezidivierten/refraktären NHL mittleren Malignitätsgrades mit hochdosiertem Cyclophosphamid und G-CSF kombiniert [Younes et al. 1997 b] (Tab. **48**). Patienten, die nach 2 Zyklen noch keine PR erreicht hatten, wurden aus der Studie genommen, während die Responder 4 Zyklen der Kombination erhielten. Von den ersten 54 auswertbaren Patienten erreichten 8 (15%) eine komplette und 16 (30%) eine partielle Remission (Gesamtansprechrate 44%). Refraktäre Patienten (zuvor noch keine CR) sprachen deutlich schlechter an (23% PR) als nichtrefraktäre Patienten (38% PR + 33% CR, Gesamtansprechrate 71%). Damit ist die Kombination Taxol®/Cyclophosphamid zumindest für nichtrefraktäre Rezidivpatienten ein wirksames Salvageregime.

Ganz ähnliche Ergebnisse wurden in einer weiteren Phase-II-Studie am M. D. Anderson Cancer Center mit der Kombination Taxol®, Ifosfamid und Mitoxantron erzielt [Romaguera et al. 1999]. Das heterogene Studienkollektiv schloss Patienten mit indolenter (13%), transformierter (18%) und aggressiver Histologie (63%) ein. Alle Erkrankungen waren refraktär oder rezidiviert. Die Zahl vorausgegangener Chemotherapien reichte von 1 bis 7 (median 2), wobei die Regime in den meisten Fällen sowohl Doxorubicin als auch Cytarabin/Cisplatin enthalten hatten. Von 35 auswertbaren Patienten erreichten 9 (26%) eine CR und 7 (20%) eine PR. Das mediane ereignisfreie und Gesamtüberleben belief sich auf 2 bzw. 10 Monate. Die hämatologische Toxizität stand ganz im Vordergrund, doch traten nur in 10% der Zyklen Infektionen auf. Die Autoren erachten die Kombination Taxol®/Ifosfamid/Mitoxantron daher nicht nur als wirksame, sondern auch sichere Behandlungsoption für NHL-Patienten nach Vorbehandlung mit Doxorubicin und Cytarabin/Cisplatin.

Tab. 48 Ergebnisse mit Taxol®-Kombinationsregimen bei rezidivierten oder refraktären Non-Hodgkin-Lymphomen

Schema	Zahl auswertbarer Patienten (Stadium, Vorbehandlung)	CR + PR [CR]	Remissionsdauer/ Überleben	Quelle
Taxol® 150 mg/m² (72 h) Cyclophosphamid 900 mg/m²/d d 1–3 + Mesna + G-CSF 2 Zyklen bei PR, 4 Zyklen bei CR	54 (mittlerer Malignitätsgrad, ≥1 [median 2] CT-Vorbehandlungen)	44% [15%]	–	Younes et al. 1997 b
Taxol® 110 mg/m² (96 h) d 1–4 Ifosfamid 1330 mg/m² d 1–3 + Mesna in gleicher Dosierung Mitoxantron 8 mg/m² d 1 /3 Wo. ×6	35 (niedrige bis hohe Malignität, refraktär oder rezidiviert)	46% [20%]	med. EFS: 2 Mon. med. S: 10 Mon.	Romaguera et al. 1999
Taxol® 200 mg/m² (3 h) d 1 Topotecan 1 mg/m² d 1–5 /3 Wo. ×6 + G-CSF	66 (aggressive Histologie, refraktär oder rezidiviert)	48% [12%]	med. RD: 6 Mon.	Younes et al. 2001

CR = komplette Remission; CT = Chemotherapie; EFS = ereignisfreies Überleben; PR = partielle Remission; RD = Remissionsdauer; S = Überlebenszeit.

Ein ähnlicher Stellenwert könnte zukünftig auch der Kombination Taxol®/Topotecan zukommen. Bei der Behandlung von 66 Patienten mit rezidivierten oder refraktären aggressiven NHL erzielten die Kliniker des M.D. Anderson Cancer Centers eine Gesamtansprechrate von 48% mit 12% kompletten Remissionen [Younes et al. 2001]. Die mediane Remissionsdauer betrug 6 Monate. Auch in dieser Studie bestand ein enger Zusammenhang zwischen den Ergebnissen der vorausgegangenen Chemotherapien und dem Ansprechen auf die Salvagetherapie mit Taxol®/Topotecan. Patienten mit primär refraktärer Erkrankung, die durch die Induktionstherapie nicht in eine CR gelangten, wiesen nur eine Ansprechrate von 31% auf, die übrigen Patienten dagegen von 65%. Patienten, die auf eine frühere Cytarabin/Cisplatin-Therapie nicht angesprochen hatten, erreichten auch mit Taxol®/Topotecan nur eine Ansprechrate von 18%, die Patienten mit Cytarabin/Cisplatin-sensitiver Erkrankung sprachen jedoch zu 86% an.

❗ Nach diesen Erfahrungen könnte Taxol® in Kombination mit anderen wirksamen Zytostatika zukünftig eine Rolle als erste oder zweite Salvagetherapie bei Non-Hodgkin-Lymphomen spielen, möglicherweise sogar bei unvorbehandelten Patienten mit ungünstiger Prognose. Zweifellos bedarf es aber noch weiterer Studien, um die Indikation einzugrenzen und die günstigsten Kombinationspartner zu finden.

⁶ # Anwendungshinweise und Nebenwirkungsmanagement

6.1 Herstellung der gebrauchsfertigen Infusionslösung

Vorausgeschickt sei, dass selbstverständlich alle Vorsichtsmaßnahmen, die für die Handhabung von Zytostatika im Allgemeinen gelten, auch beim Umgang mit Taxol® streng zu beachten sind (Tab. **49**).

Tab. **49** Richtlinien für die Handhabung von Zytostatika

– Überall, wo mit Zytostatika gearbeitet wird, müssen Merkzettel mit den einschlägigen Sicherheitsbestimmungen ausgehängt werden
– Zytostatikalösungen müssen von erfahrenem Personal unter aseptischen Bedingungen hergestellt werden
– Alle Arbeiten mit Zytostatika sollten an einem speziell dafür eingerichteten Arbeitsplatz (möglichst mit Abzug und in einem separaten Raum) durchgeführt werden
– Bei der Herstellung bzw. Verdünnung der Lösungen sind Schutzkittel mit Manschetten sowie Einmalhandschuhe zu tragen
– Werden die Arbeiten nicht unter einem Abzug ausgeführt, müssen ein Gesichtsschutz bzw. eine Schutzbrille und Atemschutz getragen werden
– Ein Verschütten der Zytostatikalösung oder eine Aerosolbildung, z.B. durch Überdruck in den Injektionsflaschen, sollten unbedingt vermieden werden; Verunreinigungen sind sofort und gründlich zu entfernen
– Infusionsbehälter und Infusionsbesteck sind für den Transport sorgfältig zu sichern, um ein Auslaufen zu verhindern
– Sämtliches Gebrauchsmaterial, das mit der Zytostatikalösung in Kontakt kam, oder Reste der Lösung müssen nach den geltenden Bestimmungen für zytotoxische Substanzen in Sondermüllbehältern entsorgt werden
– Gelangt Zytostatikalösung versehentlich auf die Kleidung oder die Haut, muss das kontaminierte Kleidungsstück sofort ausgezogen und die Haut mit Wasser und Seife gründlich gereinigt werden. Gelangte Lösung ins Auge, muss das Auge sofort 5 – 10 Minuten lang mit Wasser oder isotonischer Augenspülflüssigkeit gespült werden und ein Augenarzt zu Rate gezogen werden
– Nach jeder versehentlichen Exposition sind ärztliche Kontrolluntersuchungen erforderlich

Behältnisse, Infusionssysteme und Filter

Bei der Handhabung und Infusion von Taxol® ist der Umstand besonders zu beachten, dass der Lösungsvermittler – hochgereinigtes Poly(oxyethylen)-35-Rizinusöl –, der das extrem wasserunlösliche Paclitaxel in Lösung hält, zu einer zeit- und konzentrationsabhängigen Freisetzung des Weichmachers Di-(2-ethylhexyl)phthalat (DEHP) aus dem Kunststoff PVC (Polyvinylchlorid) führen kann. DEHP wirkt bei Nagern als schwaches Karzinogen. Zwar sind beim Menschen solche Wirkungen nicht bekannt, doch lassen sich gesundheitliche Schäden durch den Weichmacher nicht vollständig ausschließen.

Um Patienten in möglichst geringem Ausmaß DEHP auszusetzen, dürfen Taxol®-Lösungen (Verdünnungen) nur in Flaschen oder Plastikbehältnissen aufbewahrt werden, die nicht aus PVC bestehen oder PVC enthalten. Als Alternative kommen z. B. Flaschen aus Glas oder Polypropylen und Behältnisse aus Polypropylen oder Polyolefinen in Betracht. Die Verabreichung soll mittels Infusionssets mit Polyethylenauskleidung erfolgen.

Einige für die Verabreichung von Taxol® geeignete PVC- bzw. DEHP-freie Infusionssysteme sind in Tab. 50 zusammengestellt (ohne Anspruch auf Vollständigkeit). Die Taxol®-Lösung sollte über einen zwischengeschalteten **Inline-Filter mit einer Porengröße von ≤ 0,22 µm** infundiert werden; diese Filter sind in den empfohlenen Sets in der Regel bereits integriert. Filtervorrichtungen (z. B. Ivex-2), die einen kurzen Einlass- bzw. Auslass-Teil aus PVC haben, führten zu keiner deutlichen Freisetzung von DEHP.

Ermittlung der individuellen Dosis

Die Taxol®-Dosis wird individuell auf die Körperoberfläche des jeweiligen Patienten bezogen. Die Körperoberfläche kann nach folgender Formel berechnet werden:

Körperoberfläche (in m²) =
$0,007\,184 \times$ (Körpergewicht in kg)$^{0,425} \times$ (Körpergröße in cm)^{0,725}

Alternativ kann die Körperoberfläche anhand eines Nomogramms ermittelt werden (Abb. 16).

Wird beispielsweise eine individuelle Taxol®-Dosis von 175 mg/m² benötigt und hat der Patient eine Körperoberfläche von 1,71 m², so beträgt die Absolutdosis

$$175\ \text{mg/m}^2 \times 1,71\ \text{m}^2 = 300\ \text{mg}$$

Tab. **50** Auswahl Taxol®-tauglicher Infusionssets (ohne Anspruch auf Vollständigkeit). Sämtliche Angaben sind aus Unterlagen der Hersteller/Lieferanten entnommen

Bezeichnung/ Beschreibung	Verwendete Materialien	Bemerkung
B. Braun AG, Carl-Braun-Str. 1, 34212 Melsungen, Tel.: 05661/71-0 *Ansprechpartner:* Herr Norbert Heil, PM für Infusomatleitungen, Tel.: 05661-71-4970 Herr Stephan Orendt, Produkt Manager Cyto-Set®, Tel.: 05661-71-2381		
Intrapur®-Inline Original Infusomat-Leitung	Acrylstyrolpolybutadien, Supor®, Polyester, Polytetrafluorethylen, Polyethylen, Polypropylen, Polyamid, Polystyrol, schlagfestes Polystyrol, Acrylnitril-Butadien-Styrol Copolymer, Neutraden®, Silikonkautschuk	**Intrapur®-Inline** ist PVC-frei. Der 0,2 μm Filter hält Partikel, Bakterien zurück und dient der Luftabscheidung. Dieser integrierte PVC-freie Filter kann die Fließgeschwindigkeit begrenzen. Bei Problemen bei Einhaltung der Infusionszeiten sollte auf ein Doppelfilterset z. B. von Codan ausgewichen werden.
Intrapur®-Inline Schwerkraftinfusion (4099842 N) mit Infusomat (870095 N)		
Ecoflac® plus (unbelüftet kollabier-fähige Flasche)	Polyethylen ohne Weichmacher und Stabilisatoren. Der Behälter Ecoflac plus wird aus Niederdruck-Polyethylen hergestellt, ist PVC-frei und frei von Additiven wie Phtalaten oder anderen. Die Twinportkappe besteht aus einem latex-freien Polyolefinmaterial	In den Größen 100, 250, 500 und 1000 ml mit NaCl 0,9% Glukoselösung Aqua ad injectabilia Ringerlösung

Fortsetzung Seite 189

Tab. **50** *(Fortsetzung)* Auswahl Taxol®-tauglicher Infusionssets (ohne Anspruch auf Vollständigkeit). Sämtliche Angaben sind aus Unterlagen der Hersteller/Lieferanten entnommen

Bezeichnung/ Beschreibung	Verwendete Materialien	Bemerkung
Ecobag®	Koextrudierter, PVC- und DEHP-freier Folienbeutel aus drei Lagen (Polyester, Polyethylen, Polypropylen). Die Innenschicht besteht wie auch das Portsystem aus Polypropylen	In den Größen 100, 250, 500 und 1000 ml mit NaCl 0,9% Glukoselösung Aqua ad injectabilia Ringerlösung
Cyto-Set® Mix (A2901 N)	Polyethylen, Polyester, Polypropylen, Polycarbonat, Polystyrol, Acrylnitril-Butadien-Styrol-Copolymer, Polyurethan, Silikonkautschuk	Koppelsystem. Mit Safsite®-Konnektor, Befüll-Stopp, unbelüftetem Spike. Zum Anschluss und Mischen im Cytobehälter.
Cyto-Set® Line (A 2581 NF)	Polyethylen, Polyester, Polypropylen, Polycarbonat, Polystyrol, Acrylnitril-Butadien-Styrol-Copolymer, Polyurethan, Silikonkautschuk	Koppelsystem. Mit Befüll-Stopp, belüftetem Spike. Zum Anschluss aller Infusionsbehälter, ohne Mischfunktion.
Cyto-Set® Infusion mit 3 Safsite® (A1686)	Polyethylen, Polyester, Polypropylen, Polyamid, Polycarbonat, Polystyrol, Acrylnitril-Butadien-Styrol-Copolymer, Polyurethan, Silikonkautschuk	Infusionssystem. Mit Befüll-Stopp, belüftetem Spike. Für die Schwerkraftinfusion. Nadelfreies Zuspritzen des Zytostatikums. Die Füllstopp-Membran lässt nur Luft, aber keine Flüssigkeit durch. Bis zu drei Zytostatika können über die Safsite®-Konnektoren an das Infusionsset angeschlossen werden.

Fortsetzung Seite 190

Tab. 50 *(Fortsetzung)* Auswahl Taxol®-tauglicher Infusionssets (ohne Anspruch auf Vollständigkeit). Sämtliche Angaben sind aus Unterlagen der Hersteller/Lieferanten entnommen

Bezeichnung/Beschreibung	Verwendete Materialien	Bemerkung
Cyto-Set® Infusion mit 5 Safsite® (A1685 SNF)	Polyethylen, Polyester, Polypropylen, Polyamid, Polycarbonat, Polystyrol, Acrylnitril-Butadien-Styrol-Copolymer, Polyurethan, Silikonkautschuk	Infusionssysteme. Mit Befüll-Stopp, belüftetem Spike. Für die Schwerkraftinfusion (s. o.). 5 Safsite®-Konnektoren
Cyto-Set® Infusomat mit 3 Safsite® (8250910)	Polyethylen, Polyester, Polypropylen, Polyamid, Polycarbonat, Polystyrol, Acrylnitril-Butadien-Styrol-Copolymer, Polyurethan, Silikonkautschuk	Mit Befüll-Stopp, belüftetem Spike. Für Pumpenapplikation.
Cyto-Set® Infusomat mit 5 Safsite® (8250413)	Polyethylen, Polyester, Polypropylen, Polyamid, Polycarbonat, Polystyrol, Acrylnitril-Butadien-Styrol-Copolymer, Polyurethan, Silikonkautschuk	Mit Befüll-Stopp, belüftetem Spike. Für Pumpenapplikation.
Cyto-Set® Infusomat 0,2 µm Filter mit 5 Safsite®	Polyethylen, Polyester, Polypropylen, Polyamid, Polycarbonat, Polystyrol, Acrylnitril-Butadien-Styrol-Copolymer, Polyurethan, Silikonkautschuk	Mit Befüll-Stopp, belüftetem Spike, Infusionsfilter Sterifix® 0,2 µm. Für Pumpenapplikation.

CODAN Medizinische Geräte GmbH & Co KG, Grüne Str. 11, 23738 Lensahn, Tel: 0 43 63-5111, www.codan.de
Ansprechpartner: Horst Streckenbach, Marketing-Management, Tel. +49 (0) 43 63-5111, Fax +49 (0) 43 63-511214 hos@codan.de

Infusionsgerät V86-I.V.STAR® 10 REF 43.4401	DEHP-frei	Infusionsgerät mit DEHP-freiem Übertragungsschlauch und 0,20-µm-Infusionsfilter für die Verabreichung von Chemotherapeutika mittels schwerkraft- und druckbetriebenen Infusionen.

Fortsetzung Seite 191

Tab. **50** *(Fortsetzung)* Auswahl Taxol®-tauglicher Infusionssets (ohne Anspruch auf Vollständigkeit). Sämtliche Angaben sind aus Unterlagen der Hersteller/Lieferanten entnommen

Bezeichnung/ Beschreibung	Verwendete Materialien	Bemerkung
Infusionsgerät V86-I. V.STAR® 10-P REF 43.4809	PVC-frei	Infusionsgerät mit PVC-freiem Übertragungs-schlauch und 0,20-μm-Infusionsfilter für die Verabreichung von Chemotherapeutika mittels Schwerkraftinfusionen.
Infusionsgerät V86-P Duofilter Set REF 43.4460	DEHP-frei	Infusionsgerät mit DEHP-freiem Übertragungs-schlauch und zwei 0,20-μm-Infusionsfiltern (höhere Filterkapazität) für die Verabreichung von Chemotherapeutika mittels schwerkraft- und druckbetriebenen Infusionen.
Infusionsgerät CODAN IVIP-I. V.STAR® 10 REF 43.4447	DEHP-frei	Gerät mit DEHP-freiem Übertragungsschlauch und 0,20 μm Infusionsfilter mit Silikonfördersegment. Für die Infusionspumpen B. Braun-Infusomaten-serie sowie Fresenius INCA-ST.
CODAN Connect Set REF 76.4440 und REF 76.4399	DEHP-frei	Koppelsysteme für die Zubereitung und Verab-reichung von Zytostatikaeinheiten. (Kein Filter, daher nur für die Zubereitung.) Zu verwenden mit CODAN Cyto-Ad-Sets.

Fortsetzung Seite 192

Tab. **50**   *(Fortsetzung)*   Auswahl Taxol®-tauglicher Infusionssets (ohne Anspruch auf Vollständigkeit). Sämtliche Angaben sind aus Unterlagen der Hersteller/Lieferanten entnommen

Bezeichnung/ Beschreibung	Verwendete Materialien	Bemerkung
CODAN **Cyto-Ad Set-P-3 W** REF 76.3600 (1 Anschluss) REF 76.3601 (2 Anschlüsse) REF 76.3602 (4 Anschlüsse)	DEHP-frei	Spezielles Übertragungsgerät für die Mehrfachverabreichung von Zytostatikaeinheiten in ein geschlossenes System, für schwerkraft- und druckbetriebene Infusionen. Zu verwenden mit CODAN Connect Set REF 76.4440 oder 76.4399, sowie endständigem Infusionsfilter I.V.STAR® 10 NO DEHP REF 76.3337.
CODAN **IVIP Cyto-Ad Set** REF 76.3620 (1 Anschluss) REF 76.3621 (2 Anschlüsse) REF 76.3619 (4 Anschlüsse)	DEHP-frei	Spezielles Übertragungsgerät für die Mehrfachverabreichung von Zytostatikaeinheiten in ein geschlossenes System, mit Silikonfördersegment für volumetrische Infusionspumpen. Zu verwenden mit CODAN Connect Set REF 76.4440 oder 76.4399, sowie endständigem Infusionsfilter I.V.STAR® 10 NO DEHP REF 76.3337. Infusionspumpen B. Braun-Infusomatenserie sowie Fresenius INCA-ST.

Fortsetzung Seite 193

Tab. **50** *(Fortsetzung)* Auswahl Taxol®-tauglicher Infusionssets (ohne Anspruch auf Vollständigkeit). Sämtliche Angaben sind aus Unterlagen der Hersteller/Lieferanten entnommen

Bezeichnung/ Beschreibung	Verwendete Materialien	Bemerkung
CODAN IVIP Cyto-Ad Set REF 76.3331 (4 Anschlüsse)	DEHP-frei	Spezielles Übertragungsgerät für die Mehrfacherabreichung von Zytostatikaeinheiten in ein geschlossenes System, mit Silikonfördersegment für volumetrische Infusionspumpen. Zu verwenden mit CODAN Connect Set REF 76.4440 oder 76.4399, sowie endständigem Infusionsfilter I.V.STAR® 10 NO DEHP REF 76.3337. *Infusionspumpen ALARIS '90 Serie (IVAC 591, 597, 598).

Smiths Medical Deutschland GmbH, Hauptstr. 45 – 47, 85614 Kirchseeon/Eglharting, Tel.: 08091/551-100, Fax.: 08091/551-100, www.smiths-medical.de
Ansprechpartner: Ralph Schneidermeier, Produkt Manager, Tel: 08091/551-204

| **Infusionsbeutel EVA** Infusionsfilter 0,2 µm Durchlaufkassette CADD-1 Infusionspumpe | PVC-frei Verlängerungsschläuche PVC-haltig mit Weichmacher TOTM | System für 24-h-Infusionen Für Infusionsvolumina 200, 300 und 500, 1000 ml pro 24 Stunden. |

Berner International GmbH (Vertrieb), Mühlenkamp 6, 35337 Elmshorn, Tel.: 04121-4356-0, www.berner-international.de
Ansprechpartner: Martin Richter, Verkaufsleiter, 04121/4356 60

| **Perfudrop-Air** für Taxol | PVC-frei | |

Fortsetzung Seite 194

Tab. **50** *(Fortsetzung)* Auswahl Taxol®-tauglicher Infusionssets (ohne Anspruch auf Vollständigkeit). Sämtliche Angaben sind aus Unterlagen der Hersteller/Lieferanten entnommen

Bezeichnung/ Beschreibung	Verwendete Materialien	Bemerkung
Fresenius Kabi, Marktbereich Infusionstherapie, Else-Kröner-Str. 1, 61352 Bad Homburg v.d.H., Tel: 06172/608-5594, www.fresenius.de *Ansprechpartner:* Christoph Jochum, Produkt Manager-Medical, Tel.: 06172/608 5594		
Intradrop-Air VS Diabolo	PVC-frei	Infusionsgerät, verwendungsfähig mit volumetrischem Druckinfusionsapparat und zugelassen für B. Braun-Infusomat fm.
Infufil Air II	Infusionsflachfiltergehäuse aus transparentem ABS und PVC-frei. Gehäuse, Schutzkappen und Verschlusskonen u. a. PE und PP. Schlauchverbindungen: PVC-frei	Infusionsflachfilter mit Nylon-Membran (0.2 µm Porengröße) und Entlüftungsmembran 0,02 µm
Injectomat®-Leitung	PE, transparent und PVC-frei mit Luer-Lock-System	Leitung für Spritzenpumpen (Perfusor) zugelassen für B. Braun Perfusoren
MF Impromediform GmbH, Altenaer Str. 136, 58513 Lüdenscheid, Tel.: 02351/550610, Fax.: 02351/550611 *Ansprechpartner:* Mark Holthaus, Geschäftsführer (Firma schließt in Deutschland. Vertrieb aus England. Nur 2 ADs bleiben in Deutschland)		
INFUCARE MF 8881 Infusionsleitung mit 0,2 µm Bakterienfilter	Schlauchmaterial: Metallocen Polyethylen MPE Infusionsleitung *PVC frei* Infusionsfilter 0,2 µm Supor	

Fortsetzung Seite 195

Tab. **50** (*Fortsetzung*) Auswahl Taxol®-tauglicher Infusionssets (ohne Anspruch auf Vollständigkeit). Sämtliche Angaben sind aus Unterlagen der Hersteller/Lieferanten entnommen

Bezeichnung/ Beschreibung	Verwendete Materialien	Bemerkung
INFUCARE MF 8882 Infusionsleitung mit 0,2-µm-Doppelfilter	Schlauchmaterial: Metallocen Polyethylen MPE Infusionsleitung *PVC frei* Infusionsfilter 0,2 µm Supor	
Infusionsbeutel für Infusionslösungen mit integriertem Luerlock-Anschluss 3000, 2000, 1000, 500, 250 und 150 ml	Verwendete Hauptrohstoffe: Polycarbonat PC Polypropylen PP Ethylen-Vinylacetat EVA (ohne Weichmacher) Polyvinychlorid PVC	Ein kurzes Stück zwischen dem eigentlichen Beutel und dem Adapter besteht zum Teil aus PVC mit den Weichmachern TEHTM bzw. TOTM
Whatman Wex *Ansprechpartner:* Alexander Anders, Außendienst Deutschland, Tel. 0228/284808, 0171/41067215		
Infil Air Paed Infusionsfilter	Gehäuse: ABS Filter: Nylon 0,2 µm positiv geladen Verbindungselemente: PP PVC-frei	Absorptionsstudie mit Taxol
Infil Air 120 Infusionsfilter	Gehäuse: ABS Filter: Nylon 0,2 µm positiv geladen Verbindungselemente: ABS Schlauch: PUR 1,5 × 2,7 mm; PVC-frei	Absorptionsstudie mit Taxol Taxol-Retention getestet (Absorptionstest)

Fortsetzung Seite 196

Tab. **50** (*Fortsetzung*) Auswahl Taxol®-tauglicher Infusionssets (ohne Anspruch auf Vollständigkeit). Sämtliche Angaben sind aus Unterlagen der Hersteller/Lieferanten entnommen

Bezeichnung/ Beschreibung	Verwendete Materialien	Bemerkung
Infil Air Micro Paed Infusionsfilter	Gehäuse: MBS Filter: PES 0,2 µm Verbindungselemente: PP; PVC-frei	Absorptionsstudie mit Taxol
DeltaSelect GmbH, Hermann-Burkhardt-Str. 3, 72793 Pfullingen, Tel: 07121/99210, www.deltamax.de *Ansprechpartner:* Frau Freman, Tel: 07121/992135, *Desiree.agel@deltaselect.de*		
Delta Max® Infusionsbeutel	Frei von PVC, Weichmachern und Latex	
Maco Pharma GmbH, Robert-Bosch-Str. 11, 63225 Langen, Tel: 06103/9008-0, Fax: 06103/9008-20, www.macopharma.de *Ansprechpartner:* Herr Andreas Elsing, Tel: 06103/9008–45		
Macoflex N® Infusionsbeutel	Frei von PVC	Kompatibilitätsstudie mit Taxol

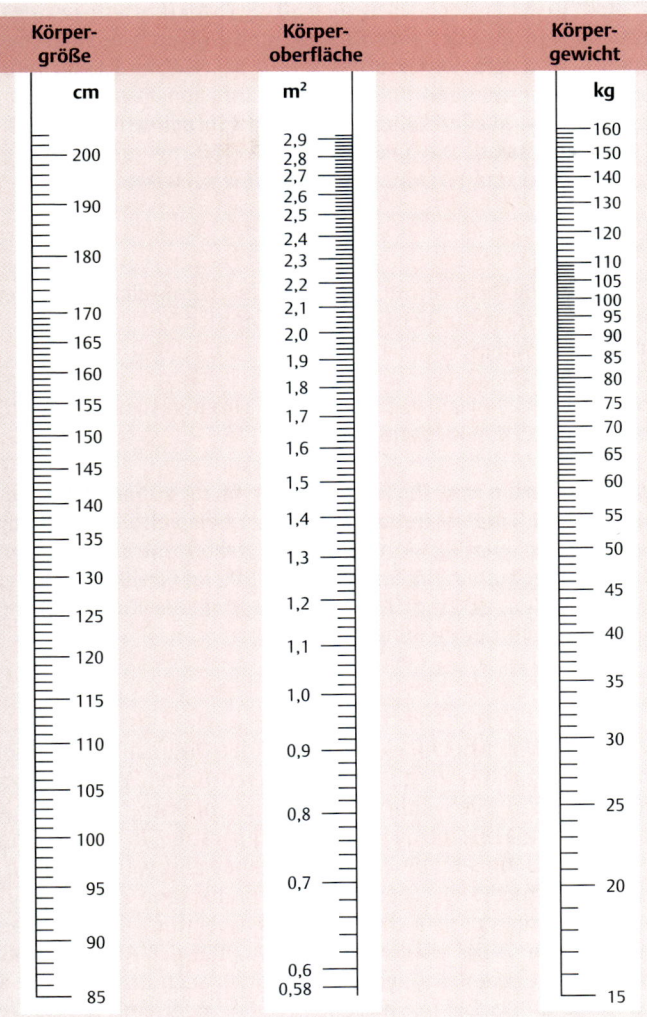

Abb. **16** Nomogramm zur Ermittlung der Körperoberfläche. Markieren Sie die Körpergröße und das Körpergewicht auf den entsprechenden Skalen und verbinden Sie beide Punkte durch eine gerade Linie. Am Schnittpunkt dieser Linie mit der mittleren Skala können Sie dann die Körperoberfläche in m^2 ablesen [aus Kirkwood et al.: Current Cancer Therapeutics. Current Medicine, Philadelphia, 1994].

Taxol® steht in Durchstechflaschen zu 30 mg (5 ml Infusionslösungskonzentrat) als Einzel- oder 10er-Packung und in Durchstechflaschen zu 100 mg (16,7 ml Infusionslösungskonzentrat), 150 mg (25 ml Infusionslösungskonzentrat) und 300 mg (50 ml Infusionslösungskonzentrat) zur Verfügung. In allen Fällen **enthält 1 ml Infusionslösungskonzentrat 6 mg Paclitaxel.** Die Taxol® 100-mg-, 150-mg- und 300-mg-Durchstechflaschen sind zur Mehrfachentnahme geeignet.

Verdünnung

Das Infusionslösungskonzentrat muss vor der Verabreichung unbedingt verdünnt werden. Zur Verdünnung eignen sich:
– Isotone NaCl-Lösung 0,9 %
– Glukose-Lösung 5 %
– Glukose-Lösung 5 % + NaCl-Lösung 0,9 % im Mischungsverhältnis 1 : 1
– Glukose-Lösung 5 % in Ringerlösung

Die Endkonzentration von Paclitaxel in der fertig zubereiteten Lösung soll 0,3 bis 1,2 mg/ml betragen. Werden beispielsweise 300 mg Paclitaxel (entsprechend 50 ml Infusionslösungskonzentrat) mit isotoner Kochsalzlösung auf ein Endvolumen von 500 ml verdünnt, beträgt die Endkonzentration 300 mg/500 ml = 0,6 mg/ml; die Konzentration liegt also in dem geforderten Bereich.

Stabilität

Die ungeöffneten Durchstechflaschen sind in der Originalfaltschachtel bei Raumtemperatur (15 – 25 °C) bis zum aufgedruckten Verfalldatum (24 Monate) haltbar. Nach Anbruch kann die Durchstechflasche mit nicht verwendetem Konzentrat bei Raumtemperatur (15 – 25 °C) und normalen Lichtverhältnissen bis zu 28 Tage aufbewahrt werden. Bei Lagerung der ungeöffneten Flaschen im Kühlschrank kann sich ein Niederschlag bilden, der sich jedoch bei Raumtemperatur durch leichtes Schütteln bzw. von selbst wieder löst. Die Qualität des Arzneimittels wird dadurch nicht beeinträchtigt. Sollten jedoch auch nach Erreichen der Raumtemperatur Schlieren bestehen bleiben oder ein unlöslicher Niederschlag erkennbar sein, sollte die Durchstechflasche verworfen werden. Durch Einfrieren wird die Qualität des Arzneimittels nicht beeinträchtigt.

Die gebrauchsfertige, verdünnte Lösung ist bei Raumtemperatur (15 – 25 °C) und normalen Lichtverhältnissen 27 Stunden chemisch und physikalisch stabil. Die verdünnte Lösung darf aber nicht im Kühlschrank aufbewahrt werden, da die Löslichkeit von Paclitaxel bei Kälte kritisch abnimmt! Nach Möglichkeit sollte sofort nach Fertigstellung der Infusionslösung mit der Infusion begonnen werden. In seltenen Fällen kann es auch während einer laufenden Infusion zu Ausfällungen von Paclitaxel aus verdünnten Infusionslösungen kommen. Die Infusionslösung sollte deshalb vor allem bei längerer Infusionsdauer (z.B. über 24 Stunden) regelmäßig inspiziert werden. Sind Ausfällungen zu beobachten, muss die Infusion sofort abgebrochen werden. Eine Schlierenbildung während der Zubereitung der Infusionslösung ist dagegen harmlos.

6.2 Dosierungsrichtlinien

Die vom Hersteller empfohlenen Dosierungen von Taxol® in Monotherapie bzw. in Kombination mit Cisplatin für die derzeit zugelassenen Indikationen sind der Tab. **51** zu entnehmen.

Diese Angaben dienen nur der groben Orientierung. Bei Anwendung von Taxol® als Monotherapie besteht ein erheblicher Dosierungsspielraum nach oben. In klinischen Studien, vor allem in den Vereinigten Staaten, wurde Taxol® oft in einer Dosierung von bis zu 250 mg/m² als 3- oder 24-stündige Infusion mit G-CSF-Unterstützung eingesetzt. Auch bei dieser hohen Dosierung erwies sich die Toxizität als beherrschbar. Bei der Festsetzung der Anfangsdosierung sollten aber immer der Allgemeinzustand des Patienten und die Therapieindikation im Auge behalten werden. Im metastasierten Stadium ohne Heilungschancen muss die Verbesserung der Lebensqualität für die dem Patienten noch verbleibende Lebenszeit oberstes Ziel sein!

Die Folgedosierung im nächsten Therapiezyklus bzw. das Zyklusintervall hängen von der individuellen Verträglichkeit ab. Die nächste Taxol®-Dosis sollte in der Regel erst dann verabreicht werden, wenn die Zahl der Neutrophilen wieder auf 1500/µl und die Zahl der Thrombozyten auf mindestens 100 000/µl angestiegen sind. Hat sich beim Patienten eine schwere, protrahierte Neutropenie entwickelt, d.h. lag die Neutrophilenzahl für die Dauer von mindestens 1 Woche unter 500/µl oder trat eine schwere periphere Neuropathie auf, ist es unbedingt ratsam, die Taxol®-Dosis im nächsten Therapiezyklus um mindestens 20% zu verringern.

Tab. **51** Empfohlene Anwendungsschemata von Taxol®

Indikation	Dosierung	Infusionsdauer	Therapieintervall
Primärbehandlung des Ovarialkarzinoms (fortgeschrittenes Stadium)	Taxol® 175 mg/m^2 Carboplatin AUC 5	3 Stunden	3 Wochen
Sekundärbehandlung des Ovarialkarzinoms (metastasiertes Stadium nach Versagen einer platinhaltigen Standardtherapie)	Taxol® 175 mg/m^2	3 Stunden	3 Wochen
Metastasiertes Mammakarzinom (nach Versagen einer anthrazyklinhaltigen Standardtherapie oder wenn Anthrazykline nicht verabreicht werden können)	Taxol® 175 mg/m^2	3 Stunden	3 Wochen
Fortgeschrittenes nichtkleinzelliges Bronchialkarzinom (wenn potenziell kurative chirurgische Maßnahmen und/oder Strahlentherapie nicht angezeigt sind)	Taxol® 175 mg/m^2 Cisplatin 80 mg/m^2	3 Stunden	3 Wochen
Generalisiertes AIDS-assoziiertes Kaposi-Sarkom (nach vorausgegangener erfolgloser Behandlung mit liposomalem Anthrazyklin)	Taxol® 100 mg/m^2	3 Stunden	2 Wochen

Tab. **52** Prämedikationsregime zur Verhütung Taxol®-induzierter allergischer Reaktionen

Prämedikation	Dosierung	Verabreichung *vor* Taxol®-Gabe
Standard-Prophylaxe		
1. Dexamethason	20 mg oral	etwa 12 und 6 h
2. Diphenhydramin*	50 mg i.v.	30 – 60 Minuten
oder		
Clemastin	2 mg i.v.	30 – 60 Minuten
3. Cimetidin	300 mg i.v.	30 – 60 Minuten
oder		
Ranitidin	50 mg i.v.	30 – 60 Minuten
oder		
Famotidin	20 mg i.v.	30 – 60 Minuten
Kurzprophylaxe		
1. Dexamethason	10 – 20 mg i.v.	0 – 30 Minuten
2. Diphenhydramin*	50 mg i.v.	30 – 60 Minuten
oder		
Clemastin	2 mg i.v.	30 – 60 Minuten
3. Cimetidin	300 mg i.v.	30 – 60 Minuten
oder		
Ranitidin	50 mg i.v.	30 – 60 Minuten
oder		
Famotidin	20 mg i.v.	30 – 60 Minuten

* in Deutschland nicht zur i. v. Gabe erhältlich

6.3 Therapiekontrollen, Prophylaxe und Behandlung von Nebenwirkungen

Prämedikation

Jeder Taxol®-Infusion muss eine antiallergische Prophylaxe vorausgehen. Durch Verabreichung eines oralen Kortikosteroids und zwei intravenös verabreichten Antihistaminika (einem H_1- und einem H_2-Rezeptorenblocker) lassen sich schwere Überempfindlichkeitsreaktionen weitgehend vermeiden.

Da die **Standardprophylaxe** mit oraler Gabe eines Kortikosteroids 6 und 12 Stunden vor der Taxol®-Infusion (Tab. **52**) in der Praxis oft umständlich und mit organisatorischem Mehraufwand verbunden ist, prüften verschiedene Arbeitsgruppen [Gennari et al. 1996; Bookman et al. 1997] die Wirksamkeit einer **Kurzprophylaxe**, bei der Dexamethason intravenös 30 Minuten oder unmittelbar vor Beginn der Taxol®-Infusion

Tab. 53   Notfallmäßige Behandlung schwerer Taxol®-induzierter allergischer Reaktionen

- Infusion unterbrechen und Kanüle belassen
- Atemwege freihalten
- Adrenalin 1:10 000 1 ml i. v. unter Puls-/RR-Kontrolle, ggf. wiederholen
- Schnelle Volumenzufuhr (Elektrolytlösung, Plasmaexpander)
- Glukokortikoide i. v., z. B. 250 – 500 mg Prednisolon
- Clemastin 2 – 4 mg i. v.
- ggf. Intubation/Beatmung

und ein H_1- und H_2-Rezeptorenblocker wie üblich 30 – 60 Minuten vor der Infusion injiziert werden (Tab. **52**). Dieses Regime zeigte sich genauso wirksam wie die konventionelle Prophylaxe; Überempfindlichkeitsreaktionen traten bei etwa 5 – 6 % der Patienten auf, waren aber nur in 1 – 2 % der Fälle schwer.

! Die Erfahrung hat gezeigt, dass praktisch alle Überempfindlichkeitsreaktionen innerhalb der ersten 90 Minuten einer Taxol®-Infusion auftreten (zumeist während des 1. oder 2. Therapiekurses). Während dieser Zeitspanne, vor allem in den ersten 10 Minuten, müssen die Patienten genau beobachtet werden. Besondere Warnzeichen sind beginnende Atemnot, Blutdruckabfall, Thoraxschmerzen, Bronchospasmen, Urtikaria und andere allergische Hauterscheinungen.

Bei leichteren Überempfindlichkeitsreaktionen (Flush, leichtes Hautexanthem) braucht die Infusion nicht angehalten zu werden. Kommt es allerdings trotz Prophylaxe zu einer schweren allergischen Reaktion, muss Taxol® sofort abgesetzt und eine symptomatische Behandlung eingeleitet werden (Tab. **53**). Nach einem solchen Zwischenfall erscheint es ratsam, Taxol® nicht erneut anzuwenden, wenngleich in der Literatur über problemlose Reexpositionen unter antiallergischer Prophylaxe berichtet wurde [Peereboom et al. 1993; Weiss et al. 1990].

Gefäßzugang und Paravasate

Taxol® kann als 3-stündige Infusion in eine periphere Vene infundiert werden. Es sollte nach Möglichkeit eine große Vene am proximalen Unterarm gewählt werden. Punktionsstellen mit der Gefahr einer Schädigung darunter liegender Sehnen und Nerven (z. B. Ellenbeuge, Handgelenksnähe, Handrücken) sind zu vermeiden. Bei schwierigen Venenverhältnissen, absehbarer längerer Therapiedauer und 24-stündigen

Infusionen ist frühzeitig die Möglichkeit eines zentralen Venenkatheters bzw. eines implantierbaren Portsystems in Betracht zu ziehen.

Wie bei allen gewebstoxischen Substanzen ist eine korrekte Injektionstechnik unabdingbar. Um eine versehentliche Paravasatbildung zu verhindern bzw. das Paravasatvolumen zu minimieren, sollte die Punktionsstelle genau beobachtet werden. Primäre Symptome einer Gewebeinfiltration von Taxol® sind lokaler Schmerz, Schwellung und Rötung.

❗ Ist es zur Extravasatbildung gekommen, sollte die Kanüle bzw. der Katheter zunächst belassen und durch Aspiration versucht werden, möglichst viel Zytostatikalösung wieder zu entfernen. Durch mehrmalige Punktionen des umliegenden Gewebes mit einer subkutanen Injektionsnadel lässt sich weitere Lösung aspirieren. Über gute Erfahrungen mit einer 3-stündigen Kälteapplikation wurde berichtet [du Bois et al. 1996]. Je nach Ausmaß der Läsionen können Steroide subkutan, intravenös oder topisch verabreicht werden. Hyaluronidase sollte nicht verabreicht werden. Bei Blasenbildung sollte deren Inhalt mit einer dünnen Kanüle aspiriert werden.

Meistens kommt es nach Extravasatbildung zur vollständigen Abheilung der lokalen Läsionen. Gelegentlich kann eine Induration der Haut zurückbleiben. Nekrosenbildungen mit Verlust einer Extremität sind nicht beschrieben worden. Eine Besonderheit stellt das so genannte „Soft tissue recall"-Phänomen dar; es ist dadurch gekennzeichnet, dass bei einer späteren Verabreichung von Taxol® an der Stelle der ursprünglichen Paravasation erneut lokale Veränderungen auftreten.

Myelotoxizität und Infektionen

Wie schon angesprochen, wird die Folgedosierung im 2. und den nachfolgenden Therapiezyklen wesentlich von der Knochenmarktoxizität, insbesondere der Neutropenie, bestimmt. Vor Beginn jedes neuen Therapiezyklus ist deshalb eine vollständige Blutbildkontrolle zwingend erforderlich. Bei schwerer Anämie oder Thrombozytopenie sollten Erythrozyten- bzw. Thrombozytenkonzentrate transfundiert werden. Infektiöse Komplikationen sind unter einer Behandlung mit Taxol® wegen der meist kurzen Dauer der Neutropenie recht selten; vor allem bei mehrtägigem Abfall der Leukozytenwerte unter 1000/µl bzw. der Neutrophilenzahl unter 500/µl muss aber dennoch aufmerksam auf etwaige Infektzeichen geachtet werden (Tab. **54**). Bei protrahierter Leukozytopenie/Neutropenie ist im nächsten Behandlungszyklus neben einer

Tab. **54**   Neutropenie und Infekte bei Zytostatikatherapie [modifiziert nach Cerny et al., Schweiz Med Wochenschr 37 (1990) 1253 – 1362]

Neutropenie	Leukozytenwert	$< 1,5 \times 10^9/l$
Erhöhte Infektionsgefahr	1. Leukozyten	$< 1,0 \times 10^9/l$
	2. Granulozyten	$< 0,5 \times 10^9/l$
Erreger	Nachweis gelingt nur in der Hälfte der Fälle; initial in 85% Bakterien, davon ca. 80% aus endogener Bakterienflora. Mit zunehmender Granulozytopeniedauer Zweit- oder Mischinfekte (auch Pilze, Parasiten, Viren)	
Atypische Klinik	Fieber kann fehlen, sehr rascher Ablauf (Stunden), diskrete Entzündungszeichen (z. B. Pneumonie mit noch normalem Lungenröntgenbild)	
Prophylaktische Maßnahmen	Bekannte Infektherde vor Therapie sanieren; Schleimhäute pflegen (Hygiene, Hydratation, säurearme, nicht zu heiße Speisen, weiche Zahnbürste; bei bestehender Leukozytopenie mehrmals täglich Mundspülungen mit Salbeitee, Amphotericin B und Dexpanthenol-Lösung)	
Therapie bei Fieber und Neutropenie	1. Abnahme von diagnostischem Material (Blutkulturen, Sputum, Abstriche) 2. Empirische intravenöse Antibiotikatherapie. Modifikation nach Erregernachweis 3. Nach Entfieberung und Granulozytenanstieg über $0,5 \times 10^9/l$ Beendigung der Antibiotikatherapie	

Tab. **55**   Begünstigende Faktoren für eine Taxol®-induzierte neurologische Toxizität [nach Donehower u. Rowinsky 1993]

Frühere Neuropathie (diabetisch, alkoholisch)

Hohe Taxol®-Einzeldosen (> 250 mg/m²)

Kombinationstherapie mit Cisplatin

Alter (fraglich)

Vorbehandlung mit neurotoxischen Zytostatika (fraglich)

Verringerung der Taxol®-Dosis auch die Verabreichung von G-CSF in Betracht zu ziehen.

Neurologische Toxizität

In Tab. **55** sind verschiedene Faktoren aufgeführt, die nach derzeitigem Kenntnisstand das Risiko einer **peripheren Neuropathie** unter der Behandlung mit Taxol® erhöhen können. Meist bleibt allerdings die Symptomatik auf leichte Parästhesien beschränkt. Bei Patienten mit anamnestisch bekannter diabetischer oder alkoholbedingter Neuropathie bzw. entsprechendem Gefährdungspotenzial ist eine Dosisverringerung von Taxol® in Erwägung zu ziehen. Das Gleiche gilt, wenn sich unter der Behandlung mit Taxol® eine schwere Neuropathie entwickelt hat. Nach Beendigung der Taxol®-Behandlung gehen die sensiblen Symptome gewöhnlich innerhalb einiger Monate zurück oder verschwinden ganz. Man hofft, in Zukunft möglicherweise mit Nervenwachstumsfaktoren die neurologische Toxizität von Taxol® verringern oder verhindern zu können.

Treten unter der Behandlung mit Taxol® in einem Körperbereich mit gestörter Sinnesempfindung Schmerzen auf, so handelt es sich sehr wahrscheinlich um neuropathische Schmerzen. Sie werden als oberflächlich, brennend oder stechend wahrgenommen. Die Behandlung solcher Schmerzen unterscheidet sich grundlegend von der Behandlung „normaler", über Nozizeptoren vermittelter Schmerzzustände. Sie sprechen in der Regel auf Opioide schlecht an, wenngleich ein befristeter Therapieversuch mit einem Vertreter dieser Substanzgruppe durchaus gerechtfertigt ist. Erste Wahl sind jedoch trizyklische Antidepressiva wie Clomipramin, Imipramin oder Doxepin. Sie sollten unbedingt einschleichend dosiert werden (Dosissteigerung über einen Zeitraum von einigen Wochen). Bei Schmerzen mit einschießendem Charakter sind Antikonvulsiva indiziert, in erster Linie Carbamazepin (als Retardpräparat und ebenfalls einschleichend dosiert).

❗ Die Patienten mit sensorisch-motorischen Ausfällen müssen auf die Risiken hingewiesen werden, die ihnen im Alltagsleben drohen, insbesondere auf die Gefahr von Verbrennungen oder Erfrierungen, von Stürzen, Verletzungen und Wundinfektionen. Auch die Tauglichkeit zum Führen eines Kraftfahrzeugs kann eingeschränkt sein.

Die **Muskel- und Gelenkschmerzen**, die 2 – 3 Tage nach Verabreichung von Taxol® vor allem im Bereich der großen Gelenke auftreten können, halten oft bis zu einer Woche an. Sie sprechen gut auf Paracetamol und nichtsteroidale Antiphlogistika an. Bei ausgeprägten Arthralgien und

Myalgien hat es sich auch bewährt, die obligate Dexamethasonprophylaxe ausschleichend zu beenden (2 × 4 mg für 3 Tage, gefolgt von 1 × 4 mg für weitere 3 Tage). Noch ungeklärt ist, ob die Effektivität dieser Maßnahme auf die analgetische Wirkung der verlängerten Dexamethasongabe zurückzuführen ist oder darauf, dass das Steroid nicht abrupt abgesetzt wird.

Kardiotoxizität

Im Allgemeinen bleiben die kardiotoxischen Wirkungen von Taxol® (vor allem Bradykardien und Hypotonie) klinisch inapparent und sind nicht behandlungsbedürftig.

! Wegen der geringen Inzidenz schwerwiegender kardialer Ereignisse erscheint eine laufende kardiale Überwachung der Patienten nicht erforderlich, es sei denn, eine Herzkrankheit ist anamnestisch bekannt, bei einer vorausgegangenen Behandlung mit Taxol® traten schon einmal relevante Überleitungsstörungen auf, oder der Patient erhielt eine massive Vorbehandlung mit kardiotoxischen Substanzen (z. B. Doxorubicin). Bei leichteren Herzrhythmusstörungen muss die Behandlung in der Regel nicht abgebrochen werden.

Definitive Risikofaktoren für das Auftreten schwerer kardiotoxischer Nebenwirkungen sind nicht bekannt, doch wurde in der Literatur empfohlen, Taxol® nach einem Herzinfarkt 6 Monate lang nicht einzusetzen, sofern die betreffenden Patienten unter Angina pectoris, Herzrhythmusstörungen oder Herzinsuffizienz leiden oder mit Medikamenten wie Betablockern, Kalziumantagonisten oder Digoxin behandelt werden, die die Reizüberleitung verlangsamen [Bissett u. Kaye 1993].

Alopezie

Bei fast allen Patienten kommt es 2 – 3 Wochen nach der ersten Verabreichung von Taxol® zu einem vollständigen Haarausfall. Der Patient bzw. die Patientin sollte auf diese Nebenwirkung vorbereitet werden. Durch eine Kurzhaarfrisur kann das psychische Trauma, das die Haarbüschel auf dem Kopfkissen oft verursachen, gemildert werden. Eine Perücke nach dem Vorbild der natürlichen Frisur gibt dem Patienten das Vertrauen zurück, nicht von jedermannn als Krebspatient erkannt zu werden.

Der Haarwuchs bildet sich nach Abschluss der Behandlung wieder vollständig zurück.

Mukositis

Eine Mukositis stellt eigentlich nur bei einer hochdosierten Taxol®-Therapie (> 250 mg/m²) oder protrahierten Infusionen ein Problem dar. Durch eine frühzeitige Behandlung lassen sich schwere, ulzeröse Formen zumeist verhindern. Treten erste Symptome wie Trockenheit, Brennen und Rötung der Mundschleimhaut auf, sollte der Patient den Mund in regelmäßigen Abständen mit nichtalkoholhaltigen Lösungen spülen. Besonders bewährt haben sich Spülungen mit Salbeitee, Amphotericin B und Dexpanthenol-Lösung. In schwereren Fällen bringt auch die Spülung mit einem Lokalanästhetikum (alleine oder in Kombination mit einem Antazidum) deutliche Linderung. In schwersten Fällen ist eine hochdosierte Analgetikabehandlung angezeigt.

Übelkeit und Erbrechen

Taxol® hat ein vergleichsweise geringes emetogenes Potenzial. Oft kommen die Patienten ohne eine antiemetische Prophylaxe aus. Neben Übelkeit und Erbrechen treten gelegentlich auch Durchfall und Obstipation auf.

7 Literatur

Abu-Rustum NR, Aghajanian C, Barakat RR et al. Salvage weekly paclitaxel (Taxol®) for recurrent ovarian cancer. Proc Am Soc Clin Oncol 16 (1997): 364 (Abstract 1296)

Ajani JA, Fairweather J, Dumas P et al. A phase II study of Taxol® in patients with advanced untreated gastric carcinoma. Proc Am Soc Clin Oncol 16 (1997): 263 (Abstract 933)

Ajani JA, Ilson DH, Daugherty K et al. Paclitaxel in the treatment of carcinoma of the esophagus. Semin Oncol 22 (1995) Suppl 6: 35 – 40

Ajani JA, Fairweather J, Dumas P et al. Phase II study of Taxol in patients with advanced gastric carcinoma. Cancer J Sci Am 4 (1998): 269 – 274

Akerley W, Choy H, Safran H et al. Weekly paclitaxel – marked activity, diminished toxicity and platelet stimulating effect. Lung Cancer 18 (1997) Suppl 1 (Abstract 65)

Amadori D, Frassineti GL, Zoli W et al. A phase I/II study of sequential doxorubicin and paclitaxel in the treatment of advanced breast cancer. Semin Oncol 23 (1996) Suppl 11: 16 – 22

Anelli A, de Albuquerque AA, Tabacof J et al. Paclitaxel and doxorubicin as neoadjuvant chemotherapy in locally advanced breast cancer – preliminary results. Proc Am Soc Clin Oncol 16 (1997): 158 (Abstract 550)

Aravantinos G, Athanassiades A, Giannakakis T et al. Combination of carboplatin and paclitaxel in anthracycline resistant advanced breast cancer (ABC). A Hellenic Cooperative Group study. Proc Am Soc Clin Oncol 16 (1997): 159 (Abstract 553)

Ardalan B, Ferry K, Livingstone R et al. Neoadjuvant and adjuvant cisplatin, paclitaxel (Taxol), 5-fluoro-deoxyuridine (FUDR) and leucovorin without radiation for advanced operable carcinoma of the esophagus. Proc Am Soc Clin Oncol 2001; 20: 159 a (Abstract 634)

Athanassiou A, Pectasides D, Varthalitis I et al. Taxol (T) patients (pts) with cis(C)/carbo(CA)platin-refractory ovarian carcinoma (OC). Proc Am Soc Clin Oncol 13 (1994): 271 (Abstract 870)

Bains MS, Stojadinovic A, Minsky B et al. A phase II trial of preoperative combined-modality therapy for localized esophageal carcinoma: initial results. J Thorac Cardiovasc Surg 124 (2002): 270 – 277

Ball HG, Blessing JA, Lentz SS et al. A phase II trial of paclitaxel in patients with advanced or recurrent adenocarcinoma of the endometrium: a Gynecologic Oncology Group study. Gynecol Oncol 62 (1996): 278 – 282

Balcerzak SP, Benedetti J, Weiss GR, Natale RB. A phase II trial of paclitaxel in patients with advanced soft tissue sarcomas. A Southwest Oncology Group study. Cancer 76 (1995): 2248 – 2252

Bauer J, Stalder A, Roth A et al. Phase II trial of Paclitaxel (P) plus Carboplatin (C) in advanced urothelial tract cancer (UTC). Proc Am Soc Clin Oncol 17 (1998): 359 (Abstract 1255)

Belani CP, Aisner J, Day R et al. Weekly paclitaxel and carboplatin with simultaneous thoracic radiotherapy (TRT) for locally advanced non-small cell lung cancer (NSCLC): three year follow-up. Proc Am Soc Clin Oncol 16 (1997): 448 (Abstract 1608)

Belani CP, Barstis J, Perry MC et al. Multicenter, randomized trial for stage IIIB or IV non-small-cell lung cancer using weekly paclitaxel and carboplatin followed by maintenance weekly paclitaxel or observation. J Clin Oncol 21 (2003): 2933–2939

Bellmunt J, Guillem V, Paz-Ares L et al. Phase I-II study of paclitaxel, cisplatin, and gemcitabine in advanced transitional-cell carcinoma of the urothelium. Spanish Oncology Genitourinary Group. J Clin Oncol 18 (2000): 3247–3255

Bellmunt J, Cos J, Cleries R et al. (2002 a) Feasibility trial of methotrexate-paclitaxel as a second line therapy in advanced urothelial cancer. Cancer-Invest 20 (2002): 673–685

Bellmunt J, Albanell J, Paz-Ares L et al. (2002 b) Pretreatment prognostic factors for survival in patients with advanced urothelial tumors treated in a phase I/II trial with paclitaxel, cisplatin, and gemcitabine. Cancer 95 (2002): 751–757

Bhalla K, Ibrado AM, Tourkina E et al. Taxol induces internucleosomal DNA fragmentation associated with programmed cell death in human myeloid leukemia cells. Leukemia 7 (1993): 563–568

Biganzoli L, Cufer T, Bruning P et al. Doxorubicin and paclitaxel versus doxorubicin and cyclophosphamide as first-line chemotherapy in metastatic breast cancer: The European Organization for Research and Treatment of Cancer 10,961 Multicenter Phase III Trial. J Clin Oncol 20 (2002): 3114–3121

Bishop JF, Dewar J, Toner CG et al. Initial paclitaxel improves outcome compared with CMFP combination chemotherapy as front-line therapy in untreated metastatic breast cancer. J Clin Oncol 17 (1999): 2355–2364

Bissett D, Kaye SB. Taxol and taxotere – current status and future prospects. Eur J Cancer 29 A (1993): 1228–1231

Bleiler JK, Tang C, Lutzky J et al. Taxol induced apoptosis in human myeloma cells. Blood 82 (1993): 559 A (Abstract 2221)

Boddy AV, Griffin MJ, Sludden J et al. Pharmacological study of paclitaxel duration of infusion combined with GFR-based carboplatin in the treatment of ovarian cancer. Cancer Chemother Pharmacol 48 (2001): 15–21

Bokemeyer C, Beyer J, Rüther U et al. (1996 a) Phase II study of paclitaxel in patients with relapsed or cisplatin-refractory testicular cancer. Ann Oncol 7 (1996): 31–34

Bokemeyer C, Hartmann JT, Kuczyk MA et al. (1996 b) The role of paclitaxel in chemosensitive urological malignancies: current strategies in bladder cancer and testicular germ-cell tumors. World J Urol 14 (1996): 354–359

Bokemeyer C, Schmoll HJ, Natt F et al. Preliminary results of a phase I/II study of paclitaxel in patients with relapsed or cisplatin-refractory testicular cancer. J Cancer Res Clin Oncol 120 (1994): 754–757

Bokemeyer C, Lampe CS, Clemens MR et al. A phase II trial of paclitaxel and weekly 24 h infusion of 5-fluorouracil/folinic acid in patients with advanced gastric cancer. Anticancer Drugs 8 (1997): 396–399

Bonomi P, Kim KM, Fairclough D et al. Comparison of survival and quality of life in advanced non-small-cell lunc cancer patients treated with two dose levels of paclitaxel combined with cisplatin versus etoposide with cisplatin: Results of an Eastern Cooperative Oncology Group trial. J Clin Oncol 18 (2000): 623–631

Bookman MA, Kloth DD, Kover PE et al. Short-course intravenous prophylaxis for paclitaxel-related hypersensitivity reactions. Ann Oncol 8 (1997): 611–614

Brat DJ, Windebank AJ, Brimijoin S. Emulsifier for intravenous cyclosporin inhibits neurite outgrowth, causes deficits in rapid axonal transport and leads to structural abnormalities in differentiating N1E.115 neuroblastoma. J Pharmacol Exp Ther 261 (1992): 803–810

Breier S, Lebedinsky C, Ayiviri C et al. Long-term weekly paclitaxel (P) in metastatic breast cancer (MBC). A phase II trial in pretreated patients (pts). Proc Am Soc Clin Oncol 17 (1998): 192 a (Abstract 740)

Brockstein B, Haraf DJ, Stenson K et al. (1998 a) Phase I study of concomitant chemoradiotherapy with paclitaxel, fluorouracil, and hydroxyurea with granulocyte colony-stimulating factor support for patients with poor-prognosis cancer of the head and neck. J Clin Oncol 16 (1998): 735–744

Brockstein BE, Haraf DJ, Stenson K et al. (1998 b) Phase I study of concomitant chemoradiotherapy with one hour paclitaxel (T), 5-fluorouracil (5-FU), and hydroxyurea (H) with granulocyte colony stimulating factor (GCSF) support and twice daily (bid) radiotherapy (XRT) for patients with poor prognosis cancer of the head and neck. Proc Am Soc Clin Oncol 17 (1998): 394 a (Abstract 1520)

Bunn PA, Kelly K. New treatment agents fort advanced small cell and non-small cell lung cancer. Semin Oncol 22 (1995) Suppl 6: 53–63

Bunn PA, Kelly K, Crowley J et al. Preliminary toxicity results from Southwest Oncology Group Trial (SWOG) 9705: A phase II trial of cisplatin, etoposide and paclitaxel (PET) with G-CSF in untreated patients (pts) with extensive small cell lung cancer (SCLC). Proc Am Soc Clin Oncol 18 (1999): 468 a (Abstract 1807)

Burch PA, Richardson RL, Cha SS et al. Phase II study of paclitaxel and cisplatin for advanced urothelial cancer. J Urol 164 (2000): 1538–1542

Buzdar AU, Singletary SE, Theriault RL et al. Prospective evaluation of paclitaxel versus combination chemotherapy with fluorouracil, doxorubicin, and cyclophosphamide as neoadjuvant therapy in patients with operable breast cancer. J Clin Oncol 17 (1999): 3412–3417

Buzzoni R, Bonadonna G, Valagusta P et al. Adjuvant chemotherapy with doxorubicin plus cyclophosphamide, methotrexate, and fluorouracil in the treatment of resectable breast cancer with more than three axillary nodes. J Clin Oncol 9 (1991): 2134–2140

Cabral FR, Brady RC, Schibler MJ. A mechanism of cellular resistance to drugs that interfere with microtubule assembly. Ann N Y Acad Sci 466 (1986): 745–756

Caliandro R, Boutin C, Perol M et al. Phase II study of paclitaxel (Taxol®) and cisplatin (CDDP) in advanced pleural malignant mesothelioma (MM). Lung Cancer 18 (1997) Suppl 1 (Abstract 62)

Cappuzzo F, Mazzoni F, Gennari A et al. Multicentric phase II trial of gemcitabine plus epirubicin plus paclitaxel as first-line chemotherapy in metastatic breast cancer. Br J Cancer 90 (2004): 31–35

Carmichael J. UKCCCR trial of epirubicin and cyclophosphamide (EC) vs. epirubicin and Taxol® (ET) in the first line treatment of women with metastatic breast cancer (MBC). Proc Am Soc Clin Oncol 20 (2001): 22 a (Abstract 84)

Casasnovas RO, Haioun C, Dumontet C et al. Phase II study of 3-hour infusion of high dose paclitaxel in refractory and relapsed aggressive non-Hodgkin's lymphomas. Haematologica 85 (2000): 502–507

Cascinu S, Ficarelli R, Safi MA et al. A phase I study of paclitaxel and 5-fluorouracil in advanced gastric cancer. Eur J Cancer 33 (1997): 1699–1702

Cascinu S, Graziano F, Cardarelli N et al. Phase II study of paclitaxel in pretreated advanced gastric cancer. Anticancer Drugs 9 (1998): 307–310

Casper ES, Waltzman RJ, Schwartz GK et al. Phase II trial of paclitaxel in patients with soft-tissue sarcoma. Cancer Invest 16 (1998): 442–446

Cebotaru CL, Todor N, Iancu D et al. Phase II paclitaxel, ifosfamide and cisplatin as first-line chemotherapy in high risk germ cell tumours. Proc Am Soc Clin Oncol 20 (2001): 194 a (Abstract 775)

Chang AY, Boros L, Garrow G et al. Paclitaxel by 3-hour infusion followed by 96-hour infusion on failure in patients with refractory malignant disease. Semin Oncol 22 (1995) Suppl 6: 124–127

Chang AY, Kim K, Glick J et al. Phase II study of taxol, merbarone, and piroxantrone in stage IV non-small-cell lung cancer: the Eastern Cooperative Oncology Group results. J Natl Cancer Inst 85 (1993): 388–394

Chang YF, Li LL, Wu CW et al. Paclitaxel-induced apoptosis in human gastric carcinoma cell lines. Cancer 77 (1996): 14–18

Choy H, Akerley W, Safran H et al. Concurrent weekly paclitaxel and radiation therapy for locally advanced non-small cell lung cancer. Lung Cancer 18 (1997) Suppl 1 (Abstract 269)

Chun H, Puccio C, Olson C et al. Cisplatin plus concurrent continuous infusion (CI) of 5-fluroruracil (5-FU) and paclitaxel: active regimen for adenocarcinoma of the stomach and gastro-esophageal junction (GEJ). Proc Am Soc Clin Oncol 19 (2000): 271 a (Abstract 1058)

Citron ML, Berry DA, Cirrincione C et al. Randomized trial of dose-dense versus conventionally scheduled and sequential versus concurrent combination chemotherapy as postoperative adjuvant treatment of node-positive primary breast cancer: First report of Intergroup trial C9741/Cancer and Leukemia Group B trial 9741. J Clin Oncol 21 (2003): 1431 – 1439

Colomer R, Llombart-Cussac A, Lluch A et al. Biweekly paclitaxel plus gemcitabine in advanced breast cancer: phase II trial and predictive value of HER2 extracellular domain. Ann Oncol 15 (2004): 201 – 206

Conley B, Jacobs M, Suntharalingam M et al. A pilot trial of paclitaxel, carboplatin, and concurrent radiotherapy for unresectable squamous cell carcinoma of the head and neck. Semin Oncol 24 (1997) Suppl 2: 78 – 80

Constenla M, Garcia-Arroyo FR, Lorenzo I et al. Phase II trial of paclitaxel 96-hour infusion in anthracycline-resistant metastatic breast cancer. 7th International Congress on Anti-Cancer Treatment, Paris, 1997

Conte PF, Baldini E, Gennari A et al. Dose-finding study and pharmacokinetics of epirubicin and paclitaxel over 3 hours: a regimen with high activity and low cardiotoxicity in advanced breast cancer. J Clin Oncol 15 (1997): 2510 – 1517

Conte PF, Gennari A, Donati S et al. Gemcitabine plus epirubicin plus taxol (GET) in advanced breast cancer: a phase II study. Breast Cancer Res Treat 68 (2001): 171 – 179

Cortés-Funes H, Aisner J. Paclitaxel in head and neck cancer and other tumor types: Chairmen's introduction. Semin Oncol 24 (1997) Suppl 2: 51 – 57

Costa MA, Rocha JCC, Araújo S et al. Paclitaxel and cisplatin as primary medical treatment in locally advanced cervical cancer. Proc Am Soc Clin Oncol 16 (1997): 368 (Abstract 1311)

Cresteil T, Monsarrat B, Alvinerie P et al. Taxol metabolism by human liver microsomes: identification of cytochrome P450 isozymes involved in its biotransformation. Cancer Res 54 (1994): 386 – 392

Curtin JP, Blessing JA, Webster KD et al. (2001 a) Paclitaxel, an active agent in nonsquamous carcinomas of the uterine cervix: a Gynecologic Oncology Group study. J Clin Oncol 19 (2001): 1275 – 1278

Curtin JP, Blessing JA, Soper JT et al. (2001 b) Paclitaxel in the treatment of carcinosarcoma of the uterus: a gynecologic oncology group study. Gynecol Oncol 83 (2001): 268 – 270

D'Agostino G, Distefano M, Greggi S et al. Neoadjuvant treatment of locally advanced carcinoma of the uterine cervix with epirubicin, paclitaxel and cisplatin. Cancer Chemother Pharmacol 49 (2002): 256 – 260

Davidson NG. Single-agent paclitaxel as first-line treatment of metastatic breast cancer: the British experience. Semin Oncol 23 (1996) Suppl 11: 6 – 10

De Vos AI, Nooter K, Verweij J et al. Differential modulation of cisplatin accumulation in leukocytes and tumor cell lines by the paclitaxel vehicle Cremophor EL. Ann Oncol 8 (1997): 1145 – 1150

de Wit, R, Louwerens M, De Mulder PHM et al. Management of intermediate-prognosis germ-cell cancer: results of a phase I/II study of taxol-BEP. Int J Cancer 83 (1999): 831 – 833

de Wit R. Overview of bladder cancer trials in the European Organization for Research and Treatment. Cancer 97 (2003) Suppl: 2120 – 2126

Demetri GD, Berry D, Norton L et al. Clinical outcomes of node-positive breast cancer patients treated with dose-intensified Adriamcyin®/cyclophospha-mide (AC) followed by Taxol® (T) as adjuvant systemic chemotherapy (CALGB 9141). Proc Am Soc Clin Oncol 16 (1997): 143 (Abstract 503)

Deppermann KM, Serke M, Oehm C et al. Paclitaxel (TAX) and carboplatin (CBDA) in advanced SCLC: A phase II study. Proc Am Soc Clin Oncol 18 (1999): 482 a (Abstract 1860)

Dimopoulos MA, Arbuck S, Huber M et al. Primary therapy of multiple mye-loma with paclitaxel (Taxol). Ann Oncol 5 (1994): 757 – 759

Dimopoulos MA, Papadimitriou CA, Georgoulias V et al. Paclitaxel and cispla-tin in advanced or recurrent carcinoma of the endometrium: long-term results of a phase II multicenter study. Gynecol Oncol 78 (2000): 52 – 57

Dimopoulos MA, Papadimitriou CA, Sarris K et al. Combination of ifosfamide, paclitaxel, and cisplatin for the treatment of metastatic and recurrent car-cinoma of the uterine cervix: a phase II study of the Hellenic Cooperative Oncology Group. Gynecol Oncol 85 (2002): 476 – 482

Dittrich C, Jakesz R, Gnant M et al. Preoperative paclitaxel in the first-line therapy of patients with breast cancer T 3/4, N 0 – 3, M 0, followed by sur-gery, CMF ± tamoxifen and radiotherapy – phase II trial. Proc Am Soc Clin Oncol 16 (1997): 166 (Abstract 581)

Donadio AC, Sheinfeld J, Bacik J et al. Paclitaxel, ifosfamide, and cisplatin (TIP): An effective second-line therapy for patients (pts) with relapsed tes-ticular germ cell tumors (GCT). ASCO 22 (2003): 383 (Abstract 1537)

Donehower RC, Rowinsky EK, Grochow LB et al. Phase I trial of taxol in pa-tients with advanced cancer. Cancer Treat Rep 71 (1987): 1171 – 1177

Donehower RC, Rowinsky EK. An overview of experience with TAXOL (pacli-taxel) in the U. S. A. Cancer Treat Rev 19 (1993) Suppl C: 63 – 78

Doroshow JH, Margolin KA, Chow W et al. High-dose chemotherapy with au-tologous stem cell rescue (PSCT) for relapsed nonseminomatous germ cell cancer (NSGCT): effective salvage for poor-risk patients (pts) in first re-lapse. ASCO 21 (2002): 179 a (Abstract 714)

Dorr RT. Pharmacology and toxicology of Cremophor EL diluent. Ann Phar-macother 28 (1994): S11 – S14, S32 – S34

Dreicer R, Gustin DM, See W et al. Paclitaxel in advanced urothelial carcino-ma: Its role in patients with renal insufficiency and as salvage therapy. J U-rol 156 (1996): 1606 – 1608

Dreicer R, Manola J, Roth BJ et al. Phase II study of cisplatin and paclitaxel in advanced carcinoma of the urothelium: an Eastern Cooperative Oncology Group Study. J Clin Oncol 18 (2000): 1058 – 1061

Dreicer R, Manola J, Roth B et al. ECOG 4897: Phase III trial of methotrexate, vinblastine, doxorubicin, and cisplatin (M-VAC) versus carboplatin and paclitaxel in patients with advanced carcinoma of the urothelium. Proc Am Soc Clin Oncol 22 (2003): 384 (Abstract 1542)

Droz JP, Mottet N, Prapotrich D et al. Phase II study of Taxol (Paclitaxel) and carboplatin in patients with advanced transitional cell carcinoma (TCC) of the urothelium. Proc Am Soc Clin Oncol 17 (1998): 278 (Abstract 1219)

du Bois A, Fehr MK, Bochtler H et al. Clinical course and management of paclitaxel extravasation. Oncol Rep 3 (1996): 973–974

du Bois A, Richter B, Warm M et al. Cisplatin/paclitaxel versus carboplatin/paclitaxel as 1st-line treatment in ovarian cancer. Proc Am Soc Clin Oncol 17 (1998): 361a (Abstract 1395)

du Bois A, Lück HJ, Meier W et al. Cisplatin/paclitaxel vs carboplatin/paclitaxel in ovarian cancer: Update of an Arbeitsgemeinschaft Gynäkologische Onkologie (AGO) Study Group trial. Proc Am Soc Clin Oncol 18 (1999): 356a (Abstract 1374)

du Bois A, Pfisterer J, Kellermann L. Die Therapie des fortgeschrittenen Ovarialkarzinoms in Deutschland. Gynäkologe 34 (2001): 1029–1040

Dye RB, Fink SP, Williams Jr RC. Taxol-induced flexibility of microtubules and its reversal by MAP-2 and Tau. J Biol Chem 268 (1993): 6847–6850

Einzig AI, Hochster H, Wiernik PH et al. A phase II study of taxol in patients with malignant melanoma. Invest New Drugs 9 (1991): 59–64

Einzig AI, Wiernik PH, Sasloff J et al. Phase II study and long-term follow-up of patients treated with taxol for advanced ovarian adenocarcinoma. J Clin Oncol 10 (1992): 1748–1753

Eisenhauer EA, ten Bokkel Huinink WW, Swenerton KD et al. European-Canadian randomized trial of paclitaxel in relapsed ovarian cancer: high-dose versus low-dose and long versus short infusion. J Clin Oncol 12 (1994): 2654–2666

Ellis GK, Gralow JR, Pierce HI et al. Paclitaxel/vinorelbine (TV) chemotherapy with concurrent G-CSF for metastatic breast cancer (MBC): Phase I-II study in doxorubicin-treated patients (pts). Proc Am Soc Clin Oncol 17 (1998): 138a (Abstract 528)

Eltabbakh GH, Yildirim Z, Adamowicz R. Paclitaxel and carboplatin as second-line therapy in women with platinum-sensitive ovarian carcinoma treated with platinum and paclitaxel as first-line therapy. Am J Clin Oncol 27 (2004): 46–50

Ettinger DS, Finkelstein DM, Sarma RP et al. Phase II study of paclitaxel in patients with extensive-disease small cell lung cancer: An Eastern Cooperative Oncology Group study. J Clin Oncol 13 (1995): 1430–1435

Ezzat A, Rahal M, Bazarbashi S et al. High complete pathological response (CpR) induced by circadian Taxol® (T) and cis-platinum (P) in locally advanced breast cancer (ABC). Proc Am Soc Clin Oncol 16 (1997): 168 (Abstract 586)

Fata F, O'Reilly E, Ilson D et al. Paclitaxel in the treatment of patients with angiosarcoma of the scalp or face. Cancer 86 (1999): 2034 – 2037

Forastiere AA, Neuberg D, Leong T et al. Eastern Cooperative Oncology Group (ECOG) paclitaxel studies in advanced head and neck cancer. Fourth Research Workshop on the Biology, Prevention & Treatment of Head & Neck Cancer, Arlington, 1994 (Abstract 35)

Forastiere AA, Leong T, Rowinsky E et al. Phase III comparison of high-dose paclitaxel + cisplatin + granulocyte colony-stimulating factor versus low-dose paclitaxel + cisplatin in advanced head and neck cancer: Eastern Cooperative Oncology Group Study E1393. J Clin Oncol 19 (2001): 1088 – 1095

Fountzilas G, Papadimitriou V, Athanassiades et al. Paclitaxel and carboplatin as first-line chemotherapy in advanced breast cancer. Pan European interactive forum: Taxol® in breast cancer, Lissabon, 28. Juni 1997 (Abstract)

Fountzilas G, Papadimitriou C, Dafni U et al. Dose-dense sequential chemotherapy with epirubicin and paclitaxel versus the combination, as first-line chemotherapy, in advanced breast cancer: a randomized study conducted by the Hellenic Cooperative Oncology Group. J Clin Oncol 19 (2001): 2232 – 2239

Francis P, Rowinsky E, Hakes T et al. Phase I trial of weekly intraperitoneal (IP) taxol in patients with residual ovarian carcinoma (OC): a GOG study. Proc Am Soc Clin Oncol 12 (1993): 257 (Abstract 813)

Fujiwara K, Yamauchi H, Suzuki S et al. The platelet-sparing effect of paclitaxel is not related to changes in the pharmacokinetics of carboplatin. Cancer Chemother Pharmacol 47 (2001): 22 – 26

Gallup DG, Blessing JA, Andersen W et al. Evaluation of paclitaxel in previously treated leiomyosarcoma of the uterus: a gynecologic oncology group study. Gynecol Oncol 89 (2003): 48 – 51

Gan Y, Wientjes MG, Schuller DE et al. Pharmacodynamics of taxol in human head and neck tumors. Cancer Res 56 (1996): 2086 – 2093

Gatzemeier U, Jagos U, Kauker E et al. Phase II study of paclitaxel, carboplatin and etoposide in patients with small cell lung cancer. Proc Am Soc Clin Oncol 16 (1997): 468 (Abstract 1684)

Gatzemeier U, von Pawel J, Gottfried M et al. Phase III comparative study of high-dose cisplatin (HD-CIS) versus a combination of paclitaxel (TAX) and cisplatin (CIS) in patients with advanced non-small cell lung cancer (NSCLC). Proc Am Soc Clin Oncol 17 (1998): 454a (Abstract 1748)

Gehl J, Boesgard M, Paaske T et al. Combined doxorubicin and paclitaxel in advanced breast cancer: Effective and cardiotoxic. Ann Oncol 7 (1996): 687 – 693

Gelderblom H, Verweij J, van Zomeren DM et al. Influence of Cremophor EL on the bioavailability of intraperitoneal paclitaxel. Clin Cancer Res 8 (2002): 1237 – 1241

Gelmon KA, O'Reilly SE, Tolcher AW et al. Phase I/II trial of biweekly paclitaxel and cisplatin in the treatment of metastatic breast cancer. J Clin Oncol 14 (1996): 1185–1191

Gennari A, Salvadori B, Tognoni A et al. Rapid intravenous premedication with dexamethasone prevents hypersensitivity reactions to paclitaxel. Ann Oncol 7 (1996): 978–979

Giaccone G, Splinter TAW, Debruyne C et al. Randomized study of paclitaxel-cisplatin versus cisplatin-teniposide in patients with advanced non-small-cell lung cancer. J Clin Oncol 16 (1998): 2133–2141

Gianni L, Kearns CM, Giani G et al. (1995a) Nonlinear pharmacokinetics and metabolism of paclitaxel and its pharmacokinetic/pharmacodynamic relationships in humans. J Clin Oncol 13 (1995): 180–190

Gianni L, Munzone E, Capri G et al. (1995b) Paclitaxel by 3-hour infusion in combination with bolus doxorubicin in women with untreated metastatic breast cancer: high antitumor efficacy and cardiac effects in a dose-finding and sequence-finding study. J Clin Oncol 13 (1995): 2688–2699

Gianni L, Capri G, Tarenzi E et al. Efficacy and cardiac effects of 3-hr paclitaxel (P) plus bolus doxorubicin (DOX) in women with untreated metastatic breast carcinoma. Proc Am Soc Clin Oncol 15 (1996): 116 (Abstract 128)

Gianni L, Dombernowsky P, Sledge G et al. Cardiac function following combination therapy with paclitaxel and doxorubicin: An analysis of 657 women with advanced breast cancer. Ann Oncol 12 (2001): 1067–1073

Gianni L, Baselga J, Eiermann W et al. First report of the European Cooperative Trial in operable breast cancer (ECTO): effects of primary systemic therapy (PST) on local-regional disease. Proc Am Soc Clin Oncol 21 (2002): 34a (Abstract 132)

Glisson BS, Kurie JM, Fox NJ et al. Phase I-II study of cisplatin, etoposide, and paclitaxel (PET) in patients with extensive small cell lung cancer (ESCLC). Proc Am Soc Clin Oncol 16 (1997): 455 (Abstract 1635)

Greco FA, Hainsworth JD. One-hour paclitaxel infusion schedules: a phase I/II comparative trial. Semin Oncol 22 (1995) Suppl 6: 118–123

Greco FA, Hainsworth JD. (1996a) Paclitaxel via 1-hour infusion: Clinical experience. Semin Oncol 23 (1996) Suppl 16: 91–93

Greco FA, Hainsworth JD. (1996b) Paclitaxel, carboplatin, and oral etoposide in the treatment of small cell lung cancer. Semin Oncol 23 (1996) Suppl 16: 7–10

Grecula JC, Smith RE, Rhoades CA et al. Induction paclitaxel in previously untreated, resectable, advanced squamous cell carcinomas of head and neck. Cancer 89 (2000): 2587–2596

Green MC, Buzdar AU, Smith T et al. Weekly (wkly) paclitaxel (P) followed by FAC as primary systemic chemotherapy (PSC) of operable breast cancer improves pathologic complete remission (pCR) rates when compared to every 3-week (Q 3 wk) P therapy (tx) followed by FAC- final results of a prospective phase III randomized trial. Proc Am Soc Clin Oncol 21 (2002): 35a (Abstract 135)

Grothey A, Burghardt F, Bremer A et al. Phase I/II trial of weekly applications of taxol in chemoresistant breast and ovarian cancer. Ann Hematol 73 (1996) Suppl II (Abstract 273)

Guastalla JP, Pujade-Lauraine E, Weber B et al. Efficacy and safety of the paclitaxel and carboplatin combination in patients with previously treated advanced ovarian carcinoma. A multicenter GINECO (Group d'Investigateurs Nationaux pour l'Etude des Cancers Ovariens) phase II study. Ann Oncol 9 (1998): 37 – 43

Guminski AD, Harnett PR, deFazio A. Carboplatin and paclitaxel interact antagonistically in a megakaryoblast cell line – a potential mechanism for paclitaxel-mediated sparing of carboplatin-induced thrombocytopenia. Cancer Chemother Pharmacol 48 (2001): 229 – 234

Haas N, Roth B, Garay C et al. Phase I trial of weekly paclitaxel plus oral estramustine phosphate in patients with hormone-refractory prostate cancer. Urology 60 (2002): 1050 – 1054

Hainsworth JD, Thompson DS, Urba WJ et al. (1997 a) One hour paclitaxel plus carboplatin in advanced non-small cell lung cancer (NSCLC): Results of a Minnie Pearl cancer research network phase II study. Lung Cancer 18 (1997) Suppl 1 (Abstract 81)

Hainsworth JD, Gray JR, Hopkins LG et al. (1997 b) Paclitaxel (1-hour infusion), carboplatin, and extended schedule etoposide in small cell lung cancer (SCLC): a report on 117 patients (pts) treated at the Minnie Pearl Cancer Research Network. Proc Am Soc Clin Oncol 16 (1997): 451 (Abstract 1623)

Hainsworth JD, Meluch AA, McClurkan S et al. Induction paclitaxel, carboplatin, and infusional 5-FU followed by concurrent radiation therapy and weekly paclitaxel/carboplatin in the treatment of locally advanced head and neck cancer: a phase II trial of the Minnie Pearl Cancer Research Network. Cancer J 8 (2002): 311 – 321

Haraf DJ, Stenson K, List M et al. Continuous infusion paclitaxel, 5-fluorouracil, and hydroxyurea with concomitant radiotherapy in patients with advanced or recurrent head and neck cancer. Semin Oncol 24 (1997) Suppl 2: 68 – 71

Hartmann JT, Schleucher N, Metzner B et al. Phase I/II study of sequential high dose VIP plus paclitaxel (T) in patients (pts) with 'poor prognosis' germ cell tumor (GCT). Proc Am Soc Clin Oncol 20 (2001): 173 a (Abstract 691)

Heimans JJ, Vermorken JB, Wolbers JG et al. Paclitaxel (Taxol®) concentrations in brain tumor tissue. Ann Oncol 5 (1994): 951 – 953

Henderson IC, Berry DA, Demetri GD et al. Improved outcomes from adding sequential paclitaxel but not from escalating doxorubicin dose in an adjuvant chemotherapy regimen for patients with node-positive primary breast cancer. J Clin Oncol 21 (2003): 976 – 983

Hinton SW, Catalano P, Einhorn LH et al. Phase II study of paclitaxel plus gemcitabine in refractory germ cell tumors. A trial of the Eastern Cooperative Oncology Group. J Clin Oncol 20 (2002): 1859 – 1863

Hitt R, Hornedo J, Colomer R et al. Study of escalating doses of paclitaxel plus cisplatin in patients with inoperable head and neck cancer. Semin Oncol 24 (1997) Suppl 2: 58 – 64

Hitt R, Paz-Ares L, Brandariz A et al. Induction chemotherapy with paclitaxel, cisplatin and 5-fluorouracil for squamous cell carcinoma of the head and neck: long-term results of a phase II trial. Ann Oncol 13 (2002): 1665 – 1673

Hodi FS, Soiffer RJ, Clark J et al. Phase II study of paclitaxel and carboplatin for malignant melanoma. Am J Clin Oncol 25 (2002): 283 – 286

Holmes FA, Madden T, Newman RA et al. Schedule-dependent alteration of doxorubicin pharmacokinetics by paclitaxel in a phase I study of paclitaxel and doxorubicin in patients with metastatic breast cancer. J Clin Oncol 14 (1996): 2713 – 2721

Holmes FA, Valero V, Buzdar AU et al. Final results: Randomized phase III trial of paclitaxel by 3-hr versus 96-hr infusion in patients (pt) with met breast cancer (MBC). The long & short of it. Proc Am Soc Clin Oncol 17 (1998): 110 a (Abstract 426)

Holmes FA, Valero V, Theriault RL et al. Phase II trial of taxol (T) in metastatic breast cancer (MBC) refractory to multiple prior treatments. Proc Am Soc Clin Oncol 12 (1993): 94 (Abstract 178)

Holmes FA, Walters RS, Theriault RL et al. Phase II trial of taxol, an active drug in the treatment of metastatic breast cancer. J Natl Cancer Inst 83 (1991): 1797 – 1805

Honecker F, Kollmannsberger C, Quietzsch D et al. Phase II study of weekly paclitaxel plus 24-h continuous infusion 5-fluorouracil, folinic acid and 3-weekly cisplatin for the treatment of patients with advanced gastric cancer. Anticancer Drugs 13 (2002): 497 – 503

Hoskins PJ, Swenerton KD, Pike JA et al. Paclitaxel and carboplatin, alone or with irradiation, in advanced or recurrent endometrial cancer: a phase II study. J Clin Oncol 19 (2001): 4048 – 4053

Huber RM, Schmidt M, Flentje M et al. Induction chemotherapy and following simultaneous radio/chemotherapy versus induction chemotherapy and radiotherapy alone in inoperable NSCLC (Stage IIIA/IIIB). Proc Am Soc Clin Oncol 22 (2003): 622 (Abstract 2501) + Oral Presentation

Hudes GR, Nathan FE, Khater C et al. Paclitaxel plus estramustin in metastatic hormone-refractory prostate cancer. Semin Oncol 22 (1995) Suppl 12: 41 – 45

Hudes R, Langer C, Movsas B et al. Induction paclitaxel (Taxol®) and carboplatin (CBDCA) followed by concurrent chemoradiotherapy (TRT-CT) in unresectable, locally advanced non-small cell lung carcinoma (NSCLC): report of FCCC 94 – 001. Proc Am Soc Clin Oncol 16 (1997): 448 (Abstract 1609)

Hudis C, Seidman A, Baselga J et al. Sequential dose-dense doxorubicin, paclitaxel, and cyclophosphamide for resectable high-risk breast cancer: feasibility and efficacy. J Clin Oncol 17 (1999): 93 – 100

Huizing MT, van Warmerdam LJC, Rosing H et al. Phase I and pharmacologic study of the combination paclitaxel and carboplatin as first-line chemotherapy in stage III and IV ovarian cancer. J Clin Oncol 15 (1997): 1953 – 1964

Hussain M, Vaishampayan U, Du W et al. Combination paclitaxel, carboplatin, and gemcitabine is an active treatment for advanced urothelial cancer. J Clin Oncol 19 (2001): 2527 – 2533

Hussain M, Smith DC, Vaishampayan U et al. Trastuzumab (T), paclitaxel (P), carboplatin (C) and gemcitabine (G) in patients with advanced urothelial cancer and overexpression of HER-2 (NCI study #198). Proc Am Soc Clin Oncol 22 (2003): 391 (Abstract 1569)

Ilson DH, Ajani JA, Bhalla K et al. Phase II trial of paclitaxel, fluororuacil, and cisplatin in patients with advanced carcinoma of the esophagus. J Clin Oncol 16 (1998): 1826 – 1834

Ilson D, Shah M, O'Reilly E et al. A phase II trial of weekly one hour paclitaxel followed by bryostatin-1 in patients with advanced esophageal cancer: an active drug combination. Proc Am Soc Clin Oncol 20 (2001): 159 a (Abstract 633)

Jamis-Dow CA, Klecker RW, Katki AG et al. Metabolism of taxol by human liver microsomes and effect of inhibitors. Proc Am Assoc Cancer Res 34 (1993): 369 (Abstract 2198)

Jassem J, Pienkowski T, Pluzanska A et al. Doxorubicin and paclitaxel versus fluorouracil, doxorubicin, and cyclophosphamide as first-line therapy for women with metastatic breast cancer: final results of a randomized phase III multicenter trial. J Clin Oncol 19 (2001): 1707 – 1715

Jett JR, Kirschling RJ, Jung SH et al. A phase II study of paclitaxel and granulocyte colony-stimulating factor in previously untreated patients with extensive stage small cell lung cancer: A study of the North Central Cancer Treatment Group. Semin Oncol 22 (1995) Suppl 6: 75 – 77

Johnson DH, Paul D, Hande KR. Paclitaxel, 5-fluorouracil, and folinic acid in metastatic breast cancer: BRE-26, a phase II trial. Semin Oncol 24 (1997) Suppl 3: 22 – 25

Jovtis S, Mickiewicz E, Di Notto M et al. No clinical cardiotoxicity associated with Taxol® (paclitaxel) + doxorubicin as first-line treatment for metastatic breast cancer. Proc Am Soc Clin Oncol 16 (1997): 239 (Abstract 844)

Kano Y, Akutsu M, Tsunoda S et al. Schedule-dependent interaction between paclitaxel and 5-fluorouracil in human carcinoma cell lines in vitro. Br J Cancer 74 (1996): 704 – 710

Kaufman D, Carducci M, Kuzel T et al. Gemcitabine (G) and paclitaxel (P) every 2 weeks (GP2 w): a completed multicenter phase II trial in locally advanced or metastatic urothelial cancer. Proc Am Soc Clin Oncol 21 (2002): 192 a (Abstract 767)

Kawai K; Miyazaki J; Tsukamoto S et al. Paclitaxel, ifosfamide and cisplatin regimen is feasible for Japanese patients with advanced germ cell cancer. Jpn J Clin Oncol 33 (2003): 127–131

Kavanagh JJ, Kudelka AP, Edwards CL et al. A randomized crossover trial of parenteral hydroxyurea vs high dose taxol in cisplatin/carboplatin resistant epithelial ovarian cancer. Proc Am Soc Clin Oncol 12 (1993): 259 (Abstract 822)

Kearns CM, Egorin MJ. Considerations regarding the less-than-expected thrombocytopenia encountered with combination paclitaxel/carboplatin chemotherapy. Semin Oncol 24 (1997) Suppl 2: 91–96

Kelly K, Crowley J, Bunn PA et al. Randomized phase III trial of paclitaxel plus carboplatin versus vinorelbine plus cisplatin in the treatment of patients with advanced non-small-cell lung cancer: A Southwest Oncology Group trial. J Clin Oncol 19 (2001): 3210–3218

Kelly WK, Curley T, Slovin S et al. Paclitaxel, estramustine phosphate, and carboplatin in patients with advanced prostate cancer. J Clin Oncol 19 (2001): 44–53

Kelsen D, Ginsberg R, Bains M et al. A phase II trial of paclitaxel and cisplatin in patients with locally advanced metastatic esophageal cancer: a preliminary report. Semin Oncol 24 (1997) Suppl 19: 77–81

Kelsen DP, Ilson DH, Wadleigh R et al. A phase II multi-center trial of paclitaxel (P) [Taxol] as a weekly one-hour infusion in advanced esophageal cancer (EC). Proc Am Soc Clin Oncol 19 (2000): 320a (Abstract 1266)

Kim YH, Shin SW, Kim BS et al. Paclitaxel, 5-fluorouracil, and cisplatin combination chemotherapy for the treatment of advanced gastric carcinoma. Cancer 1999; 85: 295–301

Kirschling RJ, Jung SH, Jett JR. A phase II trial of Taxol and G-CSF in previously untreated patients with extensive stage small cell lung cancer. Proc Am Soc Clin Oncol 13 (1994): 326 (Abstract)

Klaassen U, Wilke H, Müller C et al. Weekly high-dose 24-hour infusional 5-FU plus leucovorin (HD5-FD/LV) in combination with paclitaxel (P) and cisplatin (C) in the first-line treatment of metastatic breast cancer (MBC): results of a phase II study. Proc Am Soc Clin Oncol 16 (1997): 177 (Abstract 618)

Klaassen U, Wilke H, Strumberg D et al. Phase I study with a weekly 1 h infusion of paclitaxel in heavily pretreated patients with metastatic breast and ovarian cancer. Eur J Cancer 32 A (1996): 547–549

Klaassen U. Paclitaxel, 5-fluorouracil, and folinic acid in the treatment of metastatic breast cancer. Scientific Session, London, 15. September 1995 (Abstract)

Kohn EC, Sarosy G, Bicher A et al. Dose-intense taxol: high response rate in patients with platinum-resistant recurrent ovarian cancer. J Natl Cancer Inst 86 (1994): 18–24

Kok TC, van-der GA, Kerkhofs L et al. Biweekly administration of cisplatin and increasing doses of paclitaxel in patients with advanced esophageal cancer. Proc Am Soc Clin Oncol 17 (1998): 260 a (Abstract 997)

Kollmannsberger C, Quietzsch D, Haag C et al. A phase II study of paclitaxel, weekly, 24-hour continuous infusion 5-fluorouracil, folinic acid and cisplatin in patients with advanced gastric cancer. Br J Cancer 83 (2000): 458–462

Kollmannsberger C, Albers P, Bokemeyer C. Chemotherapie des metastasierten Blasenkarzinoms. Onkologe 8 (2002): 950–961

Konecny G, Thomssen C, Pegram M et al. HER-2/neu gene-amplification and response to Taxol® in patients with metastatic breast cancer. Proc Am Soc Clin Oncol 20 (2001): 23 a (Abstract 88) + Oral Presentation

Kosmidis P, Mylonakis N, Nicolaides C et al. Paclitaxel plus carboplatin versus gemcitabine plus paclitaxel in advanced non-small-cell lung cancer: a phase III randomized trial. J Clin Oncol 20 (2002): 3578–3585

Kudelka AP, Winn R, Edwards CL et al. Activity of paclitaxel in advanced or recurrent squamous cell cancer of the cervix. Clin Cancer Res 2 (1996): 1285–1288

Kudelka AP, Winn R, Edwards CL et al. Advanced squamous cell cancer (SCC) of the cervix: an update of a multicenter phase II study of paclitaxel (Taxol®) 250 mg/m^2 administered intravenously (IV) over three hours every 21 days with G-CSF support. Proc Am Soc Clin Oncol 16 (1997): 372 (Abstract 1327)

Kühndel K, Biesold C, Wackernagel et al. Wirksamkeit und Verträglichkeit von Taxol bei Rezidiven des Ovarialkarzinoms nach platinhaltiger Chemotherapie – Erste Ergebnisse. 51. Kongreß der Deutschen Gesellschaft für Gynäkologie und Geburtshilfe, Dresden, 1.–5.10.1996

Kuo S, Hsu C, Yeh K et al. A phase II study of weekly paclitaxel (Taxol) and 24-hour infusion of high dose 5-fluorouracil and leucovorin (Hdfl) in the treatment of advanced gastric cancer. Proc Am Soc Clin Oncol 19 (2000): 325 a (Abstract 1280 F)

Lam YW, Chan CYJ, Kuhn JG. Pharmacokinetics and pharmacodynamics of the taxanes. J Oncol Pharm Practice 3 (1997): 76–93

Langer CJ, Leighton JC, Comis RL et al. Paclitaxel and carboplatin in combination in the treatment of advanced non-small-cell lung cancer – a phase II toxicity, response, and survival analysis. J Clin Oncol 13 (1995): 1860-1870

Langer C, McAleer C, Ozols R et al. Paclitaxel (P) by 1 or 24 hour (HR) infusion combined with carboplatin (C) in advanced non-small cell lung carcinoma (NSCLC): A comparative analysis. Lung Cancer 18 (1997): Suppl 1 (Abstract 49)

Latorre A, Lorusso V, Guida M et al. Paclitaxel and doxorubicin in the treatment of advanced breast cancer: a phase I/II study. Proc Am Soc Clin Oncol 16 (1997): 179 (Abstract 627)

Legha SS, Ring S, Papadopoulos N et al. A phase II trial of taxol in metastatic melanoma. Cancer 65 (1990): 2478–2481

Li X, Gong J, Feldman E et al. Apoptotic cell death during treatment of leukemias. Leuk Lymphoma 13 (1994) Suppl 1: 65 – 70

Li J, Juliar B, Ansari R et al. A Hoosier Oncology Group phase II study of weekly paclitaxel (P) and gemcitabine (G) in advanced transitional cell carcinoma (TCC) of the urothelium. Proc Am Soc Clin Oncol 22 (2003): 408 (Abstract 1639)

Liebmann J, Cook JA, Lipschultz C et al. (1994a) The influence of Cremophor EL on the cell cycle effects of paclitaxel (Taxol®) in human tumor cell lines. Cancer Chemother Pharmacol 33 (1994): 331 – 339

Liebmann J, Cook JA, Fisher J et al. (1994b) In vitro studies of taxol as a radiation sensitizer in human tumor cells. J Natl Cancer Inst 86 (1994): 441 – 446

Liebmann JE, Cook JA, Lipschultz C et al. Cytotoxic studies of paclitaxel (Taxol®) in human tumour cell lines. Br J Cancer 68 (1993): 1104 – 1109

Lincoln S, Blessing JA, Lee RB et al. Activity of paclitaxel as second-line chemotherapy in endometrial carcinoma: a Gynecologic Oncology Group study. Gynecol Oncol 88 (2003): 277 – 281

Loesch DM, Robert NJ, Keller AM et al. Phase II trial multicenter of a weekly Taxol, 5-fluorouracil and leucovorin regimen in patients with metastatic breast cancer. Proc Am Soc Clin Oncol 17 (1998): 155 a (Abstract 593)

Löffler TM, Freund W, Lipke J et al. Schedule and dose intensified paclitaxel as weekly 1-hour infusion. Evidence for an improved toxicity profile and response activity in pretreated solid tumors. Proc Am Soc Clin Oncol 14 (1995): 470 (Abstract 1522)

Lokich JJ, Sonneborn H, Anderson NR et al. Combined paclitaxel, cisplatin, and etoposide for patients with previously untreated esophageal and gastroesophageal carcinomas. Cancer 85 (1999): 2347 – 2351

Long BH, Fairchild CR. Paclitaxel inhibits progression of mitotic cells to G_1 phase by interference with spindle formation without affecting other microtubule functions during anaphase and telephase. Cancer Res 54 (1994): 4355 – 4361

Long HJ. Paclitaxel (taxol): a novel anticancer chemotherapeutic drug. Mayo Clin Proc 69 (1994): 341 – 345

Lorenzo A, Benavides M, Pèrez-Managa et al. Mitoxantrone and paclitaxel in metastatic breast cancer (MBC): Results of a phase II clinical study. Proc Am Soc Clin Oncol 17 (1998): 155 a (Abstract 594)

Lorusso PM, Demchik LL, Plowman J et al. Preclinical activity and toxicity of taxol combinations. Proc Am Soc Clin Oncol 12 (1993): 301 (Abstract 1794)

Lotz JP, Bui B, Théodore C et al. Refractory germ-cell tumors (GCTS): salvage high-dose chemotherapy (HD-CT) combining 2 mobilization regimens followed by 3 HD-CT with peripheral blood stem cell transplantation (PBSCT): the "Taxif" protocol (GETUG Group). ASCO 21 (2002): 187 a (Abstract 744)

Lück HJ, Thomssen C, du Bois A et al. Preliminary results of a phase II study of epirubicin and paclitaxel as first-line treatment in patients with metastatic breast cancer. Semin Oncol 24 (1997) Suppl 3: 13 – 16

Lück H, Thomssen C, Untch M et al. Multicentric phase III study in first line treatment of advanced metastatic breast cancer (ABC). Epirubicin/paclitaxel (ET) vs epirubicin/cyclophosphamide (EC). A study of the AGO Breast Cancer Group. Proc Am Soc Clin Oncol 19 (2000): 73 a (Abstract 280)

Lück HJ, Scholz U, Kühnle H. Weekly taxanes in treatment of metastatic breast cancer. Cancer Invest 18 (2000) Suppl 1: 1 (Abstract 1)

Lüftner D, Mergenthaler HG, Prinz B et al. Weekly fractionated paclitaxel as second or third-line chemotherapy in advanced breast cancer. Preliminary results of a prospective study. Ann Hematol 73 (1996) Suppl II (Abstract 272)

Luketich JD, Nguyen NT, Ramanathan RK, et al. Induction and post-operative chemotherapy with paclitaxel, 5-fluorouracil and cisplatin regimen for carcinoma of the esophagus. Proc Annu Meet Am Soc Clin Oncol 17 (1998): 295 a (Abstract 1136)

Macdonald JS, Smalley S, Benedetti J et al. Chemoradiation after surgery compared with surgery alone for adenocarcinoma of the stomach or gastroesophageal junction. N Engl J Med 345 (2001): 725 – 730

Mamounas EP, Bryant J, Lembersky BC et al. Paclitaxel (T) following doxorubicin/cyclophosphamide (AC) as adjuvant chemotherapy for node-positive breast cancer: Results from NSABP B-28. Proc Am Soc Clin Oncol 22 (2003): 4 (Abstract 12)

Manfredi JJ, Horwitz SB. Taxol: an antimitotic agent with a new mechanism of action. Pharmacol Ther 25 (1984): 83 – 125

Markman M, Rowinsky E, Hakes T et al. Phase I trial of intraperitoneal taxol: a Gynecologic Oncology Group study. J Clin Oncol 10 (1992): 1485 – 1491

Markman M, Hall J, Spitz D et al. Phase II trial of weekly single-agent paclitaxel in platinum/paclitaxel-refractory ovarian cancer. J Clin Oncol 20 (2002): 2365 – 2369

Martin M, García Carbonero I, Lluch A et al. Paclitaxel plus vinorelbine: An active regimen in metastatic breast cancer patients with prior anthracycline exposure. Proc Am Soc Clin Oncol 17 (1998): 158 a (Abstract 604)

Martino S, Irwin D, Johnson P et al. A phase III trial of taxol (T)/doxorubicin (D) (two dose levels) versus doxorubicin/cytoxan (C) followed by a comparison of weekly versus Q3 weekly T in patients (pts) with metastatic breast cancer (MBC). Proc Am Soc Clin Oncol 21 (2002): 56 a (Abstract 220)

McCaffrey JA, Hilton S, Mazumdar M et al. A phase II trial of ifosfamide, paclitaxel and cisplatin (ITP) in patients (pts) with transitional cell carcinoma (TCC). Proc Am Soc Clin Oncol 16 (1997): 324 (Abstract 1154)

McCaskill-Stevens W, Ansari R, Fisher W et al. Phase II study of biweekly cisplatin (C) and paclitaxel (P) in the treatment of metastatic breast cancer. Proc Am Soc Clin Oncol 15 (1997) (Abstract 144)

McGuire WP, Hoskins WJ, Brady MF et al. Long-term follow-up of GOG-111: A randomized trial comparing cisplatin combined with cyclophosphamide or paclitaxel in patients with stage III or IV epithelial ovarian cancer. Int J Gynecol Cancer 9 (1999) Suppl 1: 8 (Abstract A24)

McGuire WP, Hoskins WJ, Brady MF et al. (1996a) Cyclophosphamide and cisplatin compared with paclitaxel and cisplatin in patients with stage III and IV ovarian cancer. N Engl J Med 334 (1996): 1–6

McGuire WP, Blessing JA, Moore D et al. (1996b) Paclitaxel has moderate activity in squamous cervix cancer. A Gynecologic Oncology Group study. J Clin Oncol 14 (1996): 792-795

McGuire WP, Rowinsky EK, Rosenshein B et al. Taxol: a unique antineoplastic agent with significant activity in advanced ovarian epithelial neoplasms. Ann Intern Med 111 (1989): 273–279

McWilliams JE, Cohen JI, Everts EC et al. A phase II trial of lower dose paclitaxel in recurrent and metastatic head and neck squamous cell carcinoma (HNSCC). Proc Am Soc Clin Oncol 17 (1998): 407a (Abstract 1570)

Meerpohl HG, du Bois A. Primäre Chemotherapie. Onkologe 4 (1998): 1131–1139

Meluch AA, Greco FA, Burris HA et al. Paclitaxel and gemcitabine chemotherapy for advanced transitional-cell carcinoma of the urothelial tract: a phase II trial of the Minnie pearl cancer research network. J Clin Oncol 19 (2001): 3018–3024

Meluch AA, Greco FA, Burris III HA et al. Preoperative paclitaxel, carboplatin, 5-FU and radiation therapy for localized esophageal cancer: final results of a Minnie Pearl Cancer Research Network phase II trial. Proc Am Soc Clin Oncol 20 (2001): 160a (Abstract 636)

Michelotti A, Gennari A, Salvadori B et al. Paclitaxel and vinorelbine in anthracycline-pretreated breast cancer: a phase II study. Ann Oncol 7 (1996): 857-860

Mickiewicz E, Temperley G, Giglio R et al. Taxol® (paclitaxel) 1-hour infusion in recurrent head & neck cancer patients (RHN). Proc Am Soc Clin Oncol 17 (1998): 408a (Abstract 1571)

Mielke S, Mross K, Gerds TA et al. Comparative neurotoxicity of weekly non-break paclitaxel infusions over 1 versus 3 h. Anticancer Drugs 14 (2003): 785–792

Miller KD, Sisk J, Gize G et al. Phase II study of gemcitabine, paclitaxel and trastuzumab in metastatic breast cancer; a Hoosier Oncology Group trial. Breast Cancer Res Treat 76 (2002): S113 (Abstract 437)

Motzer RJ, Bajorin DF, Schwartz LH et al. Phase II trial of paclitaxel shows antitumor activity in patients with previously treated germ cell tumors. J Clin Oncol 12 (1994): 2277–2283

Motzer RJ, Mazumdar M, Sheinfeld J et al. (2000a) Sequential dose-intensive paclitaxel, ifosfamide, carboplatin, and etoposide salvage therapy for germ cell tumor patients. J Clin Oncol 18 (2000): 1173–1180

Motzer RJ, Sheinfeld J, Mazumdar M et al. (2000 b) Paclitaxel, ifosfamide, and cisplatin second-line therapy for patients with relapsed testicular germ cell cancer. J Clin Oncol 18 (2000): 2413–2418

Mross K, Häring B, Holländer N et al. Comparison of 1-hour and 3-hours paclitaxel infusion pharmacokinetics: Results from a randomized trial. Onkologie 25 (2002): 503–508

Muggia FM, Braly PS, Brady MF et al. Phase III randomized study of cisplatin versus paclitaxel versus cisplatin and paclitaxel in patients with subopti-mal stage III or IV ovarian cancer: a gynecologic oncology group study. J Clin Oncol 18 (2000): 106–115

Munzone E, Capri G, Demicheli R et al. Activity of taxol (T) by 3 h infusion in breast cancer patients (pts) with clinical resistance to anthracyclines (A). Eur J Cancer 29 A (1993) Suppl 6: S79 (Abstract 413)

Murad AM, Tinoco LA, Guimaraes RC et al. Paclitaxel (T) plus 5-fluorouracil (5-FU): a novel and very active regimen for advanced gastric cancer (AGC). A phase II trial. Proc Am Soc Clin Oncol 16 (1997): 298 (Abstract 1063)

Murad AM. Paclitaxel and gemcitabine as salvage treatment in metastatic breast cancer. Oncology (Huntingt) 17 Suppl 14 (2003):26–32

Murphy WK, Fossella FV, Winn RJ et al. Phase II study of taxol in patients with untreated advanced non-small-cell lung cancer. J Natl Cancer Inst 85 (1993): 384–388

Murphy BA, Johnson DR, Smith J et al. Phase II trial of paclitaxel (P) and cis-platin (C) for metastatic or locally unresectable urothelial cancer. Proc Am Soc Clin Oncol 15 (1996): 73 (Abstract 617)

Murphy B, Johnsons DR, Smith J et al. Phase II trial of paclitaxel (P) and cis-platin (C) for metastatic or locally unresectable urothelial cancer. Proc Am Soc Clin Oncol 15 (1996): 245 (Abstract 617)

Nabholtz JM, Gelmon K, Bontenbal M et al. Multicenter, randomized com-parative study of two doses of paclitaxel in patients with metastatic breast cancer. J Clin Oncol 14 (1996): 1858–1867

Nair S, Marschke R, Grill J et al. A phase II study of paclitaxel (Taxol®) and cis-platin (CDDP) in the treatment of extensive stage small cell lung cancer (ESSCLC). Proc Am Soc Clin Oncol 16 (1997): 454 (Abstract 1629)

Nathan FE, Berd D, Sato T et al. Paclitaxel and tamoxifen: An active regimen for patients with metastatic melanoma. Cancer 88 (2000): 79–87

Neijt JP, Engelholm SA, Tuxen MK et al. Exploratory phase III study of pacli-taxel and cisplatin versus paclitaxel and carboplatin in advanced ovarian cancer. J Clin Oncol 18 (2000): 3084–3092

Nicolaou KC, Yang Z, Liu JJ et al. Total synthesis of taxol. Nature 367 (1994): 630–634

Nicoletti MI, Lucchini V, Massazza G et al. Antitumour activity of taxol (NSC-125973) in human ovarian carcinomas growing in the peritoneal cavity of nude mice. Ann Oncol 4 (1993): 151–155

Nisticò C, Garufi C, Cercato C et al. Taxol (T), 5-fluorouracil (F) and leucovorin (L) in pretreated patients with advanced breast cancer (ABC): toxicity and results. 7th International Congress on Anti-Cancer Treatment, Paris, 1997 (Abstract 28)

Ohtsu A, Shirao K, Miyata Y et al. A phase II study of three-hour infusional paclitaxel in patients with advanced gastric cancer. Proc Am Soc Clin Oncol 19 (2000): 303 a (Abstract 1194)

Omura GA, Brady MF, Look KY et al. Phase III trial of paclitaxel at two dose levels, the higher dose accompanied by filgrastim at two dose levels in platinum-pretreated epithelial ovarian cancer: An Intergroup study. J Clin Oncol 21 (2003): 2843 – 2848

O'Shaughnessy J, Nag S, Calderillo-Ruiz G et al. Gemcitabine plus paclitaxel (GT) versus paclitaxel (T) as first-line treatment for anthracycline pretreated metastatic breast cancer (MBC): Interim results of a global phase III study. Proc Am Soc Clin Oncol 22 (2003): 7 (Abstract 25)

Otto T, Goepel M, Krege S et al. Second line Chemotherapie bei Patienten mit therapierefraktärem, metastasierten Harnblasenkarzinom. Urologe A (1996) Suppl 1 (Abstract P11.16)

Ozols RF. Treatment of recurrent ovarian cancer: increasing options – "recurrent" results (Editorial). J Clin Oncol 15 (1997): 2177 – 2180

Ozols RF. Advances in the chemotherapy of gynecologic malignancies. Hematol Oncol 10 (1992): 43 – 51

Ozols RF, Bundy BN, Fowler J et al. Randomized phase III study of cisplatin (CIS)/paclitaxel (PAC) versus carboplatin (CARBO)/PAC in optimal stage III epithelial ovarian cancer (OC): A Gynecologic Oncology Group trial (GOG 158). Proc Am Soc Clin Oncol 18 (1999): 356 a (Abstract 1373)

Paridaens R, Biganzoli L, Bruning P et al. Paclitaxel versus doxorubicin as first-line single-agent chemotherapy for metastatic breast cancer: a European Organization for Research and Treatment of Cancer randomized study with cross-over. J Clin Oncol 18 (2000): 724 – 733

Parmar MK, Ledermann JA, Colombo N et al. Paclitaxel plus platinum-based chemotherapy versus conventional platinum-based chemotherapy in women with relapsed ovarian cancer: the ICON4/AGO-OVAR-2.2 trial. Lancet 361 (2003): 2099 – 2106

Peereboom DM, Donehower RC, Eisenhauer EA et al. Successful re-treatment with taxol after major hypersensitivity reactions. J Clin Oncol 11 (1993): 885 – 890

Perez EA, Suman VJ, Krook JE et al. Phase II study of paclitaxel plus carboplatin as first-line chemotherapy for women with metastatic breast cancer (MBC): A North Central Cancer Treatment Group trial. Proc Am Soc Clin Oncol 17 (1998): 165 a (Abstract 635)

Perez EA, Vogel CL, Irwin DH et al. Multicenter phase II trial of weekly paclitaxel in women with metastatic breast cancer. J Clin Oncol 19 (2000): 4216 – 4223

Perng, RP, Wu MF, Lin SY et al. A phase I feasibility and pharmacokinetic study of intrapleural paclitaxel in patients with malignant pleural effusions. Lung Cancer 18 (1997) Suppl 1 (Abstract 86)

Perng RP, Chen YM, Wu MF et al. Phase II trial of intrapleural paclitaxel injection for non-small-cell lung cancer patients with malignant pleural effusions. Respir Med 92 (1998): 473–479

Petrasch S, Welt A, Reinacher A et al. Chemotherapy with cisplatin and paclitaxel in patients with locally advanced, recurrent or metastatic oesophageal cancer. Br J Cancer 78 (1998): 511–514

Pfreundner L, Hoppe F, Willner J et al. Induction chemotherapy with paclitaxel and cisplatin and CT-based 3 D radiotherapy in patients with advanced laryngeal and hypopharyngeal carcinomas – a possibility for organ preservation. Radiother Oncol 68 (2003): 163–170

Pfisterer J, du Bois A. Paclitaxel nicht mehr erste Wahl beim Ovarialkarzinom? Gynäkologe 36 (2003): 362–365

Piccart MJ, Bertelsen K, James K et al. Randomized intergroup trial of cisplatin-paclitaxel versus cisplatin-cyclophosphamide in women with advanced epithelial ovarian cancer: three-year results. J Natl Cancer Inst 92 (2000): 699–708

Pivot X, Chevreau C, Cupissol D et al. Phase II trial of paclitaxel-epirubicin in patients with recurrent soft-tissue sarcoma. Am J Clin Oncol 25 (2002): 561–564

Pizzocaro G, Nicolai N, Salvioni R et al. Paclitaxel, cisplatin, gemcitabine (TPG) third line therapy in metastatic germ cell tumors (GCT) of the testis. Proc Am Soc Clin Oncol 20 (2001): 194a (Abstract 773)

Plasswilm L, Kirschner M, Sauer R. Concurrent Taxol® and split-course accelerated radiotherapy for advanced head and neck cancer. Strahlenther Onkol 172 (1996): 573–579

Polee MB, Eskens FA, van der Burg ME et al. Phase II study of bi-weekly administration of paclitaxel and cisplatin in patients with advanced oesophageal cancer. Br J Cancer 86 (2002): 669–673

Pont J, Bokemeyer C, Harstrick A et al. Chemotherapy for germ cell tumors relapsing after high-dose chemotherapy and stem cell support: a retrospective multicenter study of the Austrian Study Group on Urologic Oncology. Ann Oncol 8 (1997): 1229–1234

Pycha A, Grbovic M, Posch B et al. Paclitaxel and carboplatin in patients with metastatic transitional cell cancer of the urinary tract. Urology 53 (1999): 510–515

Ranson M, Anderson H, Jayson G et al. Single centre phase II trial of paclitaxel (Taxol) administered as a 3 hour infusion in patients with advanced non small cell lung cancer (NSCLC). Lung Cancer 18 (1997) Suppl 1 (Abstract 136)

Ranson M, Davidson N, Nicolson M et al. Randomized trial of paclitaxel plus supportive care versus supportive care for patients with advanced non-small-cell lung cancer. J Natl Cancer Inst 92 (2000): 1074–1080

Rave-Fränk M, Meden H, Jäschke A et al. The effect of paclitaxel on the radiosensitivity of gynecological tumor cells. Strahlenther Onkol 173 (1997): 281 – 286

Reck M, Jagos U, Kaukel E et al. Chemotherapy of limited stage small cell lung cancer (SCLC) with carboplatin, paclitaxel and oral etoposide (TEC) – a phase II trial. Proc Am Soc Clin Oncol 18 (1999): 489a (Abstract 1887)

Reck M, von Pawel J, Macha HN et al. Randomized phase III trial of paclitaxel, etoposide, and carboplatin versus carboplatin, etoposide, and vincristine in patients with small-cell lung cancer. J Natl Cancer Inst 95 (2003): 1118 – 1127

Redman BG, Smith DC, Flaherty L et al. Phase II trial of paclitaxel and carboplatin in the treatment of advanced urothelial carcinoma. J Clin Oncol 16 (1998): 1844 – 1848

Reichman BS, Seidman AD, Crown JPA et al. Paclitaxel and recombinant human granulocyte colony-stimulating factor as initial chemotherapy for metastatic breast cancer. J Clin Oncol 11 (1993): 1943 – 1951

Rick O, Bokemeyer C, Beyer J et al. Salvage treatment with paclitaxel, ifosfamide, and cisplatin plus high-dose carboplatin, etoposide, and thiotepa followed by autologous stem-cell rescue in patients with relapsed or refractory germ cell cancer. J Clin Oncol 19 (2001): 81 – 88

Retsas S, Mohith A, Mackenzie H. Taxol and vinorelbine – a new active combination for disseminated malignant melanoma. Anticancer Drugs 7 (1996): 161 – 165

Riondel J, Jacrot M, Fessi H et al. Effects of free and liposome-encapsulated taxol on two brain tumors xenografted into nude mice. In Vivo 6 (1992): 23 – 28

Riondel J, Jacrot M, Picot F et al. Therapeutic response to taxol of six human tumors xenografted into nude mice. Cancer Chemother Pharmacol 17 (1986): 137 – 142

Romaguera JE, Rodriguez MA, Hagemeister FB et al. Phase II study of paclitaxel in combination with mitoxantrone and ifosfamide/mesna for patients with relapsed or refractory non-Hodgkin's lymphoma after failure to cytarabine/cisplatin combination. Invest New Drugs 17 (1999): 187 – 192

Rose PG, Blessing JA, Gershenson DM. Paclitaxel and cisplatin as first-line therapy in recurrent or advanced squamous cell carcinoma of the cervix: a Gynecologic Oncology Group (GOG) study. Proc Am Soc Clin Oncol 16 (1997): 363 (Abstract 1291)

Roth BJ, Yeap BY, Wilding G et al. Taxol in advanced, hormone-refractory carcinoma of the prostate. Cancer 72 (1993): 2457 – 2460

Roth JB, Dreicer R, Einhorn LH et al. Significant activity of paclitaxel in advanced transitional-cell carcinoma of the urothelium: a phase II trial of the Eastern Cooperative Oncology Group. J Clin Oncol 12 (1994): 2264 – 2270

Roth JB. The role of paclitaxel in the therapy of bladder cancer. Semin Oncol 22 (1995) Suppl 12: 33 – 40

Rowinsky EK, Burke PJ, Karp JE et al. Phase I and pharmacodynamic study of taxol in refractory acute leukemias. Cancer Res 49 (1989): 4640–4647

Rowinsky EK, Cazenave LA, Donehower RC. Taxol: a novel investigational antimicrotubule agent. J Natl Cancer Inst 82 (1990): 1247–1258

Rowinsky EK, Chaudhry V, Forastiere AA et al. Phase I and pharmacologic study of paclitaxel and cisplatin with granulocyte colony-stimulating factor: neuromuscular toxicity is dose-limiting. J Clin Oncol 11 (1993): 2010–2020

Rowinsky EK, Donehower RC, Jones RJ et al. Microtubule changes and cytotoxicity in leukemic cell lines treated with taxol. Cancer Res 48 (1988): 4093–4100

Rowinsky EK, Gilbert MR, McGuire WP et al. Sequences of taxol and cisplatin: a phase I and pharmacologic study. J Clin Oncol 9 (1991): 1692–1703

Safran H, Wanebo HJ, Hesketh PJ et al. Paclitaxel and concurrent radiation for gastric cancer. Int J Radiat Oncol Biol Phys 46 (2000): 889–894

Sanchez-Rovira P, Medina MB, Mohendano N et al. Results from a phase II study of gemcitabine in combination with paclitaxel in metastatic breast cancer. Ann Oncol 9 (1998) Suppl 4 (Abstract 77 P)

Sanchez-Rovira P, Jaen A, Gonzalez E et al. Biweekly gemcitabine, doxorubicin, and paclitaxel as first-line treatment in metastatic breast cancer. Final results from a phase II trial. Oncology (Huntingt) 15 (2001) Suppl 3: 44–47

Sandler AB, Cristou A, Fox S et al. A phase II trial of paclitaxel in refractory germ cell tumors. Cancer 82 (1998): 1381–1386

Sandler A, Fox S, Meyers T, Rougraff B. Paclitaxel (Taxol) plus doxorubicin plus filgrastim in advanced sarcoma: a phase II study. Am J Clin Oncol 21 (1998): 241–245

Sarosy G, Kohn E, Stone DA et al. Phase I study of taxol and granulocyte colony-stimulating factor in patients with refractory ovarian cancer. J Clin Oncol 10 (1992): 1165–1170

Saville MW, Lietzau J, Pluda JM et al. Treatment of HIV-associated Kaposi's sarcoma with paclitaxel. Lancet 346 (1995): 26–28

Scagliotti GV, De Marinis F, Rinaldi M et al. Phase III randomized trial comparing three platinum-based doublets in advanced non-small-cell lung cancer. J Clin Oncol 20 (2002): 4285–4291

Schiff PB, Fant J, Horwitz SB. Promotion of microtubule assembly in vitro by taxol. Nature 227 (1979): 665–667

Schiff PB, Horwitz SB. Taxol stabilizes microtubules in mouse fibroblasts. Proc Natl Acad Sci USA 77 (1980): 1561–1565

Schiller JH, Harrington D, Belani CP et al. Comparison of four chemotherapy regimens for advanced non-small-cell lung cancer. N Engl J Med 346 (2002): 92–98

Schnack B, Grbovic M, Brodowicz T et al. High effectivity of a combination of Taxol® with carboplatin in the treatment of metastatic urothelial cancer. Proc Am Soc Clin Oncol 16 (1997): 325 (Abstract 1159)

Schroeder M, Schröder R, Makoski HB et al. Successful treatment with pacli-
    taxel and 5-FU and simultaneous radiation in advanced head and neck
    carcinoma. Ann Hematol 73 (1996) Suppl II (Abstract 326)

Schütte W, Bork I, Schädlich S et al. Phase II trial of paclitaxel and carboplatin
    as first line treatment in advanced non small cell lung cancer (NSCLS).
    Lung Cancer 18 (1997) Suppl 1 (Abstract 191)

Seidman AD, Reichman BS, Crown JPA et al. Paclitaxel as second and subse-
    quent therapy for metastatic breast cancer: activity independent of prior
    anthracycline response. J Clin Oncol 13 (1995): 1152 – 1159

Seidman AD, Fornier MN, Esteva FJ et al. Weekly trastuzumab and paclitaxel
    therapy for metastatic breast cancer with analysis of efficacy by HER2 im-
    munophenotype and gene amplification. J Clin Oncol 19 (2001): 2587 –
    2595

Sikov W, Akerley W, Cummings F et al. High-dose weekly paclitaxel for local-
    ly advanced (LABC) and metastatic breast cancer (MBC). Proc Am Soc Clin
    Oncol 16 (1997): 191 (Abstract 669)

Sikov W, Akerley W, Strenger R et al. Weekly high-dose paclitaxel (P) demon-
    strates significant activity in advanced breast cancer (BC). Proc Am Soc
    Clin Oncol 17 (1998): 112 a (Abstract 432)

Sikov WM, Akerley W, Kahanic S et al. Multicenter, 3-arm randomized study
    of high-dose weekly paclitaxel (HDWP) versus standard-dose weekly pa-
    clitaxel (SDWP) for metastatic breast cancer (MBC). Proc Am Soc Clin On-
    col 21 (2002): 34 a (Abstract 134)

Slamon DJ, Leyland-Jones B, Shak S et al. Use of chemotherapy plus a mono-
    clonal antibody against HER2 for metastatic breast cancer that overex-
    presses HER2. N Engl J Med 344 (2001): 783 – 792

Sledge GW, Neuberg D, Bernardo P et al. Phase III trial of doxorubicin, pacli-
    taxel, and the combination of doxorubicin and paclitaxel as front-line
    therapy for metastatic breast cancer: an Intergroup trial (E1193). J Clin On-
    col 21 (2003): 588 – 592

Slichenmyer W, McGuire W, Donehower R et al. Pharmacologic and toxic ef-
    fects of various histamine-2 (H2 A) antagonists in taxol premedication
    regimens. Proc Am Soc Clin Oncol 12 (1993): 160 (Abstract 440)

Small EJ, Lew D, Redman BG et al. Southwest Oncology Group Study of pacli-
    taxel and carboplatin for advanced transitional-cell carcinoma: the impor-
    tance of survival as a clinical trial end point. J Clin Oncol 18 (2000): 2537 –
    2544

Smith RE, Thornton DE, Allen J. A phase II trial of paclitaxel in squamous cell
    carcinoma of the head and neck with correlative laboratory studies. Semin
    Oncol 22 (1995) Suppl 6: 41 – 46

Socinski MA, Schell MJ, Bakri K et al. Second-line, low-dose, weekly paclitaxel
    in patients with stage IIIB/IV nonsmall cell lung carcinoma who fail first-
    line chemotherapy with carboplatin plus paclitaxel. Cancer 95 (2002):
    1265 – 1273

Sola C, Lluch A, García-Conde J et al. Phase II study of weekly paclitaxel (P) in recurrent breast cancer after high-dose chemotherapy (HDC). Proc Am Soc Clin Oncol 18 (1999): 65 a (Abstract245)

Sonnichsen DS, Hurwitz CA, Pratt CB et al. Saturable pharmacokinetics and paclitaxel pharmacodynamics in children with solid tumors. J Clin Oncol 12 (1994): 532–538

Sparreboom A, van Tellingen O, Nooijen WJ et al. (1996 a) Nonlinear pharmacokinetics of paclitaxel in mice results from the pharmaceutical vehicle Cremophor EL. Cancer Res 56 (1996): 2112–2115

Sparreboom A, van Tellingen O, Nooijen WJ et al. (1996 b) Tissue distribution, metabolism and excretion of paclitaxel in mice. Anticancer Drugs 7 (1996): 78–86

Spencer CM, Faulds D. Paclitaxel. A review of its pharmacodynamic and pharmacokinetic properties and therapeutic potential in the treatment of cancer. Drugs 48 (1994): 794–847

Stathopoulos GP, Rigatos S, Papakostas P et al. Effectiveness of paclitaxel and carboplatin combination in heavily pretreated patients with head and neck cancers. Eur J Cancer 33 (1997): 1780–1783

Steren A, Sevin BU, Perras J et al. (1993 a) Taxol sensitizes human ovarian cancer cells to radiation. Gynecol Oncol 48 (1993): 252–258

Steren A, Sevin BU, Perras J et al. (1993 b) Taxol as a radiation sensitizer: a flow cytometric study. Gynecol Oncol 50 (1993): 89–93

Sternberg CN, Calabro F, Pizzocaro G et al. Chemotherapy with an every-2-week regimen of gemcitabine and paclitaxel in patients with transitional cell carcinoma who have received prior cisplatin-based therapy. Cancer 92 (2001): 2993–2998

Stierle A, Strobel G, Stierle D. Taxol and taxane production by *Taxomyces andreanae*, an endophytic fungus of the Pacific yew. Science 260 (1993): 214–216

Sweeney CJ, Williams SD, Finch DE et al. A Phase II study of paclitaxel and ifosfamide for patients with advanced refractory carcinoma of the urothelium. Cancer 86 (1999): 514–518

Sweeney CJ, Zhu J, Sandler AB et al. Outcome of patients with a performance status of 2 in Eastern Cooperative Oncology Group study E1594. Cancer 92 (2001): 2639–2647

Tamura F, Ohtsu A, Boku N et al. Three-hour infusion of paclitaxel for advanced gastric cancer. Proc Am Soc Clin Oncol 16 (1997): 307 (Abstract 1091)

The International Collaborative Ovarian Neoplasm (ICON) Group. Paclitaxel plus carboplatin versus standard chemotherapy with either single-agent carboplatin or cyclophosphamide, doxorubicin, and cisplatin in women with ovarian cancer: the ICON3 randomised trial. Lancet 360 (2002): 505–515

Thigpen T, Blessing J, Ball H et al. Phase II trial of taxol as second-line therapy for ovarian carcinoma: a Gynecologic Oncology Group study. Proc Am Soc Clin Oncol 9 (1990): 156 (Abstract 604)

Thigpen T, Vance RB, Khansur T. The platinum compounds and paclitaxel in the management of carcinomas of the endometrium and uterine cervix. Semin Oncol 22 (1995) Suppl 12: 67–75

Thompson DS, Hainsworth JD, Greco FA et al. Paclitaxel, carboplatin, gemcitabine in advanced transional cell carcinoma (TCC) of the urothelial tract: A phase II Minnie Pearl Cancer Research Network trial. Proc Am Soc Clin Oncol 22 (2003): 411 (Abstract 1650)

Thomssen C, Lück HJ, du Bois A et al. Phase II study of paclitaxel (P) and epirubicin (E) as first-line therapy in patients (pts) with metastatic breast cancer (MBC). Eur J Cancer 32 A (1996) Suppl 2 (Abstract PP-7-5)

Tortoriello A, Facchini G, Caponigro F et al. Phase I/II study of paclitaxel and vinorelbine in metastatic breast cancer. Breast Cancer Res Treat 47 (1998): 91-97

Trimble EL, Adams JD, Vena D et al. Paclitaxel for platinum-refractory ovarian cancer: results from the first 1,000 patients registered to National Cancer Institute Treatment Referral Center 9103. J Clin Oncol 11 (1993): 2405–2410

Trivedi C, Redman B, Flaherty LE et al. Weekly 1-hour infusion of paclitaxel. Clinical feasibility and efficacy in patients with hormone-refractory prostate carcinoma. Cancer 89 (2000): 431–436

Tu SM, Hossan E, Amato R et al. Paclitaxel, cisplatin and methotrexate combination chemotherapy is active in the treatment of refractory urothelial malignancies. J Urol 154 (1995): 1719–1722

Tulpule A, Groopman J, Saville MW et al. Multicenter trial of low-dose paclitaxel in patients with advanced AIDS-related Kaposi sarcoma. Cancer 95 (2002): 147–154

Ukena D, Leutz M, Schlimmer P et al. Intensivierte Behandlung des nicht-kleinzelligen Bronchialkarzinoms (NSCLC) im Stadium IV: Wöchentliche Chemotherapie mit Paclitaxel und Carboplatin. Atemwegs- und Lungenkrankheiten 23 (1997): 346–350

Untch M, Sobotta K, Kahlert S et al. Safety and feasibility of sequential dose dense epirubicin and paclitaxel as neoadjuvant therapy of primary breast cancer: a randomized multicenter phase III study. Proc Am Soc Clin Oncol 20 (2001): 29 b (Abstract 1863)

Untch M, Konecny G, Ditsch N et al. Dose-dense sequential epirubicin-paclitaxel as preoperative treatment of breast cancer: results of a randomised AGO study. Proc Am Soc Clin Oncol 21 (2002): 34 a (Abstract 133)

Valagussa P, Gianni L, Capri G et al. Three-year follow-up in women with metastatic breast cancer after bolus doxorubicin and paclitaxel infused over 3 hours (AT). Proc Am Soc Clin Oncol 17 (1998): 111 a (Abstract 429) van der Gaast A, Kok TC, Kerkhofs L et al. Phase I study of a biweekly schedule of a fixed dose of cisplatin with increasing doses of paclitaxel in patients with advanced oesophageal cancer. Br J Cancer 80 (1999): 1052–1057

van Tellingen O, Huizing MT, Nannan Panday VR et al. Cremophor EL causes (pseudo-) non-linear pharmacokinetics of paclitaxel in patients. Br J Cancer 81 (1999): 330–335

van Zuylen L, Karlsson MO, Verweij J et al. Pharmacokinetic modeling of paclitaxel encapsulation in Cremophor EL micelles. Cancer Chemother Pharmacol 47 (2001): 309–318

Vaughn DJ, Shaw LM, Recio A et al. A phase II trial of 96-hour infusional paclitaxel with pharmacokinetic analysis in metastatic colorectal cancer. Proc Am Soc Clin Oncol 14 (1995) (Abstract 530)

Vaughn DJ, Malkowicz SB, Zoltick B et al. Paclitaxel plus carboplatin in advanced carcinoma of the urothelium: an active and tolerable outpatient regimen. J Clin Oncol 16 (1998): 255–260

Vaughn DJ, Broome CM, Hussain M et al. (2002 a) Phase II trial of weekly paclitaxel in patients with previously treated advanced urothelial cancer. J Clin Oncol 20 (2002): 937–940

Vaughn DJ, Manola J, Dreicer R et al. (2002 b) Phase II study of paclitaxel plus carboplatin in patients with advanced carcinoma of the urothelium and renal dysfunction (E2896): a trial of the Eastern Cooperative Oncology Group. Cancer 95 (2002): 1022–1027

Vogelzang NJ, Herndon J, Clamon GH et al. Paclitaxel (taxol) for malignant mesothelioma (MM): a phase II study of the Cancer and Leukemia Group B (CALGB 9234). Proc Am Soc Clin Oncol 13 (1994): 405 (Abstract 1382)

Von der Maase H, Geertsen PF, Baekke J et al. Gemcitabine, cisplatin, and paclitaxel (GCP) as first-line treatment of locally advanced and metastatic transitional cell carcinoma (TCC) of the urothelium. Proc Am Soc Clin Oncol 22 (2003): 410 (Abstract 1646)

Wani MC, Taylor HL, Wall ME et al. Plant antitumor agents. VI. The isolation and structure of Taxol, a novel antileukemic and antitumor agent from *Taxus brevifolia*. J Am Chem Soc 93 (1971): 2325–2327

Wasserheit C, Frazein A, Oratz R et al. Phase II trial of paclitaxel and cisplatin in women with advanced breast cancer: an active regimen with limiting neurotoxicity. J Clin Oncol 14 (1996): 1993–1999

Weiss RB, Donehower RC, Wiernik PH et al. Hypersensitivity reactions from taxol. J Clin Oncol 8 (1990): 1263–1268

Wiernik PH, Schwartz EL, Einzig A et al. Phase I trial of taxol given as a 24-hour infusion every 21 days: responses observed in metastatic melanoma. J Clin Oncol 5 (1987): 1232–1239

Wilson WH, Berg SL, Bryant G et al. Paclitaxel in doxorubicin-refractory or mitoxantrone-refractory breast cancer: a phase I/II trial of 96-hour infusion. J Clin Oncol 12 (1994): 1621–1629

Wilson WH, Chabner BA, Bryant G et al. Phase II study of paclitaxel in relapsed non-Hodgkin's lymphomas. J Clin Oncol 13 (1995): 381–386

Winer E, Berry D, Duggan D et al. Failure of higher dose paclitaxel to improve outcome in patients with metastatic breast cancer – results from CALGB 9342. Proc Am Soc Clin Oncol 17 (1998): 101 a (Abstract 388)

Wood W, Budman D, Korzun A et al.: Dose and dose intensity trial of adjuvant chemotherapy for stage II, node-positive breast carcinoma. N Engl J Med 330 (1994): 1253 – 1259

Woodburn K, Kessel D. The alteration of plasma lipoproteins by Cremophor EL. J Photochem Photobiol B 22 (1994): 197 – 201

Vaughn DJ, Brown AW, Harker WG et al. Multicenter phase II study of estramustine phosphate plus weekly paclitaxel in patients with androgen-independent prostate carcinoma. Cancer 100 (2004): 746 – 750

Yamada Y, Shirao K, Ohtsu A et al. Phase II trial of paclitaxel by three-hour infusion for advanced gastric cancer with short premedication for prophylaxis against paclitaxel-associated hypersensitivity reactions. Ann Oncol 12 (2001): 1133 – 1137

Younes A, Ayoub JP, Sarris A et al. (1997 a) Paclitaxel activity for the treatment of non-Hodgkin's lymphoma: final report of a phase II trial. Br J Hematol 96 (1997): 328 – 332

Younes A, Preti A, Romaguera J et al. (1997 b) Activity of Taxol® and high-dose Cytoxan® with granulocyte colony-stimulating factor (G-CSF) in 54 patients with relapsed/refractory non-Hodgkin's lymphoma (NHL). Proc Am Soc Clin Oncol 16 (1997): 21 (Abstract 74)

Younes A, Preti HA, Hagemeister FB et al. Paclitaxel plus topotecan treatment for patients with relapsed or refractory aggressive non-Hodgkin's lymphoma. Ann Oncol 12 (2001): 923 – 927

Zielinski CC, Schnack B, Grbovic M et al. Paclitaxel and carboplatin in patients with metastatic urothelial cancer: results of a phase II trial. Br J Cancer 78 (1998): 370 – 374

8 # Sachverzeichnis